疾患を絞り込む・見抜く！

編集
宮城征四郎　群星沖縄臨床研修センター センター長
徳田安春　筑波大学附属病院水戸地域医療教育センター 教授

身体所見からの臨床診断

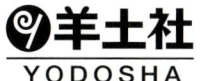

謹告

　本書に記載されている診断法・治療法に関しては，発行時点における最新の情報に基づき，正確を期するよう，著者ならびに出版社はそれぞれ最善の努力を払っております．しかし，医学，医療の進歩により，記載された内容が正確かつ完全ではなくなる場合もございます．

　したがって，実際の診断法・治療法で，熟知していない，あるいは汎用されていない新薬をはじめとする医薬品の使用，検査の実施および判読にあたっては，まず医薬品添付文書や機器および試薬の説明書で確認され，また診療技術に関しては十分考慮されたうえで，常に細心の注意を払われるようお願いいたします．

　本書記載の診断法・治療法・医薬品・検査法・疾患への適応などが，その後の医学研究ならびに医療の進歩により本書発行後に変更された場合，その診断法・治療法・医薬品・検査法・疾患への適応などによる不測の事故に対して，著者ならびに出版社はその責を負いかねますのでご了承ください．

はじめに
－身体所見の取り方－

　身体所見の取り方は，世界のどこの国でもいわゆる「臨床医療」の基本である．しかし，医療面接と並んで臨床の基本であるべきこの身体所見の取り方が，特に日本の臨床医療では乏しく，そして貧しいというのが大方の実感である．

　その原因の一つは日本の保険診療報酬点数の決め方にある．

　医師や看護師がどんなに詳しく医療面接をし，身体所見を取ったとしても，日本の臨床医療ではそのほとんどが診療報酬点数として認められない上，大切な医療行為として挙げられることがない．このことは，日本の臨床医療にとってはなはだ不幸なことである．基礎を無視して臨床医学を学ぶことから始める臨床家が日本ではあまりにも多いと筆者は感ずるからである．

　医学教育においても，臨床教育の要である医療機関で「身体所見の取り方」を教えられる指導者は，日本ではほとんど皆無と言って良い．

　いや，むしろ医療面接法や身体所見の取り方を一生懸命に教える指導者は医療教育現場では異端視され，排斥される現状である．DNAや遺伝子工学，血液検査成績の解釈法やPCRのことを教えている方が各指導者にとってはより学問的であり，よりアカデミックであるように受け取られかねない土壌が，日本の臨床教育にはまかり通っているのである．

　私はかつてWHOのフェローとしてデンマークに留学した経験を持っているが，当時の留学仲間で英国から来た同級生に

　『お前は本当に日本で医者をしていたのか？

　　お前の身体所見の取り方を見ているとまるで素人だ』

と言われたことがある．

　以来，筆者は日本の臨床教育方法に疑問を持ち，大いに反省するとともに「医療面接と身体所見」が臨床医学の真の基礎であり，これを無視した臨床医学は成立しないという医療哲学を身につけて今日に至っている．沖縄県立中部病院31年間の勤務医時代も群星沖縄臨床研修センターに奉職して来た4年後の今日でも，筆者は常に「身体所見の取り方」の教育責任者となって来た．部分的には，自分の得意とする分野の身体所見を各医師が取れたとしても，病人全体の身体所見を取れる人は，日本の医療界では皆無に等しいからである．

　各病院の教育回診の時でも，筆者は身体所見については妥協を許さないし，physical examinationが貧弱な患者の主治医の臨床診断はどこか怪しいと思っている．

　病床に行って診て見ると，多くは主治医の身体所見の見逃しが浮かび上がり，その所見こそが患者の正しい病態診断に結びついた例を筆者は何度も経験している．

　医療面接と身体所見の取り方は，こと程，左様に臨床医学の基礎でありながら，日本の医学教育の中では不思議に軽視されているのである．

　研修医相手に教育するときには，ある分野の専門家は自分の得意とする分野の身体所見の取

り方の教育担当を，むしろ極力，避けてほしいと筆者は感じている．各医師の得意分野の教育では得てして，専門家医はマニアックとなり，研修医教育には向かない方向に走り勝ちである．

循環器学者は呼吸器の分野を，神経学者が腹部の身体所見を教えることが，研修医にとってマニアックでない，本当に理解しやすい身体所見についての教育が成立するのだと考えている．

医療面接と身体所見は臨床医学の基礎であり，どの分野でも世界のどこでも通用する共通のものである．正しく行うと病態の7〜8割は診断がつくといわれる．

検査をするのは，この医療面接と身体所見で診断した病態の学問的な裏打ちを得るためである．検査成績の異常から病態の診断をするのは邪道である．

臨床行為には有形と無形があり，検査，処置，投薬などは前者に属し，医療面接，身体所見は後者に属する．日本の診療報酬点数の比率が前者に傾き，後者をほとんど顧みないのは先進国，経済大国日本の医療行為としては大きな落ち度である．

最近はDRGや医療行為の丸めが医療費抑制策として，日本にも導入が試みられてきた．有形の医療行為をある病態に実施すればする程，各病院の出費が増えるシステムである．ここで役立つのは，無形の医療行為，すなわち医療面接と身体所見に他ならない．

研修医教育をする上で，何か気の利いた台詞も用意しないと教育にはならないと日本の指導者は考え勝ちであるが，研修医はそういう教育よりも基本に忠実な，どこの国にでも通用する，極ありふれた基礎を身につけることを望んでいる．

この本は，そういう趣旨によって生まれた「身体所見の取り方」教則本であり，臨床の基本を目指して医学生および研修医向けに編集された教則本である．

専門家が見れば「あれも抜けている，これも抜けている」と思うであろうが，医学生や研修医のレベルではそれで十分であろうと筆者は考えている．この本は決して専門家向けに書かれたものではなく，「臨床の基本」を大切にした教則本であることを強調したい．

なお全身のリンパ節を聖路加国際病院の横田恭子先生，HEENT，頸部については群星沖縄臨床研修センターの入江聰五郎先生，循環器に関する項目は中頭病院循環器センター長の安里浩亮先生，筋骨格系については聖路加国際病院の岸本暢将先生，皮膚については沖縄県立中部病院皮膚科医長の鶴田雄一郎先生，神経については沖縄県立中部病院神経内科部長の城之園学先生に委ねた．

また，ところどころに挿入してある身体所見の写真は入江聰五郎先生にお願いした．編集およびその他の項目は宮城と徳田が担当した．

本書の上梓に当っては羊土社の保坂早苗さん，加藤美慈さんに多大なお世話になったことを感謝し，その労をねぎらいたい．

2009年12月

宮城　征四郎

CONTENTS

疾患を絞り込む・見抜く！
身体所見からの臨床診断

はじめに―身体所見の取り方― ·· 宮城征四郎

総論●診察をはじめる前に

1　身体診察の準備　　　　　　　　　　　　　　　　　　　　徳田　安春　12
　　1）診察時の基本マナー ·· 12
　　2）診察時の環境 ·· 13
　　3）全身を診察するときの手順 ··· 13

2　指導医による研修医との回診の進め方　　　　　　　　　　宮城征四郎　15
　■回診時の注意 ·· 15
　　1）血圧に着目した回診の進め方 ·· 15
　　2）挿入するミニレクチャーの例 ·· 16

3　臨床疫学に基づく診断推論　　　　　　　　　　　　　　　　徳田　安春　17
　　1）疾患の有病率を考慮する ·· 17
　　2）疾患の男女比を考慮する ·· 19
　　3）慢性疾患の有病率を考慮する ·· 19
　　4）主要な死因を考慮する ·· 23

各論●身体所見からの臨床診断

1　生命徴候の臨床的意義　　　　　　　　　　　　　　　　　宮城征四郎　26
　■バイタルの病態生理学的解釈 ·· 26
　　1）血　圧 ·· 26
　　2）脈　拍 ·· 27
　　3）呼　吸 ·· 28
　　4）体　温 ·· 28
　　5）意　識 ·· 28
　　6）尿　量 ·· 30

┃研修医の症例報告に対する指導とProblemsの病態生理の検討 ……………………… 30
　　1）医療面接 ……………………………………………………………………… 30
　　2）症状の生理学的説明とは …………………………………………………… 30
　　3）検査前のバイタルとの併読とは …………………………………………… 31
　　4）薬剤，ラインの適応，期間の討論 ………………………………………… 31
　　5）先手必勝の医療とは ………………………………………………………… 31
　　6）回診中に挿入するミニレクチャーの実例 ………………………………… 31

2　外観のフィジカル診断　　　　　　　　　　　　　　　　　　　徳田　安春　33
　　1）表　情 ………………………………………………………………………… 33
　　2）姿勢・歩行・動作 …………………………………………………………… 34
　　3）身だしなみ・衣服・衛生状態 ……………………………………………… 35
　　4）身長・体重・BMI …………………………………………………………… 35

3　全身のリンパ節のフィジカル診断　　　　　　　　　　　　　　横田　恭子　37
　┃身体所見の重要性 ……………………………………………………………………… 37
　┃リンパ節にかかわる身体所見 ………………………………………………………… 37
　　1）なぜリンパ節は腫れるのか？ ……………………………………………… 37
　　2）医療面接のポイント ………………………………………………………… 38
　　3）診察のポイント ……………………………………………………………… 38
　　4）リンパ節が腫脹している，では次に何を診るのか？ …………………… 38
　　5）リンパ節の大きさ，硬さ，局所の疼痛，周囲の炎症所見の有無，皮膚所見 … 45
　　6）その他の症状 ………………………………………………………………… 45

4　HEENT（頭部，眼，耳，鼻，口腔・咽頭）のフィジカル診断　入江聰五郎　46
　┃身体所見の重要性 ……………………………………………………………………… 46
　┃頭痛の考え方 …………………………………………………………………………… 47
　　1）頭蓋内疾患 …………………………………………………………………… 47
　　2）頭蓋外疾患 …………………………………………………………………… 48
　┃意識障害の考え方 ……………………………………………………………………… 52
　　　意識障害の身体所見 …………………………………………………………… 52
　┃眼球結膜の貧血所見の考え方 ………………………………………………………… 56

5　頸部のフィジカル診断　　　　　　　　　　　　　　　　　　　入江聰五郎　58
　┃身体所見の重要性 ……………………………………………………………………… 58
　┃急性期患者の頸部診察 ………………………………………………………………… 58
　　1）気　道 ………………………………………………………………………… 59
　　2）呼　吸 ………………………………………………………………………… 60
　　3）循　環 ………………………………………………………………………… 63

CONTENTS

    ■ 外傷時の頸部診察 ··· 63
        バイタルサインの評価 ··· 64

6 　循環器のフィジカル診断　　　　　　　　　　　　　　安里　浩亮　　69

    ■ 身体所見の重要性 ·· 69
    Ⅰ．循環器疾患にかかわる全身の身体所見 ··· 69
        1）外観（general appearance）··· 69
        2）頭部・顔面（head and face）··· 70
        3）眼（eyes）··· 71
        4）眼底（fundi）·· 71
        5）皮膚と粘膜（skin and mucous membrane）······································ 72
        6）四肢（extremity）··· 73
        7）ばち指（clubbing of the fingers and toes）·· 74
        8）浮腫（edema）·· 75
    ■ 胸部と腹部（thorax and abdomen）·· 76
        1）胸　部··· 76
        2）腹　部··· 76
    ■ 頸静脈波（jugular venous pulse）·· 77
        1）動脈波と静脈波の鑑別··· 77
        2）腹部頸部静脈逆流（abdominojugular reflux）··································· 78
        3）静脈波形の型（pattern of the venous pulse）··································· 78
        4）疾患による変化··· 79
    ■ 動脈圧測定··· 81
        1）上肢の血圧··· 81
        2）下肢の血圧··· 81
        3）コロトコフ音（Korotkoff sounds）·· 82
        4）聴診間隙（auscultatory gap）·· 82
        5）安静時の血圧··· 82
        6）起立性低血圧（orthostatic hypotension）·· 82
    ■ 動脈波（arterial pulse）··· 83
        1）正常動脈波（normal pulse）·· 83
        2）異常動脈波（abnormal pulse）··· 83
        3）大動脈弁閉鎖不全（aortic regurgitation）······································· 86
        4）二峰性脈（bisferiens pulse, pulsus bisferiens）···································· 87
        5）重複脈（dicrotic pulse, pulsus duplex）·· 88
        6）交互脈（pulsus alternans）·· 88
        7）二段脈（pulsus bigeminus）·· 88
        8）奇脈（pulsus paradoxus）·· 88
        9）血管病における動脈··· 89

Ⅱ. 心臓の身体所見 ... 89

- 視診（inspection） ... 89
- 触診（palpation） ... 91
    1) 左心室（left ventricle） ... 91
    2) 右心室（right ventricle） ... 93
    3) 肺動脈（pulmonary artery） ... 94
    4) 左心房（left atrium） ... 94
    5) 大動脈（aorta） ... 95
- 打診（percussion） ... 95
- 聴診（auscultation） ... 95
    1) 原理と技術（principles and technique） ... 95
    2) 心音（heart sounds） ... 96

Ⅲ. 心雑音を有する患者へのアプローチ ... 120

- 心膜摩擦音（pericardial rubs） ... 121
- 動的聴診（dynamic auscultation） ... 122
    1) 呼吸（respiration） ... 122
    2) Valsalva手技 ... 122
    3) Muller手技 ... 123
    4) 体位変換と運動（postural change and exercise） ... 123
    5) 期外収縮後増強（postextrasystolic potentiation） ... 126
    6) 薬物効果 ... 128

7　呼吸器のフィジカル診断　　宮城征四郎　133

- 身体所見の重要性 ... 133
- 呼吸器疾患にかかわる全身の身体所見 ... 133
    1) 全身状態 ... 133
    2) 皮膚病変と呼吸器 ... 133
    3) 耳 ... 135
    4) 眼 ... 135
    5) 鼻 ... 136
    6) 口　腔 ... 136
    7) 頸　部 ... 137
    8) 腹　部 ... 138
    9) 四　肢 ... 139
- 呼吸器疾患の身体所見 ... 140
    1) 嗅　診 ... 140
    2) 視　診 ... 140
    3) 触　診 ... 142
    4) 打　診 ... 142
    5) 聴　診 ... 143

CONTENTS

8 腹部のフィジカル診断　　　　　　　　　　　　　　　　徳田　安春 146
- 身体所見の重要性 ……………………………………………………………………………… 146
- 腹部の身体所見 ………………………………………………………………………………… 147
  - 1）視　診 …………………………………………………………………………………… 147
  - 2）聴　診 …………………………………………………………………………………… 150
  - 3）触　診 …………………………………………………………………………………… 152
  - 4）打　診 …………………………………………………………………………………… 157
  - 5）直腸診 …………………………………………………………………………………… 159

9 筋骨格系のフィジカル診断 ―リウマチ膠原病大原則　　岸本　暢将 162
- 身体所見の重要性〜シャーロックホームズの勧め〜 ………………………………………… 162
- リウマチ性疾患に関わる全身の身体所見 ……………………………………………………… 163
  - 1）全身の皮膚所見（粘膜・爪を含む）を見逃すな ……………………………………… 163
  - 2）頭部・耳鼻咽喉部 ……………………………………………………………………… 165
  - 3）目 ………………………………………………………………………………………… 168
  - 4）循環器系の身体所見 …………………………………………………………………… 169
  - 5）呼吸器系の身体所見 …………………………………………………………………… 169
  - 6）消化器系の身体所見 …………………………………………………………………… 170
  - 7）泌尿生殖器系の身体所見 ……………………………………………………………… 170
  - 8）神経系の身体所見 ……………………………………………………………………… 171
- リウマチ性疾患に関わる関節所見 ……………………………………………………………… 171
  - コラム1●最近話題の抗CCP抗体 ……………………………………………………… 174
  - コラム2●関節リウマチ：DAS28を使った治療目標〜Treat To Target〜 ………… 175
  - コラム3●あちこち痛い患者の落とし穴 ……………………………………………… 176

10 皮膚のフィジカル診断　　　　　　　　　　　　　　　　鶴田雄一郎 178
- 身体所見の重要性 ……………………………………………………………………………… 178
- 皮膚の身体所見 ………………………………………………………………………………… 178
  - 1）発疹のみかたと記載・記録 …………………………………………………………… 178
  - 2）発疹とは ………………………………………………………………………………… 181
  - 3）実地診療の流れ ………………………………………………………………………… 181
- 各皮膚疾患の診断と治療 ……………………………………………………………………… 183
  - 1）蕁麻疹 …………………………………………………………………………………… 183
  - 2）湿疹・皮膚炎 …………………………………………………………………………… 183
  - 3）皮膚感染症 ……………………………………………………………………………… 185
  - 4）薬　疹 …………………………………………………………………………………… 186

11 神経のフィジカル診断　　　　　　　　　　　　　　　　城之園　学 188
- 身体所見の重要性 ……………………………………………………………………………… 188
  - コラム1●関節の拘縮 …………………………………………………………………… 188

神経疾患にかかわる全身の身体所見 ……………………………………………………… 189
- 1）外　観 …………………………………………………………………… 189
- 2）頭部・顔 ………………………………………………………………… 190
- **コラム2●眼底の見かた** ……………………………………………… 191

神経の身体所見 ……………………………………………………………………… 192
A. 覚醒レベル，見当識 ……………………………………………………… 192
B. 脳神経 ……………………………………………………………………… 193
- 1）半　盲 …………………………………………………………………… 193
- 2）対光反射 ………………………………………………………………… 194
- 3）眼球運動 ………………………………………………………………… 195
- 4）Horner症候群 …………………………………………………………… 196
- 5）顔面筋（口輪筋，眼輪筋，前頭筋など）の麻痺：顔面神経（Ⅶ） … 197
- 6）難聴と眼振 ……………………………………………………………… 199
- **コラム3●突発性難聴の聴力検査** …………………………………… 200
- 7）軟口蓋反射・カーテン徴候：延髄の障害 …………………………… 200
- 8）ろれつ難のみかた ……………………………………………………… 201

C. 運動機能 …………………………………………………………………… 201
- 1）中枢性麻痺のみかた：Barré テスト ………………………………… 201
- 2）末梢性麻痺のみかた：徒手筋力テスト（MMT） …………………… 203
- **コラム4●腱反射のみかた** …………………………………………… 204
- 3）筋強剛（rigidity）：パーキンソニズム ……………………………… 204
- 4）手指振戦 ………………………………………………………………… 206

D. 感　覚 ……………………………………………………………………… 207
- 1）上肢のしびれ …………………………………………………………… 208
- 2）下肢のしびれ …………………………………………………………… 210

E. 歩行・姿勢 ………………………………………………………………… 212
F. 高次脳機能 ………………………………………………………………… 213
- 1）失　語 …………………………………………………………………… 213
- 2）左半側空間無視 ………………………………………………………… 214

付録　身体所見からの臨床診断 一覧 ……………………………………………………… 215

索引 ……………………………………………………………………………………………… 238

おわりに ………………………………………………………………… 徳田　安春 244

編著者プロフィール …………………………………………………………………………… 245

総論
診察をはじめる前に

1 身体診察の準備 …………………………… 12
2 指導医による研修医との回診の進め方 … 15
3 臨床疫学に基づく診断推論 ……………… 17

総論 ● 診察をはじめる前に

1 身体診察の準備

徳田　安春

1）診察時の基本マナー

身体診察の前に必ず病歴聴取が行われるが，身体診察の最中にも病歴聴取を並行して続けていくと，効率的な診察となる．**病歴聴取と身体診察においては，医師として適切なプロフェッショナリズムを意識することが重要である**．カナダMcGill大学開発のP-MEX（Professionalism Mini-Evaluation Exercise）の日本語版が最近われわれによって開発されたが[1]，そのうち医療面接（医師・患者関係構築能力）にかかわるスキル項目を表1に示す．

患者の体に触れることは臨床家の特権であるが，プロフェッショナルとしての適切な態度を忘れてはならない．患者のプライバシーや羞恥心に十分な配慮をすることが重要であり，診察室のドアやカーテンは必ず閉じておくようにする．できるだけ患者には不快感を与えないようにする．

患者が脱衣したあとの身体診察では，診察部位に応じて，患者の体の一部のみが見えるようにする．その他の部分はガウンやシーツで患者の体を覆うようにするようにして，患者の羞恥心に配慮する．腹部の診察では腹部のみが露出されるようにシーツやドレープを下肢から下腹部まで覆うようにする．

診察を行うときに，次に診察する部位がどこで，どのような診察をするか説明を加えると患者の不安は和らぐことが多い．**生殖器や肛門，女性の乳房の診察の際には，かならず看護師を傍につけて行うこと**．誤解からセクシャルハラスメントなどの疑いがかけられることを未然に防ぐことができる．

表1　医療面接におけるプロフェッショナリズム

1	患者の話を意欲的に聴く
2	患者に対し1人の人間として関心を示す
3	患者に敬意を示す
4	患者のニーズを認識しそのニーズに合わせる
5	患者のニーズに応じるために不都合があっても受け入れる
6	患者ケアの継続を保証する
7	患者や患者の家族の立場を代弁する
8	患者や同僚と適切な境界線を保つ

（文献1より改変）

2）診察時の環境

　室内の状況は身体診察の質に影響する．まず，**良い照明が必須である**．昼間であればできるだけ窓からの太陽の光を利用する．そうでなければ，十分な照度が得られるような照明を利用する．貧血や発疹の視診に照明の強さが影響し，不十分な照明では軽度の貧血を見逃すことがある（図1，2）．

　診察時には接線方向を照らす照明器具（ペンライトなど）を準備するようにする．これを利用して，頸静脈の拍動，心尖拍動，甲状腺などを視診するとよい．表面を横切るように照らすと，直視するのみでの場合に比べて，輪郭や凹凸，動きの振幅などの観察が容易となる．

　次に，**静寂な環境が必須である**．騒音が激しいERでは，状態の安定している患者の診察の場合，なるべく個室で診察するようにする．病棟回診では，テレビやラジオの音が聴診の質を下げるので，診察中にはテレビやラジオを切ってもらうように丁寧に頼むとよい．ノイズが多い状況で聴診した場合，Levine 1〜2度の心雑音や，fine crackleなどを聴き洩らす可能性がある．

3）全身を診察するときの手順

　患者の体位変換は最小限となるようにして，系統立った効率のよい診療を行う．一般的な順序としては，**頭部から足先の方向へ進めていく**（図3）．患者が坐位の状態であればまず頭頸部，胸部，背部の診察を行い，臥位（側臥位）で心血管系と腹部の診察を行う（図4）．

　入院患者の場合には，臥位（側臥位）の状態で診察しなければならない場合が多い．このときにはまず，仰臥位で頭頸部と胸部（心音）の診察を行い，次に患者を側臥位にして呼吸音の聴診と背部の診察を行い，再び仰臥位にしたあと，腹部と四肢の診察を行うなどの手順を用いる

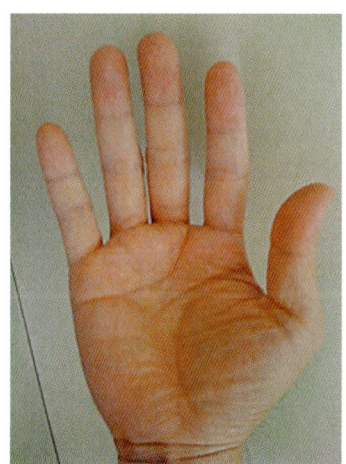

図1　不十分な照明下の手視診
貧血の視診のための手掌線の観察が困難

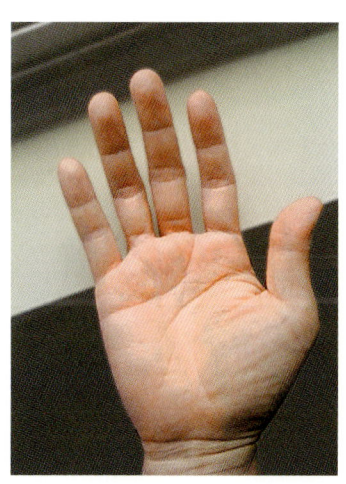

図2　十分な照明下（太陽光線）の手視診
貧血の視診のための手掌線の観察が可能

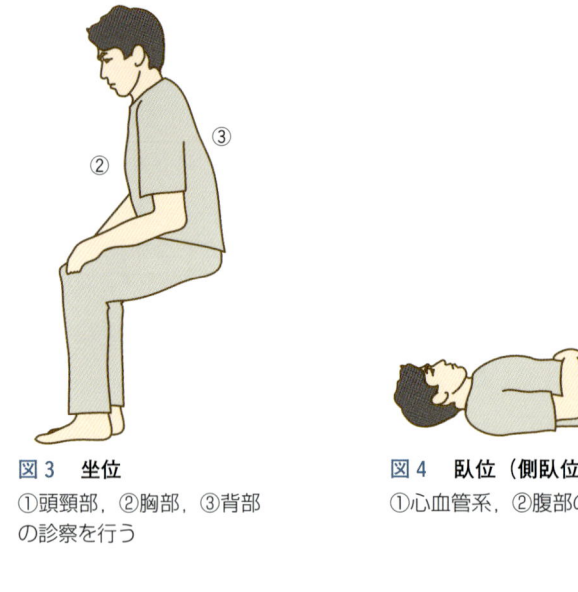

図3　坐位
①頭頸部，②胸部，③背部の診察を行う

図4　臥位（側臥位）
①心血管系，②腹部の診察を行う

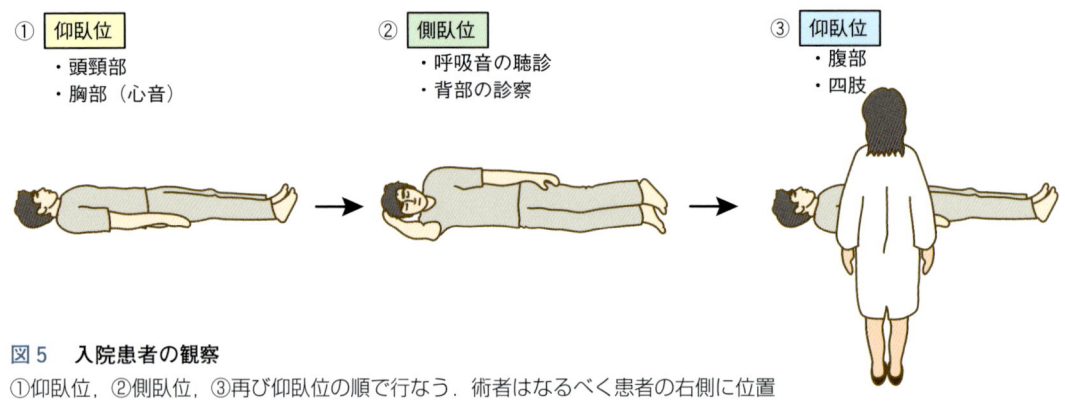

図5　入院患者の観察
①仰臥位，②側臥位，③再び仰臥位の順で行なう．術者はなるべく患者の右側に位置

（図5①，②）．臥位の状態の患者を診察する場合，できるだけ患者の右側に位置するようにする（図5③）．この位置からだと，右利きの診察者の場合，頸静脈の観察と頸動脈や心尖拍動の触診が容易となる[2]．

文　献
1) Tsugawa Y, Tokuda Y, Ohbu S, et al.：Professionalism Mini-Evaluation Exercise for Medical Residents in Japan：A Pilot Study. Medical Education, in press
2)「ベイツ診察法」（徳田安春，石松伸一，岸本暢将 監訳），メディカルサイエンスインターナショナル，2008

総論●診察をはじめる前に

2 指導医による研修医との回診の進め方

宮城征四郎

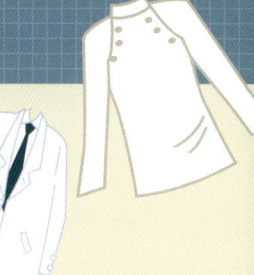

回診時の注意

① 考えられる患者の病態について検討項目を常に設定する
② 急性か慢性病態の区別を直ちに行う
③ バイタルを常に病態生理学的に解釈する
④ 患者が訴える症状は生理学的に，病変は常に病理学的に説明する
⑤ 病態理解のための真実は常にベッドサイドにあり，臨床検査値にあるのではない．
　臨床検査値は常に患者の症状やバイタルと併読する
⑥ 鑑別診断は広く網掛けを行い，カテゴリーによる鑑別から入る
⑦ 薬剤の使い方，ルート，期間についての討論をする
⑧ ラインの適応，留置期間，感染対策に留意する
⑨ 次に起こりうる変化をいち早く察知して先手必勝の対応策を講ずる訓練をする
⑩ その他：回診中は，患者の病態に即して時々ミニレクチャー（後述）を挿入する
バイタルの生理学的解釈とは：血圧，脈拍，呼吸数，体温以外に意識状態，尿量も考慮．

1) 血圧に着目した回診の進め方

血圧，脈拍，呼吸数，体温以外に意識状態，尿量も考慮
・乏尿を伴う低血圧はショックである
・高血圧，低血圧では脈圧に注意
　脈圧＞60を伴う高血圧はカテコラミンの作用を，脈圧＜25は尿量と併読し，心低拍出量を考える（心不全の方が呼吸不全より初期には血圧は高い）
・脈圧は心臓の1回拍出量により作り出される．従って脈圧の大小はstroke volumeの多寡を表すものと解釈される．

①例

脈圧＞収縮期血圧の50％を超える脈圧を伴う高血圧
・急性期病態→発熱，疼痛，呼吸不全，循環不全
・慢性期病態→慢性貧血，大動脈弁閉鎖不全，甲状腺機能亢進症，脚気その他

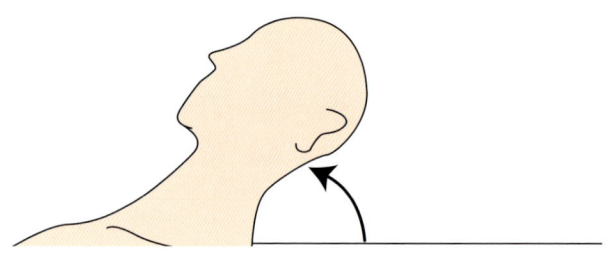

図　Tiltテスト
頭部を30〜45度上げる．簡便法である

②例
　脈圧＜収縮期血圧の25%以下の脈圧を伴う低血圧/意識障害，尿量減少，代謝性アシドーシス→低拍出性ショック（low output syndrome：hypovolemic vs. obstructive）

③例
・奇脈：収縮期血圧の呼吸性変動（吸気と呼気の差が10mmHg以上：呼気＞吸気）
　→心タンポナーデまたは重症閉塞性肺疾患（喘息，肺気腫など）
・体位性低血圧：臥位では自覚しないめまいが座位や立位で現れる（hypovolemic or neurogenic）/平均血圧（拡張期血圧＋0.4×脈圧）が数mmHg以上低下すると陽性．この時，同時に脈拍数を計り，平均血圧の低下に並行して脈拍増加が認められなければneurogenicである
・Tiltテスト：座位や立位を取れない重症者に対し，ベッドを傾けて頭高位をとらせる（図）．hypovplemiaがあれば脈拍数が30以上増加する．消化管出血の場合，1,000mL以上の出血で陽性となるといわれる

2）挿入するミニレクチャーの例

　ミニレクチャーとは，基礎的な知識を研修医が記憶できるように，縦列に並べて3分以内で講義形式で伝えるものである．

病態の急性と慢性の違い
・急性病態は症状が激しくバイタルの異常を常に伴う
・慢性病態はほとんど無症状でバイタルは安定している
・慢性とは急性病態が他臓器により代償された状態と定義される

例1：低酸素血の代償機序
　　急性期→網状赤血球↑，心拍出量↑
　　慢性期→Hb↑，Hbの中の2,3-DPG↑，心拍出量↑

例2：高二酸化炭素血症の代償機序（呼吸性アチドーシスの補正）
　　急性期→Hb中の炭酸脱水酵素によるHCO_3の産生放出
　　慢性期→腎尿細管によるHCO_3の再吸収（K,Clの尿中排泄？）

例3：腎不全（BUN，クレアチニンはともに高い）
　　急性期→乏尿，腎肥大（時にK↑）
　　慢性期→多尿，夜間尿，萎縮

総論●診察をはじめる前に

3 臨床疫学に基づく診断推論

徳田　安春

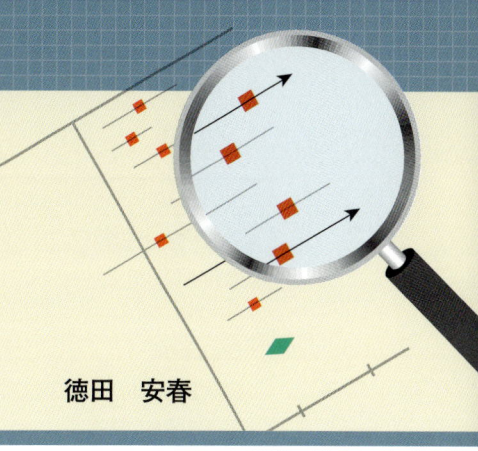

1）疾患の有病率を考慮する

　　身体診察による鑑別診断では，病歴聴取に基づく鑑別診断のリストを想定しながら，その鑑別診断のひとつひとつについて，診察前確率をある程度考えておくべきである．そのうえで，**身体診察をすることによって診察前確率を調整し，診察後確率を考えるというような思考の枠組みが必要である**．診察後確率（検査前確率）が検査閾値より低ければ，「身体診察によって除外された」ということになり，それ以上の検査は不要となる（図1）．

　　ただし，胸痛を訴える患者の鑑別に，虚血性心疾患などの重篤な疾患が含まれる場合などは，虚血性心疾患への検査閾値を低く設定すべきであり，さらなる検査を実施していくという思考プロセスが必要である．

　　疾患の有病者数と割合について，ある程度の知識を有すると，診察前確率の推定に役立つ．

　　例として，特定疾患における有病率や罹患率（新規発症数）のデータを表1，2に示す．膠原病・結合組織病においては，関節リウマチの有病率は100人に1人であり，全身性エリテマトーデスは5,000人に1人の発症頻度であり，「比較的コモンな疾患」であるが，Wegener肉芽腫症は2,000万人に1人の発症頻度であり，「まれな疾患」といえる．

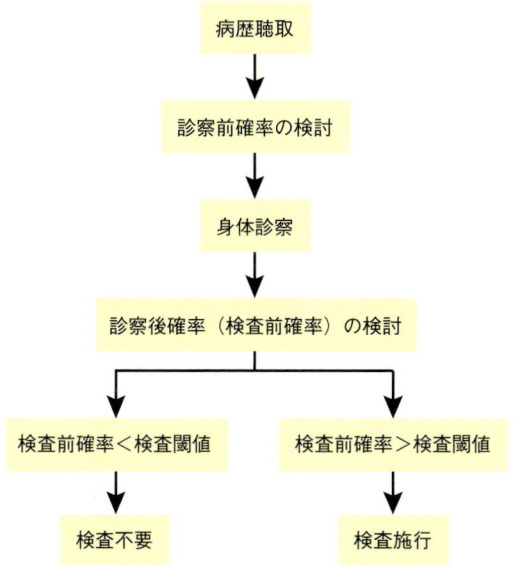

図1　診察前（後）確率を考慮した身体診察
検査閾値は鑑別診断により異なり，例えば重篤（重大）な疾患の場合には検査閾値は低くなる

総論　診察をはじめる前に　17

表1 特定疾患の有病者数と割合

	総数（人）*	割合（X人に1人）**
膠原病・結合組織病		
全身性エリテマトーデス	23,469	5,000
強皮症	9,069	10,000
Behcet病	7,181	20,000
皮膚筋炎および多発性筋炎	6,257	20,000
混合性結合組織病	3,088	40,000
悪性関節リウマチ	2,233	60,000
結節性動脈周囲炎	1,869	70,000
Wegener肉芽腫症	399	300,000
神経筋疾患		
Parkinson病	29,991	4,000
重症筋無力症	6,167	20,000
脊髄小脳変性症	7,547	20,000
多発性硬化症	4,458	30,000
多系統萎縮症	3,259	40,000
筋萎縮性側索硬化症	3,158	40,000
神経線維腫症Ⅰ型	694	200,000
進行性核上性麻痺	680	200,000
Huntington病	285	400,000
大脳皮質基底核変性症	249	500,000
神経線維腫症Ⅱ型	157	800,000
プリオン病	124	1,000,000
亜急性硬化性全脳炎	43	3,000,000
血液疾患		
特発性血小板減少性紫斑病	12,406	10,000
再生不良性貧血	4,634	30,000
原発性免疫不全症候群	447	300,000
消化器・肝胆膵疾患		
潰瘍性大腸炎	34,486	4,000
クローン病	9,755	10,000
原発性胆汁性肝硬変	5,657	20,000
重症急性膵炎	520	200,000
劇症肝炎	157	800,000
バッド・キアリ（Budd-Chiari）症候群	107	1,000,000
心血管系疾患		
特発性拡張型（うっ血型）心筋症	7,080	20,000
モヤモヤ病（Willis動脈輪閉塞症）	4,598	30,000
Burger病	3,722	30,000
大動脈炎症候群	2,252	60,000
原発性肺高血圧症	321	400,000
特発性慢性肺血栓塞栓症（肺高血圧型）	226	600,000

	総数（人）*	割合（X人に1人）**
呼吸器疾患		
特発性間質性肺炎	1,569	80,000
皮膚疾患		
天疱瘡	1,552	80,000
膿疱性乾癬	563	200,000
表皮水疱症（接合部型および栄養障害型）	140	900,000
整形外科疾患		
後縦靱帯骨化症	9,698	10,000
特発性大腿骨頭壊死症	4,639	30,000
広範脊柱管狭窄症	962	100,000
眼科疾患		
網膜色素変性症	9,649	10,000
その他		
サルコイドーシス	8,572	10,000
アミロイドーシス	509	300,000
ライソゾーム病	141	900,000
副腎白質ジストロフィー	50	3,000,000

＊2003年度厚生労働省研究班データより
＊＊上位1ケタで四捨五入（2003年総人口1億2,761万9千人として算出）

2）疾患の男女比を考慮する

　診察前確率に基づく鑑別診断のリストアップにおいては，その鑑別診断のひとつひとつについて，疾患の男女比を考慮することも重要である．例として，膠原病・結合組織病においては，混合性結合組織病は男女比0.1で女性に多い疾患である．血管系の疾患であるBurger病では逆に男女比6.9で男性に多い疾患である．このような疾患を鑑別に挙げる場合には，患者の性別も重要な要素になるので，これに配慮した診察前確率の推定も必要となる（表3）．

3）慢性疾患の有病率を考慮する

　中高年患者における鑑別診断のリストアップでは，ベースに存在する慢性疾患の有病率を考慮することも重要である．例として，生活習慣病の推定有病者数を表4に挙げる．患者本人が「既往歴は特になし」と申告した場合においても，日本人で有病率が著明に高いこれらの生活習慣病については，無症候性の状態ですでに何年も見過ごされている可能性も考慮すべきである．

表2　特定疾患の年間新規発症数と割合

	新規発生数(人)*	割合（X人に1人）**
膠原病・結合組織病		
全身性エリテマトーデス	946	100,000
強皮症	545	200,000
Behçet病	344	400,000
皮膚筋炎および多発性筋炎	474	300,000
混合性結合組織病	196	700,000
悪性関節リウマチ	166	800,000
結節性動脈周囲炎	197	600,000
Wegener肉芽腫症	7	20,000,000
神経筋疾患		
Parkinson病	3,266	40,000
重症筋無力症	377	300,000
脊髄小脳変性症	709	200,000
多発性硬化症	333	400,000
多系統萎縮症	427	300,000
筋萎縮性側索硬化症	584	200,000
神経線維腫症I型	109	1,000,000
進行性核上性麻痺	351	400,000
Huntington病	23	6,000,000
大脳皮質基底核変性症	161	800,000
神経線維腫症II型	11	10,000,000
プリオン病	49	3,000,000
亜急性硬化性全脳炎	1	100,000,000
血液疾患		
特発性血小板減少性紫斑病	1,095	100,000
再生不良性貧血	417	300,000
原発性免疫不全症候群	26	5,000,000
消化器・肝胆膵疾患		
潰瘍性大腸炎	2,851	40,000
クローン病	587	200,000
原発性胆汁性肝硬変	497	300,000
重症急性膵炎	474	300,000
劇症肝炎	136	900,000
バッド・キアリ（Budd-Chiari）症候群	8	20,000,000
心血管系疾患		
特発性拡張型（うっ血型）心筋症	617	200,000
モヤモヤ病（Willis動脈輪閉塞症）	660	200,000
Burger病	110	1,000,000
大動脈炎症候群	69	2,000,000
原発性肺高血圧症	33	4,000,000
特発性慢性肺血栓塞栓症（肺高血圧型）	34	4,000,000

	新規発生数（人）*	割合（X人に1人）**
呼吸器疾患		
特発性間質性肺炎	428	300,000
皮膚疾患		
天疱瘡	160	800,000
膿疱性乾癬	50	3,000,000
表皮水疱症（接合部型及び栄養障害型）	5	30,000,000
整形外科疾患		
後縦靱帯骨化症	1,185	100,000
特発性大腿骨頭壊死症	571	200,000
広範脊柱管狭窄症	119	1,000,000
眼科疾患		
網膜色素変性症	640	200,000
その他		
サルコイドーシス	700	200,000
アミロイドーシス	103	1,000,000
ライソゾーム病	15	9,000,000
副腎白質ジストロフィー	12	10,000,000

＊2003年度厚生労働省研究班データより
＊＊上位1ケタで四捨五入（2003年総人口1億2,761万9千人として算出）

表3　特定疾患における新規発症の男女比*

	男性（人）	女性（人）	男性/女性
膠原病・結合組織病			
全身性エリテマトーデス	154	792	0.2
強皮症	80	465	0.2
Behçet病	149	195	0.8
皮膚筋炎および多発性筋炎	149	325	0.5
混合性結合組織病	13	183	0.1
悪性関節リウマチ	65	101	0.6
結節性動脈周囲炎	100	97	1.0
Wegener肉芽腫症	5	2	2.5
神経筋疾患			
Parkinson病	1,483	1,783	0.8
重症筋無力症	145	232	0.6
脊髄小脳変性症	368	341	1.1
多発性硬化症	108	225	0.5
多系統萎縮症	234	193	1.2
筋萎縮性側索硬化症	348	236	1.5
神経線維腫症Ⅰ型	53	56	1.0
進行性核上性麻痺	229	122	1.9
Huntington病	10	13	0.8
大脳皮質基底核変性症	70	91	0.8

	男性（人）	女性（人）	男性/女性
神経線維腫症Ⅱ型	6	5	1.2
プリオン病	23	26	0.9
亜急性硬化性全脳炎	0	1	0
血液疾患			
特発性血小板減少性紫斑病	471	624	0.8
再生不良性貧血	193	224	0.9
原発性免疫不全症候群	15	11	1.4
消化器・肝胆膵疾患			
潰瘍性大腸炎	1,637	1,214	1.4
クローン病	402	185	2.2
原発性胆汁性肝硬変	79	418	0.2
重症急性膵炎	338	136	2.5
劇症肝炎	82	54	1.5
バッド・キアリ（Budd-Chiari）症候群	4	4	1.0
心血管系疾患			
特発性拡張型（うっ血型）心筋症	467	150	3.1
モヤモヤ病（Willis動脈輪閉塞症）	212	448	0.5
Burger病	96	14	6.9
大動脈炎症候群	12	57	0.2
原発性肺高血圧症	13	20	0.7
特発性慢性肺血栓塞栓症（肺高血圧型）	14	20	0.7
呼吸器疾患			
特発性間質性肺炎	305	123	2.5
皮膚疾患			
天疱瘡	61	99	0.6
膿疱性乾癬	26	24	1.1
表皮水疱症（接合部型および栄養障害型）	3	2	1.5
整形外科疾患			
後縦靱帯骨化症	829	356	2.3
特発性大腿骨頭壊死症	343	228	1.5
広範脊柱管狭窄症	83	36	2.3
眼科疾患			
網膜色素変性症	316	324	1.0
その他			
サルコイドーシス	254	446	0.6
アミロイドーシス	54	49	1.1
ライソゾーム病	3	4	4.0
副腎白質ジストロフィー	12	0	∞

＊2003年度厚生労働省研究班データより

4）主要な死因を考慮する

予防医学の実践が臨床現場で求められている．「感冒で受診した」などのまったく別の理由で診察を行った患者に対しても，予防医学的なスクリーニング診察を積極的に行うとよい．参考として，表5に日本人の10大死因を挙げた．4大死因の悪性腫瘍，心疾患，脳血管疾患，肺炎の全てに危険因子となる「喫煙」を有する患者を診察する場合には，ばち状指（肺癌の可能性）（各論7「呼吸器のフィジカル診断」の項，参照），呼吸補助筋の発達（COPDの可能性），労作時胸部症状の有無（虚血性心疾患の可能性）などについて十分に注意する．とくに漫然と長期外来フォローを行っている患者に対しては，悪性腫瘍，心疾患の潜在的進行の可能性について十分な配慮をすべきである．

表4　生活習慣病の推定有病者数*

生活習慣病	有病者数または割合
高血圧症	約3,970万人
糖尿病	約1,870万人
糖尿病が強く疑われる人	約820万人
糖尿病の可能性が否定できない人	約1,050万人
脂質異常症	約4,220万人
メタボリック症候群（40〜74歳）	
男性	2人に1人
女性	5人に1人

＊平成18年厚生労働省国民健康・栄養調査結果より

表5　日本人の10大死因*

死因	年間死亡数（人）	割合（%）**
悪性腫瘍	330,000	30
心疾患	170,000	16
脳血管疾患	130,000	12
肺炎	110,000	10
事故	38,000	4
自殺	30,000	3
老衰	28,000	3
腎不全	21,000	2
肝疾患	16,000	2
慢性閉塞性肺疾患	14,000	1

＊平成18年人口動態統計より
＊＊総死亡数1,084,450人中

文　献
1）Richardson WS, et al.：for the Evidence-Based Medicine Working Group：Users' Guides to the Medical Literature. XV. How to Use an Article about Disease Probability for Differential Diagnosis. JAMA. 281：1214-1219, 1999

各論 ● 身体所見からの臨床診断

1. 生命徴候の臨床的意義 …………………26
2. 外観のフィジカル診断 …………………33
3. 全身のリンパ節のフィジカル診断 ………37
4. HEENT（頭部，眼，耳，鼻，口腔・咽頭）の
   フィジカル診断 …………………………46
5. 頸部のフィジカル診断 …………………58
6. 循環器のフィジカル診断 ………………69
7. 呼吸器のフィジカル診断 ………………133
8. 腹部のフィジカル診断 …………………146
9. 筋骨格系のフィジカル診断
   ─リウマチ膠原病大原則 ………………162
10. 皮膚のフィジカル診断 …………………178
11. 神経のフィジカル診断 …………………188

各論 ● 身体所見からの臨床診断

1 生命徴候の臨床的意義

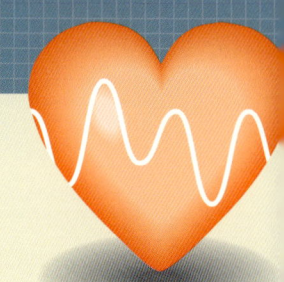

宮城征四郎

■ バイタルの病態生理学的解釈

　　急性病態においては生命徴候が常に不安定であり，その病態生理学的解釈が臨床判断の糸口である．生命徴候を無視した急性病態の患者回診は成立しない．
　　そのためには以下のような生命徴候に関する基礎知識の集積が求められる．
　　バイタルには血圧，脈拍，呼吸数，体温の他に意識状態，尿量をも加えて判断する態度が望ましい．近年，生命徴候の監視がデジタル化により簡素化されたため，医療者自らが脈を取り，呼吸数や血圧を測定するという姿勢が失われた．特に呼吸数はデジタルに表わされないため，ほとんど医療者に無視され，記載されないという現実がある．
　　呼吸数はバイタルの中でも最も重要な要素の一つであり，呼吸数のない生命徴候など無意味であり，医療の真のレベルが問われる．

1）血　圧

- 乏尿を伴う低血圧はショックという
- 高血圧，低血圧を認めたら常に脈圧に注意する
  急性病態では脈圧＞（0.5×収縮期血圧）の大脈圧を伴う高血圧はカテコラミンの作用を考慮する（心不全の方が呼吸不全より初期には血圧は高い：心不全の際のカテコラミンに対する末梢のdown regulatorはα2受容体である）[1]．逆に脈圧＜（0.25×収縮期血圧）の小脈圧を伴う低血圧は尿量と併読し，心低拍出量を考える
- 脈圧は心臓の1回拍出量により作り出される．したがって脈圧の大小は1回拍出量の多寡を表すものと解釈される

①例

　　脈圧＞（0.5×収縮期血圧の高血圧）＝大脈圧を伴う高血圧
- 急性期病態：発熱，疼痛，呼吸不全，循環不全，運動直後，低血糖
- 慢性期病態：慢性貧血，大動脈弁閉鎖不全，甲状腺機能亢進症，肝硬変，脚気，その他

②例

　　脈圧＜（0.25×収縮期血圧）の低血圧＝小脈圧を伴う低血圧＋意識障害，乏尿＝低拍出性ショック（low output syndrome：hypovolemic vs. obstrucive）

表1　消化管出血時の出血量の大まかな判断法

身体所見	全血液量（％）	推定出血量（mL）
正常	0〜15	0〜750
体位性低血圧	20	1,000
安静時頻拍	25	1,250
収縮期血圧<80mmHg	>30	>1,500

　脈圧は心臓の1回拍出量（stroke volume）により作り出されるので，小脈圧を伴う低血圧は低拍出性ショック（low output syndrome）である．これにはhypovolemic vs. obstructiveがあり，前者は脱水や失血等に代表され，後者は心タンポナーデ，緊張性気胸（compressive），大量肺塞栓症等に代表される．

　鑑別は頸静脈の動きであり，前者では虚脱しているのに対し，後者では怒張が認められる．

③例：hypovolemiaの血圧変動による判断法（表1）

・奇脈圧のとり方

　奇脈＝収縮期血圧の呼吸性変動（吸気と呼気の差が10mmHg以上）である．

　奇脈は吸気時の収縮期血圧が呼気時に比して10mmHg以上低下する現象をいう．その詳しい機序は必ずしも定かではないが，臨床的には心タンポナーデ，重症喘息発作，ショック，収縮性心外膜炎，肺気腫などで認められる．

　気管支喘息や肺気腫では1秒率が期待値の25％以下になった時，あるいは1秒量絶対値が500mLを切った時に発現するといわれる．

　奇脈の確認にはまず血圧測定を反復して大まかな収縮期血圧の値を知る．

　あらかじめ調べておいた収縮期血圧の値にむけてゆっくりと（出来れば1mmHg単位で）血圧計の水銀柱を下げて行く．するとコロトコフ音が呼気時にのみ聴取され始めるので，その時の収縮期血圧を記しておく．さらにゆっくり血圧計の水銀柱を下げて行くと，やがて呼気にも吸気にも同音が聞こえ出す．その時の値をまた，記録する．最初に記録した値と後の値の差が奇脈圧となる．

・体位性

　体位性低血圧＝臥位では自覚しないめまいが座位や立位で発現する（hypovolemic）．

　また，臥位と座位の平均血圧の差が5mmHg以上．

・Tiltテスト

　Tiltテスト＝頭部高位で脈拍数が30以上増加する．

2）脈　拍

- 脈拍数140/分と120/分では病態的に意味が違う
- 高齢者の疼痛，発熱，呼吸不全のみでは120/分を超えることは稀
- 心不全では高齢者でも130〜140/分は珍しくない
- 脈の拍動の注意：速脈，遅脈/躍動 vs. 微弱/大脈 vs. 小脈/不整脈に注意

- 発熱の脈拍数は華氏1F°（摂氏0.55℃）上昇ごとに10/分ずつ増える[2]
- 1,000mL以上の出血は安静時に脈拍30/分以上増加する
- 躍動性動脈拍動は1回拍出量の増大を示す
- 膝動脈が躍動して触知される場合はARを考慮
- 不整脈の直後の脈の躍動はPVC（Premature Veutvierla Coutnaction＝心室性期外収縮）の証拠である（PVC後の不応期による心室への血液還流量の増大）

3）呼　吸

- 数に注意：呼吸不全時には呼吸数が急性 vs. 慢性病態を決定する
- RR＞30：要注意，RR＞40＝危険
- RR＜6：要注意，または危険
- 急性腹症では決して通常の2倍の頻呼吸は来ない[2]
- ショックで頻呼吸を伴えば敗血症を考慮する
- 呼吸のパターンにも注意：浅速呼吸，下顎呼吸，Kussmaul呼吸，Cheyne-Stokes呼吸π

4）体　温

- **高熱**
  - 38.5℃以上の高熱は要注意
  - 悪寒戦慄を伴えばもっと危険
  - 高熱患者を見たら「敗血症」を必ず念頭において診療する
  - **注意点：悪寒戦慄を伴えば必ず血培を取る**
  - 意識障害，頻呼吸，白血球増多，低酸素血症，乏尿，代謝性アチドーシスの存在は強くグラム陰性桿菌による敗血症を疑う
  - **注意点：必ず血培を取る→**「敗血症」が強く疑われたら速やかに大量補液（1日4～6L見当量）に加えて広域スペクトルの抗生物質の選択投与

- **低体温**

  35℃以下は低体温と定義される．偶発的寒冷暴露によることが多いが，甲状腺機能低下症（粘液水腫），敗血症，溺水などでも起こることがある．

  軽度　：32～34℃

  中等度：28～32℃

  重度　：28℃以下

  心電図上，V2～V5のST波が増高し，OsbornのJ波とよばれる．低体温が高度になればなるほど増波する特徴がある（図）[3]．

5）意　識

救急室で病態の把握の前に50％のブドウ糖を20mL注入することが原則とされる（低血糖が直ちに否定されるような施設では不要）．

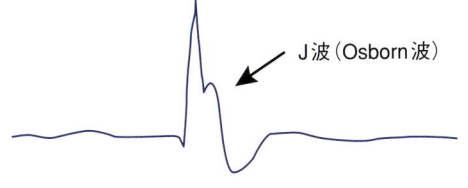

図 低体温の心電図 J波（Osborn波）
QRS波のdownslopeにくびれ（notch）ができる
（文献4から引用）

表2 意識障害の鑑別診断（AIUEO-TIPS）

A	Alcohol	急性アルコール中毒，ビタミンB1欠乏症
I	Insulin	低血糖，糖尿病性昏睡（糖尿病性ケトアシドーシス，高浸透圧性高血糖状態）
U	Uremia	尿毒症
E	Encephalopathy	肝性脳症，高血圧性脳症，脳腫瘍
	Electrolytes	電解質異常（Na, Mg, Ca）
	Endocrinopathy	内分泌疾患（甲状腺，副甲状腺，副腎，下垂体）
O	Oxygen	酸素，低酸素，異常ヘモグロビン：一酸化炭素中毒（カルボキシヘモグロビン），メトヘモグロビン，シアン中毒（シアン化ヘモグロビン）
	Overdose	薬物中毒
T	Trauma	頭部外傷（脳震盪，脳挫傷，硬膜下・硬膜外出血，慢性硬膜下血腫）
	Temperature	低・高体温
I	Infection	感染症（脳炎，髄膜炎，敗血症，呼吸器感染症，尿路感染など）
P	Psychiatric	精神疾患（ヒステリー，うつ状態，統合失調症）
	Porphyria	ポルフィリア
S	Stroke/SAH	脳血管障害（脳梗塞，脳出血，くも膜下出血）
	Seizure	痙攣
	Shock	ショック

（文献5から引用）

病態の鑑別はAIUEO-TIPSによるのが一般的[4]であるが（表2），次のような意識障害の区分もまた，重要である．

所見▶診断

【意識障害で危険な病態】

興奮，不穏，見当識障害	▶ 循環障害，重篤な低酸素血症
傾眠，意識朦朧	▶ 高二酸化炭素血症，薬物中毒その他
昏睡	▶ 脳血管障害，薬物中毒，代謝性意識障害，脳虚血，最重篤な低酸素血症状または高二酸化炭素血症

6）尿　量

尿量は腎臓への血流の多寡を反映する．すなわち，主要臓器への循環血液量の良き指標となるので必要に応じフォーリーを留置して計測する．

所見▶診断

【尿量】

乏尿：尿量＜30mL/時間　　▶　循環不全または急性腎不全，重篤な急性呼吸不全（内科的疾患）

無尿または排尿困難　　▶　閉塞性尿路障害（泌尿器科的疾患）

研修医の症例報告に対する指導とProblemsの病態生理の検討

1）医療面接

①主訴の作り方はどうか？
・主訴には必ず期間と程度を加えさせる
例：3カ月前からの労作時呼吸困難（H-J＝3度以上）–SOBOE of 3 months duration

②既往歴，生活歴，家族歴，嗜好，海外旅行歴などにProblemsは含まれていないか？
・新婚旅行でオーストラリアに行き，farm stayで羊の出産に立ち会った後，高熱を発症＝Q熱

③救急室に来たのか，一般外来に来たのか？
・生命徴候が違う

④救急受診なら生命徴候に問題はないか？

⑤現病歴に含まれる問題点は？
・全ての問題点を列挙（全人的アプローチ）

⑥これらのProblemsや症状は生理学的にそれぞれどう説明されるのか？

2）症状の生理学的説明とは

例：呼吸困難－何故息苦しいのか？

①気管支閉塞？　喘鳴？（Jonnsonのrating，stridor？）（inspiratory）：上気道閉塞？

②換気障害による呼吸仕事量の増大？副呼吸筋の活動亢進？
閉塞性vs. 拘束性，混合性？（活動性亢進している副呼吸筋はどれ？）

③労作性？→拡散障害？（拡散時間の短縮？）

④発熱？→拡散障害？（拡散時間の短縮？）

⑤低酸素血症？（SpO_2，PaO_2はいくら？）

⑥多呼吸？（RR＞40？）：過換気症候群？

⑦実は心悸亢進？（甲状腺機能亢進症）
⑧HJ分類：Ⅳ度以上の慢性呼吸困難は末期の肺気腫，間質性病変または重篤な肺動脈高血圧
⑨急性びまん性肺病変：ARDS，肺気腫，肺胞出血（血痰を伴う），急性間質性病変
その他

3）検査前のバイタルとの併読とは

①例：動脈血ガス分析値の解釈

同じ$PaO_2=40Torr$でも脈拍数が120/分の時と80/分の場合では病態・生理学的意味は全く異なる（前者は呼吸困難を伴い急性，後者は慢性でほとんど無症状）．

同じ$PaCO_2=60Torr$でも呼吸数が40/分の時と18/分の場合では病態・生理学的意味は全く異なる（前者は呼吸困難を伴い急性，後者は慢性でほとんど無症状）．

②例：BUN

同じ$BUN=80mg/dL$でも乏尿と多尿では病態が全く異なる（前者は急性腎不全，後者は慢性）．

4）薬剤，ラインの適応，期間の討論

研修医はとかく，必要以上に薬剤を処方したがり，また，むやみにラインを挿入したがる傾向にある．指導医は常に処方される薬剤の適応，投与経路，投与期間等について問いただす．挿入予定のラインについてもその必要性，ライン合併症とその予防や処置の方法，留置期間を検討する．回診中に不必要なラインは討論のうえ，抜去する．

5）先手必勝の医療とは

例1：慢性湿性咳嗽患者における胸痛→痛みのための咳抑制→排痰困難→気道内痰貯留→重症肺炎併発の可能性→肋間神経ブロックを含む強力な鎮痛を要す．

慢性的にせき・痰のある患者では身体のどこかに痛みがあると，痛みをこらえるために，せきをしない．そのため，痰が肺内にたまって無気肺や重症肺炎を起こします．その1例．

例2：高熱患者の頻呼吸，意識障害，乏尿，悪寒戦慄，低酸素血症状，白血球増多，代謝性アチドーシスの存在→グラム陰性桿菌による敗血症の可能性大（間もなくショックを起こす）→血培，大量補液抗生薬の選択投与→血圧低下ならスワンガンツカテーテルの挿入，循環動態モニタリング．

2例目はとても重要！ 研修医がERや当直の時におかしやすい診断の誤りです．頻呼吸（R>30/分）とした方が良い．

6）回診中に挿入するミニレクチャーの実例

例：高血圧患者を診たら一度は必ず

> 本当に本態性か？
> もしかしたら続発性？

の疑問を呈する．

特に重症高血圧（悪性高血圧），若年性または50歳以上の発症，高血圧の家族歴なし，降圧剤不応性などを認めた場合：renovascular，腎疾患，内分泌（褐色細胞腫，原発性アルドステロン症，Cushing症候群），避妊薬の服用，SAS，甲状腺機能低下症，副甲状腺機能亢進症などを検索する．

文献

1) Aggarwal A, et al.: Evidence for functional presynaptic alpha-2 adrenoceptors and their down-regulation in human heart failure. J Am Coll Cardiol 37 (5): 1246-1251, 2001
2) Orient JM & Sapira JD: The Art and Science of Bedside Diagnosis. Urban and Schwrzzenberger, Loppincott Williams & Willkins, Philadelphia, 1990
3) Graham CA, et al.: The electrocardiogram in hypothermia. Wilderness Environ Med, ; 12: 232, 2001
4) 「ステップ ビヨンド レジデント1」（林寛之 著）：羊土社，2006
5) 林寛之：特集にあたって．レジデントノート，7 (6): 740-743, 2005
6) 宮城征四郎：問診の理学所見の取り方．「呼吸器病レジデントマニュアル第2版」（泉孝英，宮城征四郎 編）：pp62-65, 医学書院，1994
7) Tan KS: Premenstrual asthma: epidemiology, pathogenesis adn treatment. Drugs, 61 (14): 2079-2086, 2001
8) Turner ES, et al.: Management of the pregnant asthmatic patient. Ann Intern Med, 6: 905-918, 1980

各論●身体所見からの臨床診断

2 外観のフィジカル診断

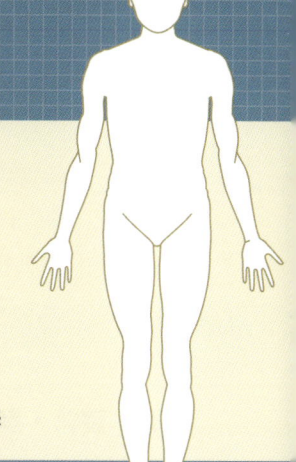

徳田　安春

1）表　情

　正確なフィジカル診断のためには**外観への鋭い観察力**が必須である．診察室に患者が入室し，最初に接した時点からフィジカル診断を意識してスタートさせる．まず，患者の表情を注意深く観察することにより，患者の雰囲気を捉えることができ，患者のさまざまな表情に診断の手がかりが隠されている．なかでも重要なのが，**目線やアイコンタクト**，そして「**表情**」であり，これによって重篤な疾患の可能性と，その疾患の重症度をも読み取ることが可能となる．

所見▶診断

所見	診断
呼びかけへの反応なし	意識障害，聴覚低下，認知症
注意力の低下	意識障害，聴覚低下，認知症，統合失調症，重度うつ病
顔をしかめる	苦痛，疼痛，重篤な疾患
冷汗	重篤な疾患，心臓血管系疾患（急性心筋梗塞，急性大動脈解離など）
アイコンタクトの減少	不安，恐怖，悲しみ，文化的背景
活気低下	抑うつ状態，うつ病
無表情	Parkinson病，統合失調症，認知症
一点凝視	意識障害，甲状腺機能亢進症，Parkinson病，統合失調症，人格障害，けいれん，転換障害
発熱＋「顔をしかめる」重篤感	急性心筋炎，髄膜炎，敗血症，肺炎など
頭痛＋「顔をしかめる」重篤感	くも膜下出血，脳出血，脳静脈血栓症など
腹痛＋「顔をしかめる」重篤感	急性腹症など

「風邪症候群疑い」の患者などのようなコモンディジーズでも，患者の表情の観察は重要であり，「顔をしかめる」重篤感がある場合には，急性心筋炎や髄膜炎，敗血症，肺炎などの重篤な疾患も疑うべきである．また，「頭痛」患者においても，「顔をしかめる」重篤感がある場合には，くも膜下出血や脳出血などの重篤な疾患も疑うべきである．そのような疾患を最初から疑うことができる「察知力」を身につけるには，まず「表情」の観察から始まる．

2) 姿勢・歩行・動作

姿勢の観察が診断の手がかりとなることも多い．呼吸苦を訴える患者において，半坐位を好む場合には左心不全を，前傾坐位を好む場合にはCOPDや気管支喘息，心タンポナーデを示唆する．呼吸苦を訴える患者に亀背（hyperkyphosis）があれば，多発性脊椎圧迫骨折による換気不全を示唆する．

動作に落ち着きがない患者では，甲状腺機能亢進症や躁病，統合失調症，興奮性薬物中毒を疑う．逆に，動作が緩慢な場合には，甲状腺機能低下症やうつ病，認知症，Parkinson病を疑う．

患者の動作には随意性と不随意性の区別が困難な場合があるが，不随意運動があれば，その表現型を詳細に記述し，できるだけ振戦，ミオクローヌス，ディスキネジア，アテトーゼ，局所の痙攣などのように見分けるよう努力する．

歩行の観察は診断のみならず疾患の重症度の評価に重要である．スムーズな歩行か，バランス，引きずり，易転倒性とその方向，その他の運動異常についてみていく．急性疾患で自立歩行が不能となった場合には，疾患の種類にかかわらず一般的に入院の適応である．高齢女性が転倒後に殿部痛＋歩行不能となった場合，多くは大腿骨頸部骨折（hip fracture）がある（高齢女性には骨粗鬆症が多いため）．

所見▶診断

所見	診断
呼吸苦の際に半坐位を好む	左心不全
呼吸苦の際に前傾坐位を好む	COPD，気管支喘息，心タンポナーデ
呼吸苦の患者に亀背がある	多発性脊椎圧迫骨折による換気不全
動作に落ち着きが無い	甲状腺機能亢進症，躁病，統合失調症，興奮性薬物中毒
動作が緩慢	甲状腺機能低下症，うつ病，認知症，Parkinson病
患者の不随意運動	振戦，ミオクローヌス，ディスキネジア，アテトーゼ，局所の痙攣
高齢女性が転倒後に臀部痛＋歩行不能	大腿骨頸部骨折

3）身だしなみ・衣服・衛生状態

患者の年齢，性別，職業，社会経済状況などの患者背景を踏まえた上で，身だしなみ・衣服・衛生状態を観察する．以前に比べて，髪の毛や爪の手入れがだらしない場合，うつ病や認知症，統合失調症などの潜在的な発症を示唆する．

過剰な重ね着は甲状腺機能低下症，全身性発疹，静脈注射跡の穏便，悪寒戦慄を示唆し，ピアスや刺青の存在は，慢性C型肝炎のリスクを有する．在宅介護中における老人の衛生状況が不良の場合には，老人虐待（abuse）や介護怠慢（neglect）の可能性がある．

所見▶診断

髪の毛や爪の手入れがだらしない	▶ うつ病，認知症，統合失調症
過剰な重ね着	▶ 甲状腺機能低下症，全身性発疹，静脈注射後の穏便，悪寒戦慄
ピアスや刺青の存在	▶ 慢性C型肝炎のリスク
在宅介護中の老人の衛生状況不良	▶ 老人虐待，介護怠慢

4）身長・体重・BMI

BMI（ボディマス指数：Body Mass Index）とは，体重と身長の関係から算出した，ヒトの肥満度を表す数値であり，体重（kg）を身長（m）の二乗で割った指数である．日本肥満学会では，BMIが22の場合を健康値としており，**BMIが25以上のとき体重過多，30以上を肥満とし，BMIが18以下のとき「やせ」とよぶ**（表1）．

なお，欧米におけるBMIの判定基準は，わが国のそれと異なっており，（表2）のようになっている．

初診患者では身長と体重からBMIを計算しておく．「やせ」があれば，低栄養を示唆しており，全身の筋肉の観察によって栄養状態の評価を行う．筋肉を軽く叩打した部分に局所の盛り上がりを数秒間認めるとき（myoedema），低栄養または粘液水腫（甲状腺機能低下症）を示唆する．

肥満患者の場合，脂肪の分布を観察する．単純型肥満では，全身に一様に分布する．閉経後女性の肥満は洋ナシ型，メタボリック症候群ではリンゴ型肥満（図），Cushing症候群では中心型肥

表1　BMIと肥満度

BMI	肥満度
40以上	4
35〜40未満	3
30〜35未満	2
25〜30未満	1
18〜25未満	標準
18以下	やせ

（日本肥満学会の診断基準より）

表2　欧米におけるBMIと肥満度

BMI	肥満度
30以上	肥満（obesity）
25〜29.9	過体重（overweight）
18.5〜24.9	正常（normal weight）
18.5以下	やせ（underweight）

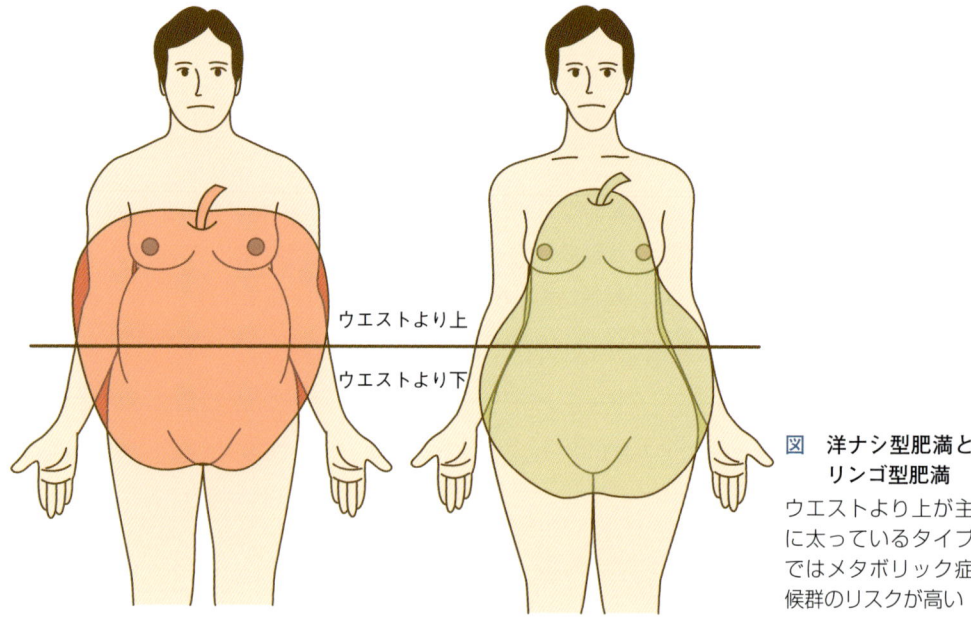

図 洋ナシ型肥満とリンゴ型肥満
ウエストより上が主に太っているタイプではメタボリック症候群のリスクが高い

満，非定形Cushing症候群（ACTH産生腫瘍）では肥満がなく満月様顔貌のみであることが特徴である．

低身長ではTurner症候群，下垂体性小人症，小児期腎不全でみられ，高身長はKleinefelter症候群やMarfan症候群，巨人症などでみられる．多発性脊椎圧迫骨折では身長の低下をみる．

所見▶診断

【身長・体重・BMI】

やせ	低栄養
筋肉を軽く叩打した部分に局所の盛り上がり（myoedema）	低栄養または粘液水腫（甲状腺機能低下症）
洋梨型肥満	閉経後女性の肥満
リンゴ型肥満	メタボリック症候群
中心型肥満	Cushing症候群
満月様顔貌のみ	非定形Cushing症候群（ACTH産生腫瘍）
低身長	Turner症候群，下垂体性小人症，小児期腎不全
高身長	Kleinefelter症候群，Marfan症候群，巨人症
身長の低下	多発性脊椎圧迫骨折

文　献
1）「ベイツ診察法」（徳田安春，石松伸一，岸本暢将 監訳），メディカルサイエンスインターナショナル，東京，2008年
2）「察知力」（中村俊輔 著），幻冬舎，2008年

各論●身体所見からの臨床診断

3 全身のリンパ節のフィジカル診断

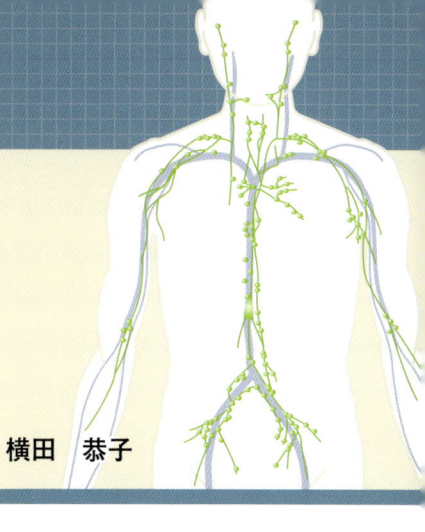

横田　恭子

身体所見の重要性

リンパ節腫脹は多くの疾患でみられる全身所見の一つであり，さまざまな疾患，病態で出現しうる（表1，2）．注意深い**医療面接**，**身体診察**でリンパ節腫脹の原因を突き止めることはそう困難ではない[1]．

リンパ節にかかわる身体所見

1）なぜリンパ節は腫れるのか？

① そもそもリンパ節とは何か？

リンパとは血液と組織の間の物質交換の際，毛細血管から漏出した液成分のことであり，リンパ球と液成分を含んでいる．リンパはリンパ管へと集まり静脈に並行して走行し，静脈角から静脈系に還流する．つまり，リンパ管とは各組織から排出されたリンパが流れる管である．

リンパ節は皮膜に覆われた，リンパ球，マクロファージなどの貪食細胞に富む組織であり，生物学的なろ過装置としてリンパ管の途中に挿入されている．

表1　リンパ節腫脹をきたす疾患

感染	ウイルス，細菌，クラミジア，原虫，真菌
自己免疫性疾患	リウマチ，SLE，皮膚筋炎など
医原性	薬剤性，血清病，異物，graft versus host disease（GVHD）など
悪性疾患	血液疾患（リンパ腫など）転移性腫瘍
その他	サルコイドーシス，菊池病，甲状腺機能亢進症，Gauche病など

（文献2より改変）

表2　リンパ節腫脹をきたしうる薬剤

循環器系作用薬	
アテノロール	ヒドララジン
カプトプリル	キニジン
抗菌薬	
サルファ剤	ペニシリン系抗菌薬
セフェム系抗菌薬	
抗痙攣薬	
フェニトイン	カルバマゼピン
プリミドン	
その他	
金製剤	スリンダク
アロプリノール	ピリメサミン

（文献2より改変）

②なぜ腫れるのか？

　臓器や結合織で起こった炎症や悪性疾患はリンパ節でろ過されるため，異物，病原体はマクロファージに貪食される．この炎症の過程で皮膜の進展がおこり疼痛が生じる[3]．

　このため，リンパ節腫脹を見た場合は，そのリンパ節は解剖学的に，どの部位，どの臓器の炎症や腫瘍と関連しているのか？をまず考えることが重要である．それによって以降の鑑別診断が異なってくる．

2) 医療面接のポイント[2]

①**基本情報**：年齢，性別，職業，既往歴，ペットの有無，性交渉歴，内服薬剤，喫煙歴
②**経過**：リンパ節の腫脹はいつごろから始まり，何日くらいの経過で今の大きさになったか？通常2週間以内の経過で拡大したのであれば炎症性を疑う
③**随伴症状**：上気道炎症状の有無，発熱，皮疹，関節痛の有無は，全身性の疾患の鑑別上重要である．発熱に関しては，単に発熱だけではなく，寝汗，体重減少についても尋ねる
④症状発現前の**受傷**の有無（受傷，ハリ，ピアスなど施術を受けていないか）
⑤**海外渡航**の有無

3) 診察のポイント

　リンパ節を触知する際には，十分患者にリラックスしてもらった状況で，第2指と第3指の腹を使用して触診する．リンパ節は皮下組織にあり皮膚と一緒には動かないため，指の腹で皮膚を軽くこするように診察する．血管や筋肉との区別が難しい際には，拍動や筋肉との連続性に注意するとわかりやすい．診察をする際には，皮膚の色調の変化，傷などにも十分注意する．

　人体では，頭部，頸部，鎖骨上窩，腋窩，大腿の表在リンパ節を触知できるので同部位をていねいに診察する[3]．また，リンパ管は静脈に沿って走行しているので，診察の際には血管の走行に沿ってリンパ節腫脹の広がりを確認する．

4) リンパ節が腫脹している，では次に何を診るのか？

下記の点に注意して診断を行う．

①分布：全身性か局所性か？
②部位
③リンパ節の硬さ，局所の疼痛，大きさ，周囲の炎症所見の有無，皮膚所見
④その他の全身症状（発熱，咳，寝汗など），脾腫の有無

①分布：全身か局所か？

　リンパ節腫脹が，局所のみか全身にわたっているかは鑑別診断を立てる上で重要である．リン

全身のリンパ節のフィジカル診断 3

パ節腫脹は75％で局所性に見られ，頻度としては，頭頸部（55％），鎖骨上窩（1％），腋窩（5％），鼠径部（14％）である．まず，リンパ節腫脹が局所のみか全身なのかを評価する．

> 局　所：頸部など1領域のみのリンパ節の腫脹
> 全身性：1カ所以上の連続性のないリンパ節の腫脹

局所であれば，まずその部位に特異的にリンパ節の腫脹を起こす疾患が疑われるし，全身性のリンパ節腫脹であれば，多くが全身性の疾患，薬剤などの原因で起こる（表2）．ただ，全身性の感染疾患でも局所のリンパ節腫脹（猫引っかき病など）をきたす可能性があることは頭においておく[2]．

②部位：局所のリンパ節腫脹

・頸部

患者と対面に座り診察を行う．頸部のリンパ節は左右で差がないか，注意しながら診察する．頸部はやや前屈してもらい，必要であれば診察している側に少しひねってもらう[2]（図1）．

頭頸部の感染や伝染性単核球症など多くの原因で腫脹しうる．頸部リンパ節が腫脹している場合，上気道，歯，局所の感染を疑って頭頸部の診察を行う．高齢者や喫煙者の硬い頸部リンパ節腫脹で疼痛を伴わないものに関しては，悪性疾患を常に念頭において検索を進める[2]（図2）．

・頸部リンパ節の診察の流れ[2], [4]（p41，所見▶診断）

① 前耳介リンパ節
　　耳介の前方を触診する．
② 後耳介リンパ節
　　乳様突起の上を指でなぞるように触診する．
③ 後頭部リンパ節
　　後頭部，耳介の後ろを触診する．

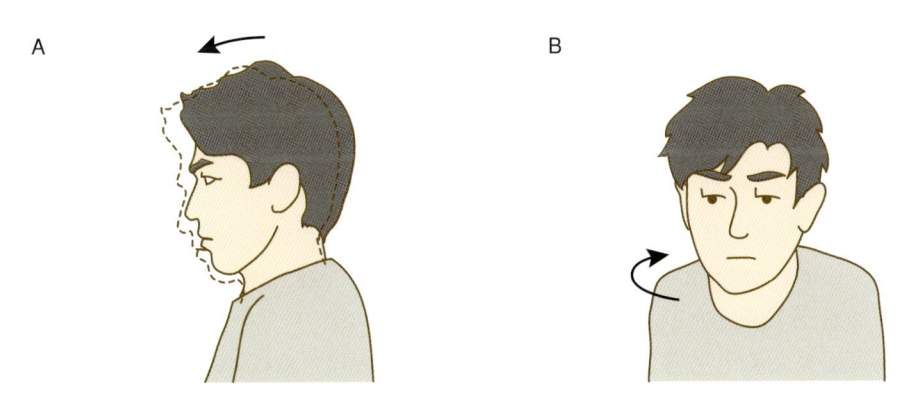

図1　頸部リンパ節の診察
A）前屈はほんの少しだけである．B）頸を少し診察している間にひねってもらう

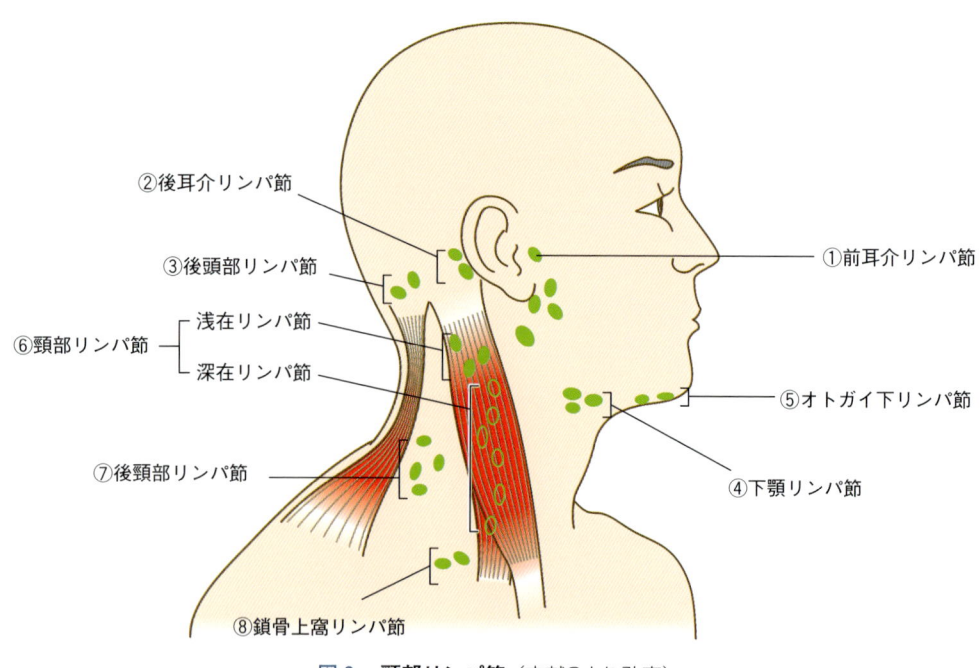

図2 頸部リンパ節（文献2より改変）

① 前耳介リンパ節
② 後耳介リンパ節
③ 後頭部リンパ節
⑥ 頸部リンパ節
　浅在リンパ節
　深在リンパ節
⑦ 後頸部リンパ節
⑤ オトガイ下リンパ節
④ 下顎リンパ節
⑧ 鎖骨上窩リンパ節

④ 下顎リンパ節
　下顎骨の縁に指の腹を潜り込ませるように触診する．
⑤ オトガイ下リンパ節
　両側のオトガイの裏を探るように触診する．
⑥ 頸部リンパ節
　浅在リンパ節：胸鎖乳突筋の表面に存在している．表面を丁寧に触診する（図3A）．
　深在リンパ節：胸鎖乳突筋の裏側に存在しているので，親指と他の指で胸鎖乳突筋をつかみ，前方か後方から触診する（図3B）．
⑦ 後頸部リンパ節
　僧帽筋の前縁にそって存在するため，指の腹で丁寧に触診する．
⑧ 鎖骨上窩リンパ節
　鎖骨と胸鎖乳突筋が交わる部分に指をかけ，徐々に外側に向かって触診する．この際患者に息こらえ（Valsalva手技）をしてもらうと触診が容易になる（図4）．

　前頸部のリンパ節腫脹は，頭頸部の感染や伝染性単核球症などの全身性の感染症で腫脹することが多く，後頸部リンパ節が腫脹していれば，リンパ腫，結核，菊池病，頭頸部の悪性疾患が関与している可能性がある[2]．
　また，鎖骨上窩リンパ節はその解剖学的な位置から，悪性疾患との関連が深い．右鎖骨上窩リンパ節では縦隔，肺，食道，左鎖骨上窩リンパ節（Virchow's node）では腹腔内臓器（胃，胆嚢，膵臓，腎臓，卵巣，精巣など）の悪性疾患との関連が示唆される[2]．

所見▶診断

【頭頸リンパ節と関連する部位，疑われる疾患】

局所リンパ節	関連する部位	▶疑われる疾患
① 前耳介	眼瞼，結膜，側頭部，耳介	外耳道の疾患
② 後耳介	外耳道，耳介，頭皮	局所感染
③ 後頭部	頭皮，頭蓋	局所感染
④ 下顎	舌，歯，口腔内，顎下腺	頭部，頸部，副鼻腔，耳，眼，頭皮，咽頭の感染
⑤ オトガイ下	下顎，口蓋底，舌，頬粘膜	伝染性単核球症
⑥ 頸部	舌，扁桃，耳介，耳下腺	扁桃腺炎，風疹など
⑦ 後頸部	肩甲骨，首，大胸筋，腕の皮膚，胸郭，頸部および腋窩リンパ節	結核，リンパ腫，頭頸部の悪性疾患
⑧ 右鎖骨上 　左鎖骨上 　（Virchow's node）	縦隔，食道，肺 胸管を通じて胸郭，腹腔	肺，縦隔，食道の悪性腫瘍 リンパ腫，胸郭，後腹膜，消化管の悪性腫瘍

（文献2，6より改変）

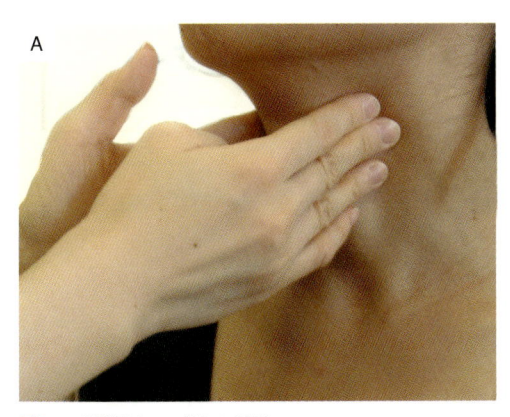

図3　頸部リンパ節の触診
A）浅在頸部リンパ節，B）深在頸部リンパ節

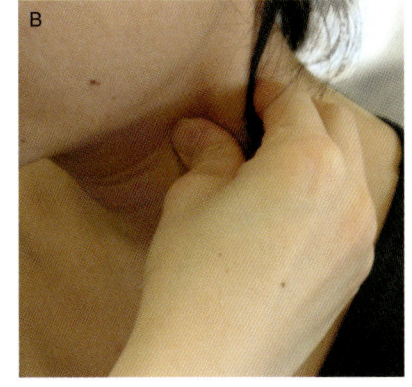

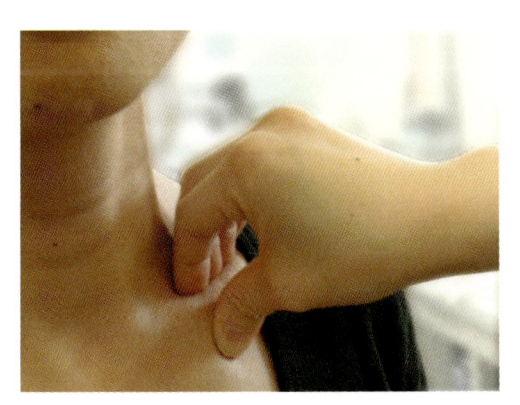

図4　鎖骨上窩リンパ節の触診

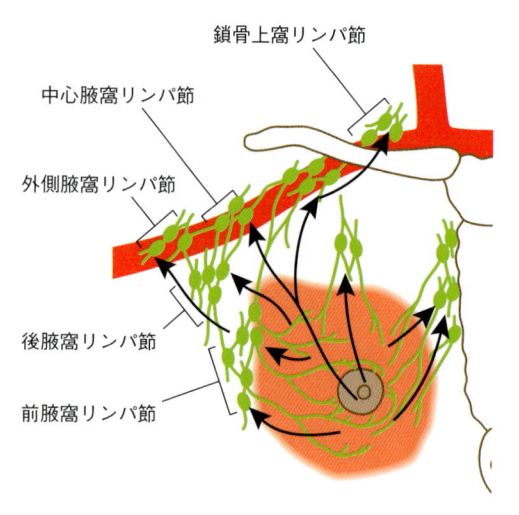

図5　腋窩リンパ節
矢印はリンパの流れを示す（文献5より改変）

・腋窩リンパ節

　診察法としては左側の場合，左手で患者の左腕を保持し，腕の力を抜いてもらい，右手で腋窩に手を差し入れ触診する．診察の際には胸壁に指を押しつけるようにしてリンパ節の有無を確認する（図5，6）[4, 5]．

・腋窩リンパ節の診察の流れ

① 前腋窩リンパ節

　右手で乳房の側胸壁を指の腹で診察する（図6①）．

② 後腋窩リンパ節

　腋窩深部にあり，指を腋窩に深く差し入れて診察する（図6②）．

③ 中心腋窩リンパ節

　腋窩にさらに深く手を差し入れ上腕骨に沿って触診する（図6③）．

④ 外側腋窩リンパ節

　手を左手に変えて，前方から前胸部と腋窩を挟み込むよう手を入れて触診する（図6④）．

　腋窩リンパ節は，腕，乳房，胸壁のリンパ管が胸郭に流入する部分のため，それらの部位の感染，腫瘍を反映する．腋窩リンパ節が腫脹していた場合，腕の傷やワクチン接種も注意して聴取する[4]．

所見▶診断

腋窩リンパ節腫脹	▶感染，ネコひっかき病，リンパ腫，乳癌（図7），シリコン挿入後，悪性黒色腫[6]

・肘関節滑車上リンパ節

　肘関節上3cmの上腕内側，上腕二頭筋と上腕三等筋の間に位置している．肘関節を90度曲げた状態で上腕を軽く持ち上げ，内側から診察を行う[4]（図8）．

全身のリンパ節のフィジカル診断 **3**

①前腋窩リンパ節

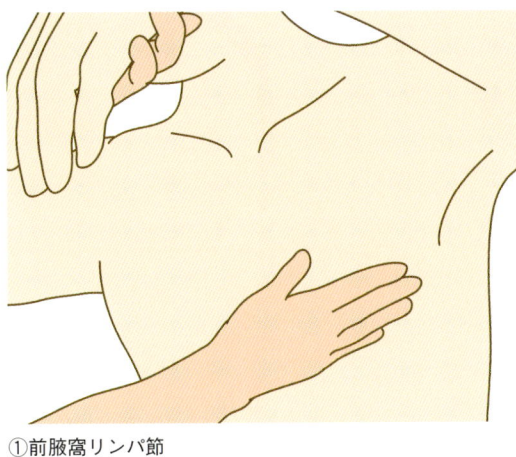

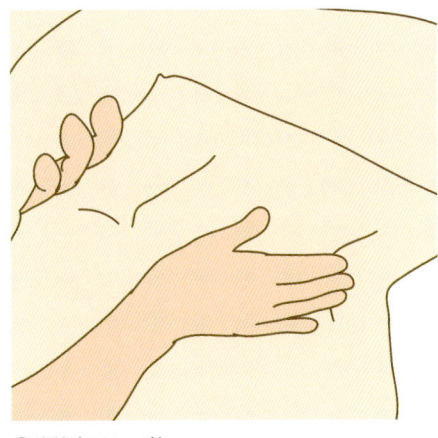

②後腋窩リンパ節

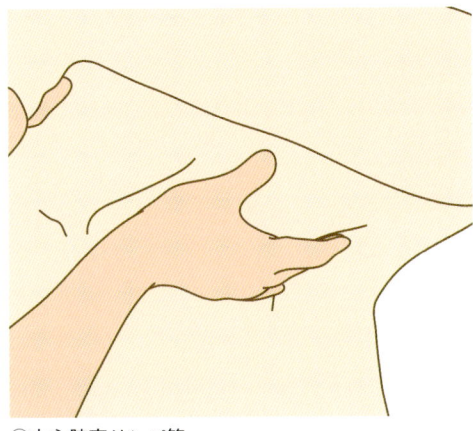

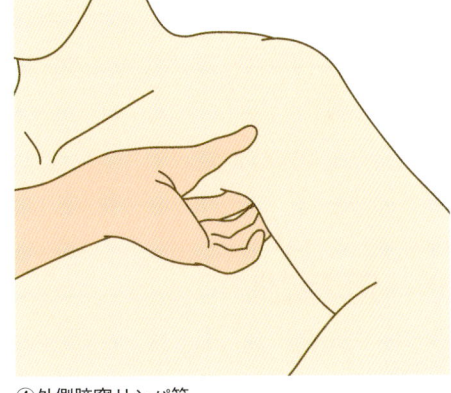

③中心腋窩リンパ節

④外側腋窩リンパ節

図6　腋窩リンパ節の触診
①右手で乳房の側胸壁を指の腹で診察する，②腋窩深部にあり，指を腋窩に深く差し入れて診察する，③腋窩にさらに深く手を差し入れ上腕骨に沿って触診する，④手を左手に変えて，前方から前胸部と腋窩を挟み込むよう手を入れて触診する

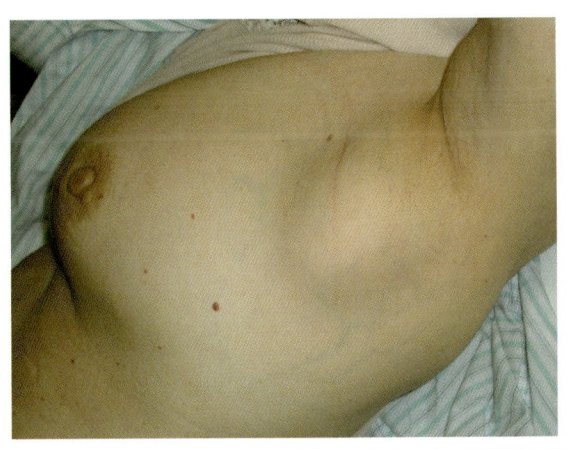

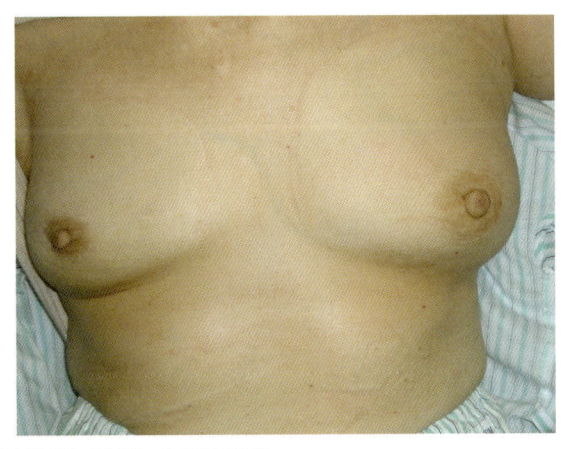

図7　腋窩リンパ節腫脹の例（左乳癌）（撮影：入江聰五郎）

各論　身体所見からの臨床診断

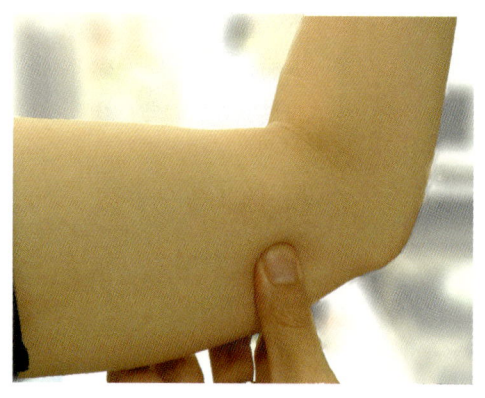

図8　肘関節滑車上リンパ節の触診
肘関節を90度曲げた状態で上腕を軽く持ち上げ，内側から診察を行う

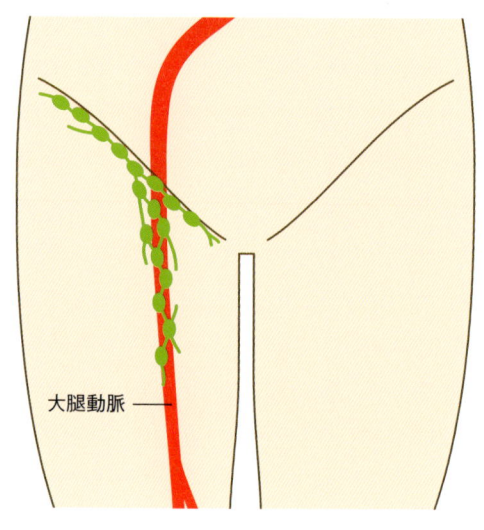

図9　鼠径リンパ節（文献5より改変）

大腿動脈

　通常腫脹することはなく，触知した場合病的腫脹と考える．前腕尺骨側，手のリンパが流入するため，手，前腕の感染を考え精査する必要がある[4]．

所見▶診断

肘関節滑車上リンパ節腫脹	▶感染，リンパ腫，サルコイドーシス，野兎病，二期梅毒[6]

・**鼠径リンパ節**

　プライバシーには配慮が必要であるが，ストッキングやズボンを脱いでもらい皮膚所見も含めた診察を行う（図9）．鼠径靭帯に沿った部分を触診したのち，大腿の血管の走行に沿って縦に診察を進める[5]．1 cm程度の腫大は正常人でも認めることがある[4]．

　通常，下肢の感染や性行為感染症または悪性疾患で腫脹する．外陰部，腹膜，臀部，下腹壁，肛門のリンパが流入するため，同部位の疾患を疑う．

所見▶診断

鼠径リンパ節腫脹	▶下肢の感染，性行為感染症，リンパ腫，骨盤悪性腫瘍，ペスト[6]

5）リンパ節の大きさ，硬さ，局所の疼痛，周囲の炎症所見の有無，皮膚所見[2]

リンパ節を触診する際には，**大きさ**，**弾力**（硬いかどうか），**圧痛**，**連続性の有無**，（色，熱感）について注意をして診察する[2].

・大きさ

通常リンパ節の大きさは1cm未満であり，それ以上の大きさは病的腫大と考える．
213人の成人を対象とした報告では，1cm^2大のリンパ節では悪性疾患は認めず，1～2.25cm^2で8％，2.25cm^2以上で38％で悪性疾患を認めたと報告されている[7].

・硬さ

通常，硬いリンパ節（Stony-hard）は癌のリンパ節転移を疑う．硬いが弾力性のあるリンパ節はリンパ腫を考える必要がある．また，やわらかいリンパ節は感染に関連すると考えられる．さらに，化膿性のリンパ節腫脹は通常波動が見られる[6].

・可動性

正常リンパ節は可動性良好であるが，炎症や悪性疾患で結合組織に癒着すると可動性不良となる．また，リンパ節周囲の炎症から複数のリンパ節が一塊となる所見は悪性でも良性でも見られる[2,6].

・圧痛

痛みはリンパ節の急速な増大を意味しており，多くが炎症性の原因によるが，悪性疾患や出血，免疫反応でも痛みを生じることがある[2].

6）その他の症状

その他の身体所見に関しても慎重に診察を行う．口腔内のう歯，咽頭の発赤，皮膚の発疹，傷，関節の腫脹の有無などは診断に有用である．脾腫が診られる患者で全身のリンパ節腫脹がある場合，伝染性単核球症，慢性リンパ球性白血病，リンパ腫，急性白血病を念頭に置く必要がある[2].

文献

1）Henry PH & Longo DL：Enlargement of Lymph nodes and spleen. "Harrison's Principles of internal medicine 17th ed." pp370-375, McGrawHill, New York, 2008
2）Flecher RH：Evaluation of peripheral lymphadenopathy in adults, Up to date version 17.1（http://www.uptodate.com/home/index.html）
3）「解剖学アトラス第3版」（kahle vw, platzer LW 著，越智淳三 訳）文光堂，1990
4）Bates Guide to Physical Examination and history taking.（Bickley LS, et al.）Lippicott Williams & Willkins, Philadelphia, 2003
5）古谷伸之：リンパ節腫脹を極める！レジデント，1（9）5-12, 2008
6）Ferrer R.：Lymphadenopathy：Differential diagnosis and evaluation. Am Fam Physician 58：1313-1320, 1998
7）Pangalis GA, et al.：Clinical approach to lymphadenopathy. Semin Oncol 20（6）：570-582, 1993

各論 ● 身体所見からの臨床診断

4 HEENT（頭部，眼，耳，鼻，口腔・咽頭）のフィジカル診断

入江聰五郎

身体所見の重要性

　　HEENTは皮膚科・眼科・耳鼻咽喉科の専門領域であり，一般医が診る必要がないという考え方は非常に危険である．意識障害，頭痛はもちろん，眼瞼結膜貧血や眼球結膜黄疸に代表されるようにHEENTは全身疾患の情報の入り口でもあり，副鼻腔炎の際の眼窩周囲圧痛などに代表される局所疾患の情報を含んでいることもある．冒頭に述べた専門医思考はHEENTの局所病変についてのみ言及した内容であり大切ではあるが，一般医は全身状態の情報が満載である，という認識を持って身体所見をとるように心がけるべきである．HEENTについてはHead（頭），Eye（眼），Ear（耳），Nose（鼻），Throat（口腔・咽頭）の5カ所を意味しており，それぞれに多くの疾患へのアプローチに対するヒントが隠されている．

　　特徴的な顔貌，例えば
- 低アルブミン血症の上下眼瞼の浮腫（図1）
- うっ血性心不全では下眼瞼の浮腫
- 満月様顔貌のCushing症候群（図2）
- 頭髪と眉の外側が薄い眼瞼周囲の浮腫から甲状腺機能低下症
- 無表情で一点を凝視しているParkinson症候群

は見ていても診ていない所見になりやすい．

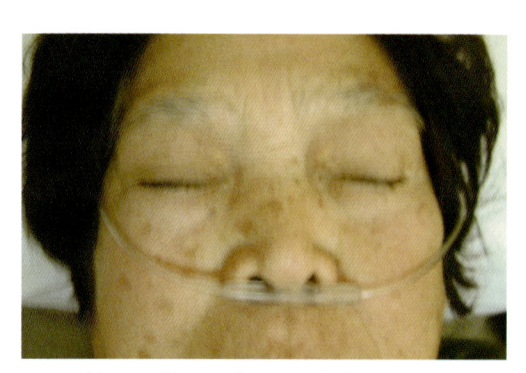

図1　低アルブミン血症の上下眼瞼の浮腫

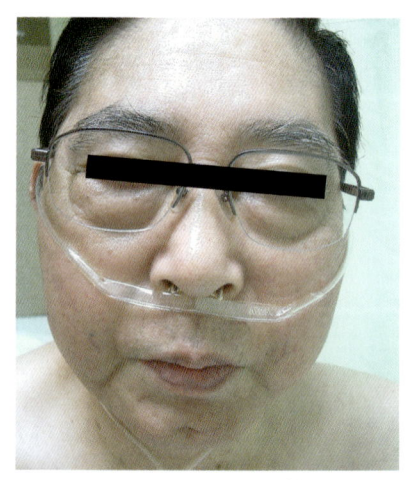

図2　ステロイドでの満月様顔貌

HEENT（頭部，眼，耳，鼻，口腔・咽頭）のフィジカル診断 4

それぞれの部位には単に局所病変だけでなく，全身疾患の一症状であることが多く，特に眼底の所見を含めた目の診察は非常に重要である．眼底を診るにはトレーニングが必要だが，筆者の施設ではPan Optic（WelchAllyn社）眼底鏡を救急外来の各診察室に備え付けて，最低乳頭部の所見は診られるように指導している．同様に耳鏡を使った鼓膜および鼻腔の診察も一般臨床医の仕事である．これも筆者の施設の救急外来には設置している．

この章では，救急外来を初めとした初診外来でよく見かける身体所見について，その意味と考え方について述べるが，紙面の関係もあり以下に限定して考えていこう．

①頭痛・意識障害患者の身体所見を通してHEENTが意味するものは？
②その貧血患者（出血患者）は本当に大丈夫か？：バイタルサインとともに

頭痛の考え方

頭痛は一次性頭痛と二次性頭痛に分けられる．一次性とは"原発性"と同じ意味であり，片頭痛，緊張性頭痛，群発頭痛がここに分類される．二次性とは"器質的病変から続いて起こる"もので，頭蓋内病変，頭蓋外病変が背景に隠れている．頭痛を主訴にプライマリケアを受診する患者における重大な頭蓋内病変は1％未満ともいわれ，救急外来でも重症なものはせいぜい1～5％といわれている．このような重大病変を持つ患者は，増悪する頭痛・何らかの神経症状などを有する（表1）．この表は頭痛診療に大いに役立つ．

表1 重大病変の可能性がある頭痛の症状SNOOP（一部改変）

Systemic symptoms **S**ystemic disease	全身症状（発熱，倦怠，るいそう，筋痛） 全身性疾患：悪性疾患，AIDS
Neurological	神経欠落症状
Onset abrupt	突然発症，雷鳴頭痛，急速な悪化
Older	40歳以上の新規発症（5歳未満50歳以上とするものもある）
Pattern change	以前と違う頭痛（頻度・持続時間・性状・重症度）

1）頭蓋内疾患

頭蓋内で頭痛を引き起こすのは　神経・血管・膜の刺激であり，

① 膜刺激症状（髄膜炎，くも膜下出血，高血圧脳症）
② 神経・血管の牽引（脳出血，外傷，下垂体出血，椎骨脳底動脈解離，慢性硬膜下血腫，脳腫瘍，痙攣発作後，水頭症など頭蓋内圧亢進）

であるが，特に髄膜刺激症状を呈する疾患の鑑別は重要である．

髄膜炎の身体診察で有名な髄膜刺激症状として，Kernig徴候，Brudzinski徴候（図3，4）が利用されるが，髄膜刺激症状としては感度5％・特異度95％と"認めれば髄膜炎の疑いが強まる"だけで，否定材料には使えない．項部硬直も感度30～99％・特異度68％と幅があり，否定の判断材料としても苦しい．やはりJolt Accentuation（図5）が感度99％，特異度54％と髄膜炎否定にはもってこいの身体所見である．

くも膜下出血に対する有用な身体所見は少なく，やはり

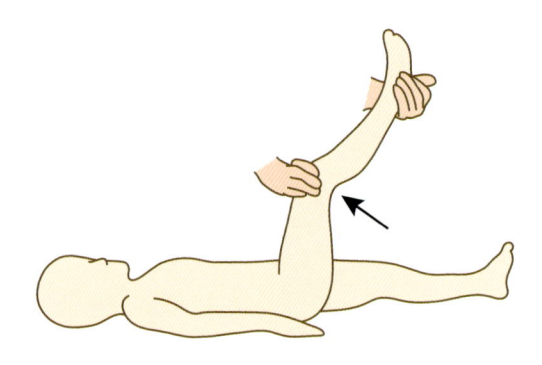

図3　Kernig徴候
痛みを和らげるために片足を股関節で曲げると伸ばしていた反対の足も曲がる

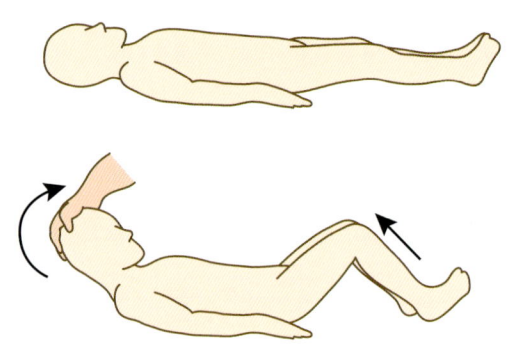

図4　Brudzinsk徴候
痛みを和らげるために仰向けに寝かせて首を前屈させると自動的に立て膝になる

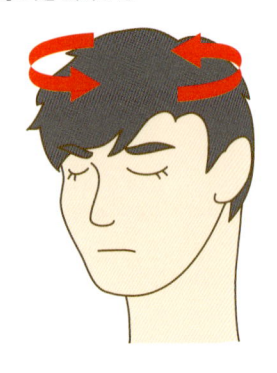

図5　Jolt Accentuationテスト
患者に頭を水平にして1秒間に2，3回振るよう指示，頭痛が増長するときを陽性とする（文献1より改変）

①突然発症（このKey Wordは詰まった，破れた，捻れたを意味する．すなわち管腔構造である血管・尿管・胆管と血管に支配された神経損傷を意味する）
②人生最大の頭痛

から疑うしかない．しかし，①，②から疑われるのは脳内血管性頭痛で，稀であるが下垂体出血，頚動脈や椎骨動脈解離，静脈洞血栓症も考える．このうち身体所見で鑑別できるとすれば無汗症のないHorner症候群（瞳孔縮瞳と眼瞼下垂）から頚動脈解離（感度53%・特異度78%）[1]，不全対麻痺から椎骨脳底動脈解離・静脈洞血栓症である．

2）頭蓋外疾患

頭蓋外病変で重要なのは後遺症を残す病態，すなわち失明する緑内障と側頭動脈炎がある．よくある見逃しが多いのもこの部分である．頭蓋外で頭痛を引き起こす臓器は

①神経（三叉神経痛・大後頭神経痛）
②動脈（**側頭動脈炎・片頭痛**）
③軟部組織（**緑内障・副鼻腔炎・耳痛**）
④骨（歯痛，顎関節痛）
⑤筋肉や精神症状（緊張性頭痛・うつ病）

であり，ハイテクな検査なくして診断可能でもある．

①頭皮・顔面（**軟部組織含む**）

ここで診るべきは，神経痛（三叉神経，後頭神経），外傷，皮疹（ヘルペスなど）頭蓋外の血

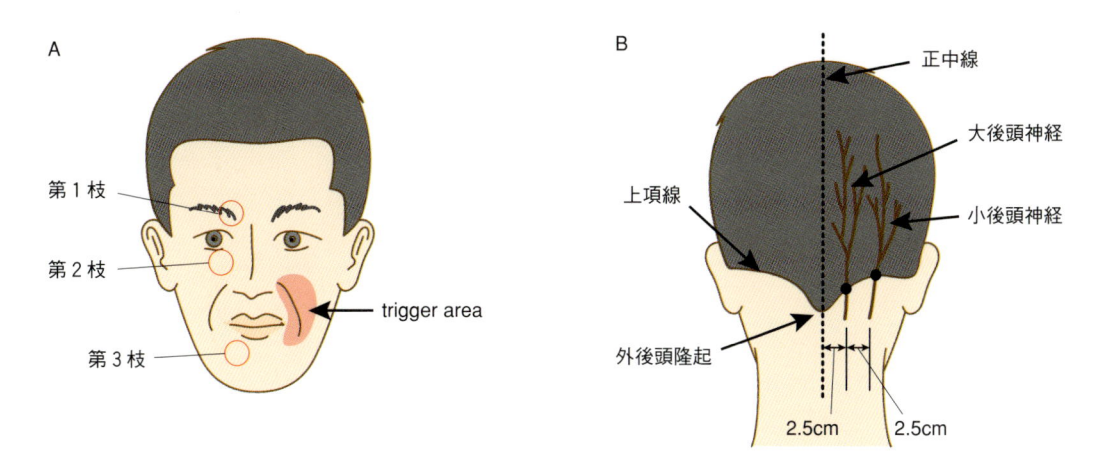

HEENT（頭部，眼，耳，鼻，口腔・咽頭）のフィジカル診断 4

図6　顔面・後頭部の誘発点
A）三叉神経誘発点：①第1枝は眼窩上縁で正中より約2.5cmのところにある眼窩上孔より顔面に出る．②第2枝は眼窩下縁より約0.8cm下，正中より約3cm外側にある眼窩下孔より出る．③第3枝は下顎第2小臼歯の根尖のやや下方，正中より約3cm外側のオトガイ孔より出る．④顔面に軽く触れただけでも疼痛発作を起こすのがtrigger areaで，一般に鼻唇溝，口角にある．
B）大後頭神経誘発点：大後頭神経誘発点は僧帽筋の起始部である上項線上で外後頭隆起の2.5cm外側で，後頭動脈の拍動触知部のすぐ内側にある．小後頭神経は上項線上でそれより2.5cm外側にある
（文献2より改変）

管性頭痛，骨髄炎（中耳炎からの乳様突起炎）である．

　神経痛であれば，その神経支配領域を撫でるだけで痛みが出たり，誘発点（図6）で痛みが誘発される．

　血管性頭痛では血圧×血管拡張＝頭痛の強さ（血管伸長）の法則（ラプラスの法則）から，血圧測定はもちろんのこと，血管圧迫を行うとよい．駆血帯を用いたりするのも有効である．頭皮への動脈血流はそのほとんどが側頭動脈にあるため，筆者は基本的に側頭部圧迫を行う．頭皮への血流を遮断したときに症状緩和がみられれば，原因は頭蓋外血管にある（血流を遮断すれば血管伸長が下がる＝頭痛が楽になる）．ただし，ここに著明な圧痛があればそれは側頭動脈炎，片頭痛である．この両者は常に痛い動脈炎と，発作の時だけ痛い片頭痛とで見分けることができる．

　三叉神経領域の疼痛で皮疹を認めない場合，帯状疱疹発症前の疼痛を考慮する．これは皮疹出現の48〜72時間前に出現し，その後発赤を伴う斑丘疹，水疱疹となるため，初期では鑑別が困難であり経過を診る必要がある．

所見▶診断

所見	診断
神経支配領域を撫でるだけで痛みが出る 誘発点で痛みが誘発される	▶神経痛
側頭部が常に痛い	▶側頭動脈炎
側頭部が発作の時だけ痛い	▶片頭痛
三叉神経領域の疼痛で皮疹を認めない	▶帯状疱疹発症前の疼痛を考慮

各論　身体所見からの臨床診断

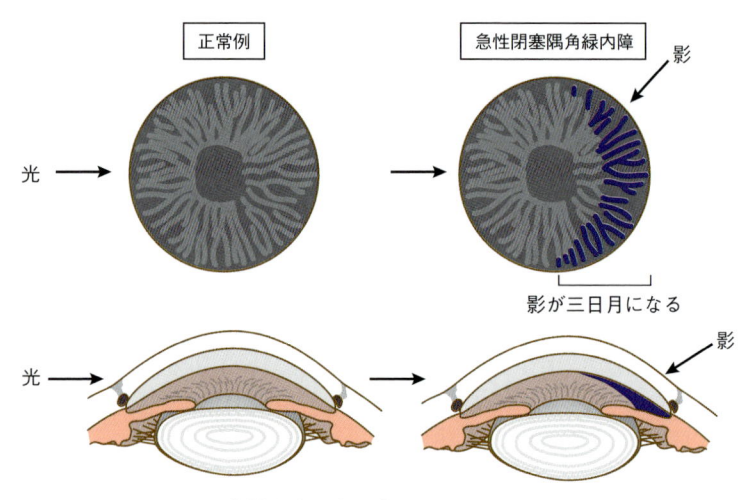

図7　急性閉塞隅角緑内障（文献2より改変）

②眼・眼底

　眼の障害による頭痛は，①屈折異常，②視神経炎，③緑内障などが原因となる．屈折異常は近視・乱視に見られる．外眼筋や姿勢維持筋の持続収縮が原因と思われ，明らかに有意な身体所見を得ることは難しいが，基本的に良性である．視神経炎は突然発症の視覚障害を伴う病歴がカギとなり，眼底を含め特徴的な身体所見が急性期には見られない．緑内障は視力低下，視野障害を伴い，視神経炎は突然の視力低下が主な症状であるが，頭痛だけを訴える場合も多い．緑内障は開放隅角緑内障と閉塞隅角緑内障があるが，前者で疼痛はない．頭痛で問題となるのは急性閉塞偶角緑内障であり，ペンライトで側方から光を入れると虹彩が陰になる所見（図7）は有名である．

コツ

　頭痛患者に視野・視覚障害があればペンライト法で虹彩の影を探す！

　また，眼底鏡での乳頭浮腫の有無は頭蓋内圧亢進を意味しており，頭蓋内腫瘍や良性脳圧亢進症，水頭症，悪性高血圧などを考える．

所見▶診断

突然発症の視覚障害，あるいは頭痛のみ	視神経炎
視力低下，視野障害	緑内障
頭痛，虹彩の三日月状の影	急性閉塞隅角緑内障
眼底鏡での乳頭浮腫	頭蓋内腫瘍や良性脳圧亢進症，水頭症，悪性高血圧

③鼻と副鼻腔

鼻と副鼻腔由来の頭痛としての原因は副鼻腔炎である．

まず，うつむいた姿勢で顔面を左右に振ると疼痛が増悪することがしばしば見受けられる．そして基本的に原因となる部位によって痛みの部位が以下のように決まっており，

- 前頭洞炎→前額部
- 上顎洞炎→前頬部・篩骨洞炎
- 蝶形骨洞炎→眼周囲・頭頂部の痛み

として現れる．通常は炎症を起こした骨洞の皮膚領域に圧痛を認め，耳鏡で鼻腔をのぞくと鼻甲介に充血と膿性粘液分泌が見られる．

時に篩骨洞の副鼻腔炎を放置すると，眼窩蜂窩織炎に進展し失明（失明率3～11％）することもあるので注意が必要である．

所見▶診断

うつむいた姿勢で顔面を左右に振ると疼痛が増悪 鼻甲介に充血と膿性粘液分泌	▶副鼻腔炎

④耳

耳由来の頭痛としての原因のほとんどが破壊性・炎症性疾患によるもので，特に乳様突起炎は体表からの身体所見（発赤，腫脹，疼痛，耳介の前方への偏位）で鑑別できる．耳の診察では，まず難聴が認められ，さらに耳鏡で外耳道，鼓膜等に異常を認めることが多い．

所見▶診断

難聴 発赤，腫脹，疼痛，耳介の前方への偏移	▶乳様突起炎

⑤口腔（歯・顎関節）

歯由来の頭痛は三叉神経の上顎枝，下顎枝で知覚される．多くの場合，齲歯や歯槽膿漏など明らかであるが，大臼歯埋伏症（いわゆる親知らず）の場合がある．

顎関節由来の頭痛は咬合不全や顎関節の炎症によるものである．咀嚼時やあくびをしたときに疼痛が増悪し，顎関節，乳様突起の圧痛，頸部の筋肉痙縮を認める．

所見▶診断

咀嚼時やあくびをしたときに疼痛が増悪 顎関節・乳様突起の圧痛・頸部の筋肉痙縮	▶咬合不全や顎関節の炎症

意識障害の考え方

　意識障害においてJCS（Japan Coma Scale）とGCS（Glasgow Coma Scale）の判定は必要不可欠である．この詳細は成書に譲るとして（各論11「神経のフィジカル診断」も参照），JCS＝0は正常（意識清明）だがGCS＝15点だけでは清明といえず，必ず見当識障害（人・場所・時）とセットで考えなければならない．それゆえ**GCSが1点でも低下していれば，それは重症**と考えるべきである．

　臨床において意識障害を考えるにあたり，鑑別疾患の覚え方としてAIUEO-TIPS（各論1「生命徴候の臨床的意義」参照）はあまりにも有名である．丸暗記してただやみくもに採血・ABG・頭部CT（またはMRI）とShot Gun Orderをしていては，限りある医療資源の無駄遣いとなる．意識障害の患者には以下の点を考慮すると，病態にたどり着きやすい．

・意識障害が起こる機序
　①脳実質が障害される時
　②代謝性疾患により脳機能がびまん性に抑制される時

・意識障害のパターン
　①不穏・せん妄といった興奮系の反応
　②朦朧とする抑制系の反応

　前者は脳に必要な酸素・血糖・血流が不足している状態（低酸素血症・低血糖・循環不全）で後者は脳に余分な物が蓄積している状態（高CO_2血症・高BUN血症・高アンモニア血症）に分けられる．いずれも進行すると昏睡〔AIS（Abbreviated Injury Score：簡易外傷判定）ではGCS＜8，かつE＝1，V＜2，M＜5〕になる．

意識障害の身体所見

　意識障害患者にはバイタルサインと併読すべき身体所見として呼吸パターン・瞳孔・眼球運動・痛み刺激に対する運動反応がある．それぞれの意味を理解して身体所見をとることが必要である．

①呼吸パターン

　意識障害の患者に限らず，バイタルサインにおいて呼吸状態の把握として，筆者の施設では呼吸回数・SpO_2・呼吸パターンをセットで把握するよう教育している．同じ呼吸回数15回/分でも，RegularリズムとIrregularリズムでは意味が全く違うからである．

　特に意識障害患者においてはCheyne-Stokes呼吸・群発（Cluster）呼吸・失調性（Biot）呼吸・中枢性過換気かどうかが，鑑別のKeyとなる．

・**Cheyne-Stokes呼吸**

　この呼吸は無呼吸から始まった呼吸が4〜5呼吸の間に次第に大きくなって，その後4〜5呼吸で減衰して無呼吸にいたるパターンである．基本的に両側大脳皮質下，基底核，内包の損傷によって出現する．この部位は内頸動脈からの栄養を受けている．すなわち両側の内頸動脈が同時に損傷を受ける病態（循環不全，低酸素血症，代謝性疾患．頻度が多いのは尿毒症）で発生する．特に高齢者では生理的にこの呼吸が見られるが，これは上記部位が年齢とともに萎縮していると考えられる．

HEENT（頭部，眼，耳，鼻，口腔・咽頭）のフィジカル診断 4

所見▶診断	
無呼吸から始まった呼吸が4〜5呼吸の間に 次第に大きくなる その後4〜5呼吸で減衰して無呼吸にいたる	▶尿毒症 　循環不全，低酸素血症，代謝性疾患

・群発呼吸

　この呼吸は無呼吸の合間に短期間連続して呼吸が出てくる．一見Cheyne-Stokes呼吸との区別がつかないこともあるが，徐々に大きくなるCheyne-Stokes呼吸と異なり，いきなり深い呼吸で始まることで見分けがつく．基本的に橋・延髄領域の損傷で出現する．

所見▶診断	
無呼吸の合間に短期間連続して呼吸が出てくる いきなり深い呼吸で始まる	▶橋・延髄領域の損傷

・失調性呼吸

　この呼吸は呼吸数・リズム・深さが全て不規則であり，放置すると患者は呼吸停止にいたる．この呼吸パターンは
①呼吸調節中枢（延髄の背内側）の障害
②心因性多呼吸（パニック発作の過呼吸）

に見られるが，この二者の見分けは息こらえを指示することで可能となる．すなわち，息こらえを指示した際に前者は呼吸を止められるが，後者は衝動に駆られているため息こらえはできない．

所見▶診断	
呼吸数・リズム・深さが全て不規則	▶息こらえの指示に従えれば呼吸調節中枢の障害を含めた身体疾患
息こらえの指示への反応	▶従えなければ，心因性多呼吸

・頻呼吸（中枢性過換気を含む）

　頻呼吸の患者において意識障害があると以下を考えるべきである．
①呼吸器，心原性肺水腫からの低酸素血症・高二酸化炭素血症
②中枢性過換気（中脳・橋の障害，代謝性疾患）

　前者は，その濃度に応じて状態が変化することを知っておくべきである．後者のうち，代謝性疾患には代謝性アシドーシス（HCO_3^-＜12mEq/LでKussumaul呼吸）サリチル酸中毒，肝性脳症，グラム陰性桿菌による敗血症（後二者は呼吸数がそう高度にならない）がある．

所見 ▶ 診断	
頻呼吸患者の意識障害	▶ 呼吸器，心原性肺水腫からの低酸素血症，高二酸化炭素血症
	▶ 中枢性過換気（中脳・橋の障害，代謝性アシドーシス，サリチル酸中毒，肝性脳症，グラム陰性桿菌による敗血症）

②瞳孔

　意識を司る脳幹網様体と瞳孔支配の神経経路は隣接しており，**昏睡患者に見られる瞳孔異常は脳幹の障害を強く疑うべきである**．昏睡には代謝性（内因性・代謝性）と器質性によるものがあり，瞳孔調節は代謝異常による影響を受けにくいため，**昏睡＋対光反射消失＝器質性疾患**（代謝性疾患を除外）と考えて良い．

　両側縮瞳（瞳孔径2 mm以下）はほとんど全ての代謝性昏睡と間脳の両側障害，中脳破壊病変を考える．中脳破壊病変では対光反射は消失する．代謝性疾患による昏睡と縮瞳の代表例はDKA（糖尿病性ケトアシドーシス），高二酸化炭素血症，有機リン中毒，モルヒネ中毒がある．この中毒疾患と橋出血はいわゆるPin-Point-Pupil（瞳孔径＜1 mm）になるが，拡大鏡で対光反射がなければ橋出血と考えて差し支えない．

　瞳孔散大は，アトロピンなどの抗コリン薬中毒で出現するが，この場合意識は興奮・昏迷の状態であり，深昏睡の場合は低酸素血症によるものを考慮すべきである．眼球運動障害を伴えば，脳幹の動眼神経核周辺の損傷を示唆しており，片側性で対光反射が直接間接ともに消失していれば，脳幹を出た後の末梢動眼神経麻痺の可能性を考える．脳出血や鉤ヘルニアがこの時気をつける病態である．同様に瞳孔不同があった場合に対光反射遅延があると，てんかん（Seizure）の発作中・発作後を考える．非常に重篤な全身状態で両側散大と対光反射消失を認めた場合，心肺停止後，低体温，バルビツール中毒を考える．

所見 ▶ 診断	
両側縮瞳	▶ DKA（糖尿病性ケトアシドーシス），高二酸化炭素血症，有機リン中毒，モルヒネ中毒
瞳孔散大	▶ 抗コリン薬中毒，低酸素血症（深昏睡の場合）
瞳孔散大＋眼球運動障害	▶ 脳幹の動眼神経核周辺の損傷
片側性で対光反射が直接間接ともに消失	▶ 末梢動眼神経麻痺：脳出血，鉤ヘルニア
瞳孔不同＋対光反射遅延	▶ てんかんの発作中・発作後
両側散大と対光反射消失	▶ 心肺停止後，低体温，バルビツール中毒

③眼球運動

　眼球運動に関わる神経路も脳幹網様体賦活系（意識中枢）の近くを通っており，眼球・眼瞼運動異常と意識障害にも関連がある．内因性代謝性昏睡では眼球運動は保たれるが外因性の場合，

HEENT（頭部，眼，耳，鼻，口腔・咽頭）のフィジカル診断 4

早期から眼球運動障害が診られる．脳卒中などの器質性疾患では病初期に反射運動が消失し，左右差が認められる．従って，昏睡患者で眼球反射（まばたき，人形の眼現象，前庭眼反射）が残存していればその昏睡は網様体の器質的損傷ではないと考えられる．

昏睡患者の眼球運動で刺激性・てんかん性を含む側方注視を認めたら，てんかんなのか脳卒中（特に脳出血や心原性脳塞栓）なのかを半身麻痺（またはけいれん）との相関で見分けられる．すなわち両眼球の向いている方に麻痺・けいれんがあればそれはてんかん発作であり，反対であれば脳出血など器質的損傷を考える．共同偏視で両目の下方偏位は，視床出血など中脳被蓋を圧迫する脳幹障害や代謝性の脳幹障害を考える．

所見▶診断

共同偏視と同じ方に麻痺・けいれん	▶ てんかん発作
共同偏視の反対側に麻痺・けいれん	▶ 脳出血など
共同偏視で両目の下方偏位	▶ 視床出血や代謝性の脳幹障害など

④痛み刺激

錐体路は基本的に意識中枢と関係のない経路のため，意識障害と運動機能障害に相関性があるわけではない．昏睡患者における痛み刺激の意味は神経病変の位置を特定できるところにある．GCSのMotorの1～6と相関するのでここではその意味を考えていこう．

GCSでM1は無反応を意味する．これはその側の錐体路が障害されており，両側障害の場合は脳幹損傷（両側錐体路，橋延髄網様体，錐体外路）か精神的原因を考える．

GCSでM2は除脳硬直（弓そり緊張，歯を食いしばる，両上肢伸展，内転，回内・両下腿伸展・足関節底屈）を意味する．必ずしも全てそろうわけではないが，そのいずれも臨床的意義は

所見▶診断

【著明な圧痛】

M1	無反応	まったく動かず	▶ 両側障害の場合は脳幹損傷（両側錐体路，橋延髄網様体，錐体外路）か精神的原因
M2	除脳硬直	四肢伸展反応	▶ テント切痕ヘルニアの増悪や脳出血などの破壊病変 重篤な代謝疾患による上部脳幹抑制 くも膜下出血や脳出血
M3	除皮質硬直	四肢屈曲反応，異常	▶ 脳卒中急性期および脳塞栓など脳皮質破壊病変
M4		四肢屈曲反応，逃避	▶ 知覚・運動経路が少なくとも部分的には保たれている
M5		疼痛部認識可能	
M6		命令に従う	▶ 意識と連動できる完全な知覚・運動経路が保持されている

同じで中脳・橋以下の神経連絡が両側性障害により途絶したことを意味する．すなわち器質的疾患ではテント切痕ヘルニアの増悪や脳出血などの破壊病変，重篤な代謝疾患による上部脳幹抑制を考えるが，くも膜下出血や脳出血の脳室穿破でも，完全な除脳硬直（戦慄や過呼吸を伴う）を引き起こす．

GCSでM3は除皮質硬直（肘・手首・手指を屈曲，肩を内転させる．下肢は伸展・内旋させ，足関節を底屈させる）を意味しており，これは視床・内包・大脳脚が損傷を受けていることを意味する．脳出血急性期などに多い．

GCSのM4，5は知覚・運動経路が少なくとも部分的には保たれていることを意味している．

眼球結膜の貧血所見の考え方

次に，貧血-眼球結膜における所見について，ここでは症例を通して考えてみよう．

> 50歳男性，昨日から黒っぽい下痢便があり今日も持続，立ち上がるとクラクラするという訴えで歩いて外来受診した．**眼瞼結膜は蒼白ではない**．血圧130/100，心拍数95，呼吸数25，SpO₂ 98%，（RA：Room Air）体温36.5℃．先ほど尿とともに黒色便が出たとのこと．便潜血キットでは陽性だった．この患者を診察した研修医Iは全身状態も落ち着いているし，**結膜の貧血所見もないためひとまず点滴ラインの確保と採血のみ施行し，検査結果を待って次の患者診察をしようとした．30分後，採血結果でHb11.5であることを確認し，患者説明をするため待合室の患者を呼び出したその瞬間，この男性患者が目の前で気を失って転倒，すぐにベッドに移しバイタルサインを再チェックすると，血圧75/60，心拍数85，呼吸数25であり慌てた指導医Sが駆けつけ輸液負荷・輸血の準備と並行して緊急内視鏡へ，患者は大腸憩室からの大量出血で輸血療法と大腸ファイバー下の止血処置にて一命を取りとめた．

外来診療で眼瞼結膜の蒼白を見たとき，①カテコラミン（α刺激）による血管収縮の可能性，②Hb10以下であること，を考慮する．これをほとんどの医師が知っているだろう．そして消化管出血など出血患者の急性期に結膜の貧血所見がないことを理由に輸液負荷などの緊急対応が遅れることがある．**実は出血性ショックでは血液そのものが減少しても血液濃度（HbやHtc）は変わっていないため，結膜所見は出血量の指標にはならない**．出血性ショックはバイタルサインで判定するべきであり，結膜の貧血所見（図8）は補助にしかならない．逆に眼球結膜蒼白でも，バイタルサインが保たれていれば慢性貧血（心臓の代償作用により大脈圧になる）であり，内頸静脈でコマ音を聴取できる（Hb＜6 g/dL以下）．

低容量性ショック（Hypovolemic shock）に至る場合，バイタルサインの経時的変化が重要な意味を持つので以下に紹介する（図9）．

・**1st Stage**

低容量になってくると心拍が軽度上昇するが洞

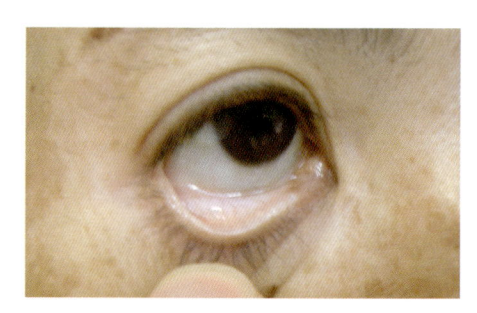

図8　結膜の貧血所見

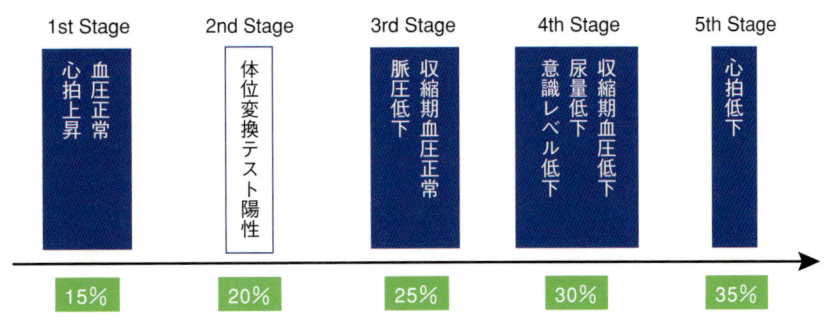

HEENT（頭部，眼，耳，鼻，口腔・咽頭）のフィジカル診断 4

図9　Hypovolemic Shockの経時的なバイタル変化
1st Stage：普段より脈が相対的に上昇．見過ごされる可能性大．2nd Stage：医療面接で，起立時の前失神症状があることから疑う．3rd Stage：プレショック，4th Stage：いわゆるShockである

性頻脈（HR>100回/分）にはならない．この時期，心臓機能自体は保たれており，容量低下に対する拍出回数増加による代償作用による．

・**2nd Stage**

次の段階に進行すると臥位から急に立ち上がったりした際，血の気が引くような感じ（gray out，さらに進行するとblack outして失神）がしたり，簡易Tiltテスト（臥位から立ち上がった1分後に心拍数が30回/分以上上昇または収縮期血圧が20 mmHg以上低下する）が陽性となる．姿勢を変えた際に本来自律神経調節機構が働き脳への血流を維持するのだが，容量低下がこの代償作用を上回ることによる．

・**3rd Stage**

この段階になると脈圧が低下して，頻脈になる．カテコラミンが出ることでα作用による頻脈である．
①末梢を含めた動脈を収縮させることで，血管抵抗をあげることにより拡張期血圧が上昇するとともに，
②陽性変時作用により心拍を上昇させる
ためである．冷や汗も見受けられるが，これはカテコラミンの平滑筋収縮作用によるものである．この段階をPre shockと表現することが多いが，1回拍出量が減少するため拡張期に冠動脈を流れる血流も低下することで心機能の低下が起こる

・**4th Stage**

いよいよ次の段階である収縮期血圧の低下，それによる腎および脳など主要臓器の血流が低下して，乏尿や意識障害などが出現するいわゆるショック状態となる．shockの定義とは末梢に血流を送れずに組織・臓器障害を起こす状態である．

・**5th Stage**

さらに冠動脈血流は減少し，脈拍低下まできたし死に至る．
賢明な諸氏は気づかれたと思うが，いわゆるショック状態というのは低容量性ショックにおいてはかなり進行した状態であり，臨床医としてはその前の段階で気づいて対応したいものである．

文献
1）中泉博幹："かぜ"への見逃しのない合理的アプローチ，レジデントノート，7（10）：p1368，2006
2）「ベッドサイドの神経の診かた 16版」（田崎義昭，斎藤佳雄/著），南山堂，2004
3）「ベイツ診察法」（福井次矢ら監修，徳田安春ら監訳），メディカルサイエンスインターナショナル，2008
4）Dodick DW：Clinical clues（primary/secondary），The 14th Migraine Trust International Symposium. London, 2002

各論　身体所見からの臨床診断

各論●身体所見からの臨床診断

5 頸部のフィジカル診断

入江聰五郎

身体所見の重要性

まず，急性期医療においての原則は以下の2点である．
①生命を救うこと
②生活に困るような後遺症を残さないこと

頸部（Neck）は甲状腺や咽喉科疾患の部位であるばかりでなく，特に急性期医療において，頸部診察は気道・呼吸・循環（ABC）に関する非常に重要なサインをわれわれに教えてくれる．この章では，急性期の患者における頸部診察の臨床的意義と，頸髄損傷（四肢麻痺）の身体所見とその考え方について述べる．

急性期患者の頸部診察

急性期の患者においては，詳細な診察よりも初期対応が優先される場合があるため，詳細な頸部診察に時間を割けない状況もしばしばある．しかしながら，頸部は呼吸の入り口である気管と循環の一部である動静脈が体表近くに位置するため，その診断的意義は直接的であり非常に有益である．また，小児・成人に関わらず，急性期の患者状態把握で気道・呼吸・循環サインを早期に把握し，安定化を図るのが臨床医の務めである．

そのため，バイタルサインと並行して患者の病態把握をしなければならないが，そのヒントが頸部診察に非常に多く隠されている．以下にその考え方を示す．

急性期で必ず頸部を診察すべき患者状態は以下の通りである．
①呼吸状態に異常のある患者（呼吸不全や心不全など）
②循環動態に異常のある患者（ショック状態の患者など）

このような患者に出会ったら，酸素投与と末梢静脈ライン確保と並行して気道確保の準備をしつつ，頸部の診察をするべきである．

特に右内頸静脈で評価する頸静脈圧（JVP：Jugular vein pressure）の持つ意味は非常に重要である．外頸静脈を指標の代用としても良いが，直接JVPとして測定するには内頸静脈が望ましい（右房に直結しており，その間に静脈弁もないため）（p.5，図1参照）．

頸静脈圧上昇は，容量負荷か胸腔内圧上昇を意味しているが，頸静脈圧（JVP）上昇とJVD（Jugular vein distention：内頸静脈怒張）を混同してはならない．JVDは後述するように閉塞性

ショックの所見である．

頸静脈虚脱は脱水など低容量を意味しており，ショックバイタルの患者は頸部診察をするだけで，閉塞性ショックなのかそれ以外かを判定できる．

また気道上部での狭窄では，気道抵抗による吸気時のStridorと鎖骨上窩を含めた胸郭の陥没呼吸を呈する．これは胸郭が拡張したにも関わらず気道抵抗が高いために肺実質が膨らむのが遅れることで，胸腔内圧がより陰圧になることによる．

所見 ▶ 診断

所見	診断
頸静脈圧（JVP）上昇	容量負荷，胸腔内圧上昇
内頸静脈怒張（JVD）	閉塞性ショック
頸静脈虚脱	脱水
気道抵抗による吸気時のStridorと鎖骨上窩を含めた胸郭の陥没呼吸	気道上部での狭窄

1）気　道

吸気時に聴取される気道狭窄音（Stridor）は上気道狭窄音である．鑑別疾患としては急性喉頭蓋炎・クループなどの気道炎症病変や気道異物による窒息寸前の状態のサインであり，気管挿管・外科的気道確保などの気道確保を緊急で行うことを考慮する必要がある．舌根沈下でもこの所見はとれるが，用手的気道確保（項部後屈・顎先挙上）を行うなどして，真の上気道狭窄かどうかを見極めることも忘れてはならない．

① 急性喉頭蓋炎

咽頭発赤のない嚥下痛，喉頭痛が特徴である．Stridorや嗄声が有名だが，これは実際の3割にも満たない．小児なら前頸部正中の圧痛が重要である．クループのように一見派手（犬吠様のうるさい咳，アザラシの鳴き声のような咳）なStridorは早期に発見されやすいが，**急性喉頭蓋炎はその病態上こもった声・つばを飲み込めないなどの症状から患者は非常に静かなため，待合室で静かに悪くなる**患者の代表でもある．救急室に来て静かな患者をみたら「ぐったりしていないか？　待てるくらいおとなしいだけなのか？」と確認する習慣が必要である．

② Lemierre症候群

Lemierre症候群（英 Lemierre's syndrome）とは感染性血栓性頸静脈炎（感染性血栓性静脈炎の一種）である[1]．

比較的若い健常人（年齢平均値20歳）の急性扁桃炎，咽頭炎症状に続発する，稀ではあるが致死率約6％の感染性血栓性頸静脈炎（原因菌は**嫌気性菌**，特に*Fusobacterium necrophorum*）である．欧米では「killer sore throat」（死をよぶ喉の痛み）とよばれ，内頸静脈鞘に炎症が進行すると危険な疾患であり，古典的には敗血症に至ると50％もの致死率に達していた．

この疾患は3つのStepを踏む．

①急性発症の咽頭炎・扁桃炎など口腔内感染（約87％）
　　　→咽頭の特徴的所見はない
　　②深部咽頭感染と感染性血栓性静脈炎（約71％）
　　　→この時嚥下痛・頸部叩打痛（約52％）・顕著ではないが下顎角や胸鎖乳突筋の圧痛を認める
　　③遠隔感染
　　　→肺炎・感染性肺梗塞がCommonで，縦隔炎にも進行する

　経過中に約82％の患者が発熱しており，約半数が嘔吐・嘔気・腹痛などの消化器症状を呈する．最近の咽頭炎・扁桃炎の患者が，嚥下痛・頸部叩打痛を訴えた場合，この疾患を鑑別する必要がある．
　咽頭炎・扁桃炎の患者が頸部の疼痛（嚥下痛・叩打痛など）を訴える→Lemierre症候群

③ アナフィラキシー

　蕁麻疹とともに，気道（喉頭浮腫）・呼吸（喘鳴）・循環（分配性ショック）・下痢や腹痛を伴う．それぞれの症状はアレルギーが原因の場合もあるが，運動誘発性・ヒスタミン中毒・ACEI内服などによる血管浮腫でも発症する．いずれにせよStridorがあれば気道緊急性があるので，気道確保の必要があることを肝に銘じなければならない．

所見▶診断

所見	診断
吸気時に聴取される気道狭窄音（Stridor） 上気道狭窄音	▶急性喉頭蓋炎・クループ
咽頭発赤のない嚥下痛，喉頭痛 Stridor，嗄声（3割程度） 前頸部正中の圧痛（小児） 非常に静か	▶急性喉頭蓋炎
咽頭炎・扁桃炎の患者が頸部の疼痛（嚥下痛・叩打痛など）を訴える	▶Lemierre症候群
蕁麻疹，気道（喉頭浮腫）・呼吸（喘鳴）・循環（分配性ショック）・下痢や腹痛	▶アナフィラキシー

2）呼　吸

　呼吸に異常のある患者では，みるべき所見が多くある．まずGeneral impressionとして呼吸パターン・座位の様子，頸部診察として内頸静脈圧・頸部呼吸補助筋である．

① 呼吸パターン

　まず呼吸パターンであるが，バイタルサインとしての呼吸回数を見る際に以下のことに注意すべきである．

・頻呼吸

　規則正しいリズムの頻呼吸には浅速呼吸と大呼吸（Kussmaul呼吸）がある．前者は肺胞病変（急性肺炎・心原性肺水腫など）の時に見られ，後者は代謝性アシドーシス（特にHCO_3^-＜

12mEq/L）で見られる．特に前者は経験の浅いうちは速い呼吸であることすら気づかず，見逃すことが多い．

・不正なリズムの呼吸

呼吸回数を数えている際に，そのリズム不整に気づくこともしばしばある．有名なのはCheyne-Stokes呼吸であり，これは大脳皮質・基底核・内包の損傷で起こる．これを起こす病態は大脳の循環不全・低酸素血症・高窒素血症などの重症代謝性疾患であるが，高齢者では脳の萎縮から生理的に起こる．徐々に呼吸が大きくなったり小さくなったりするCheyne-Stokes呼吸と違い，無呼吸相に急に大きな呼吸が出るのは群発呼吸（Cluster呼吸）であり，脳底動脈領域の損傷（橋出血など）を示唆する．

でたらめなリズムの呼吸は（しばしば30回/分以上の頻呼吸である），不安神経症患者のパニック発作時に多く見られるが，延髄背内側の損傷でも起こる．よく過換気発作として，重篤な疾患を見逃していることがあるが，この呼吸パターン異常が，心因性なのかどうか判定するには，息こらえを促すことが有効である．すなわち，心因性の患者はその抗しがたい衝動で頻呼吸になっているだけであり，自力で呼吸を止めることができないが，器質的疾患からの呼吸パターン異常は驚くほど長い間呼吸を止めることができる．

所見▶診断

浅速呼吸	肺胞病変（急性肺炎・心原性肺水腫など）
大呼吸（Kussmaul呼吸）	代謝性アシドーシス
リズム不正（Cheyne-Stokes呼吸）	大脳皮質・基底核・内包の損傷
群発呼吸（Cluster呼吸）	脳底動脈領域の損傷（橋出血など）
でたらめなリズムの呼吸（しばしば30回/分以上の頻呼吸）	不安神経症 延髄背内側の損傷

② 起坐呼吸

しばしば呼吸困難で起坐位を呈している患者を見かける．その時患者が前傾した起坐呼吸であれば，COPDや喘息発作などの呼吸不全を示唆しており，後傾起坐位の患者であれば，心不全からの肺水腫を考えるべきである．特に後者では病歴からも夜間発作性呼吸困難（夜寝ているときに息苦しくなり飛び起きる）がないかどうかも非常に重要な所見となる．

所見▶診断

呼吸困難で前傾起坐位	COPDや喘息発作
呼吸困難で後傾起坐位	心不全からの肺水腫，夜間発作性呼吸困難

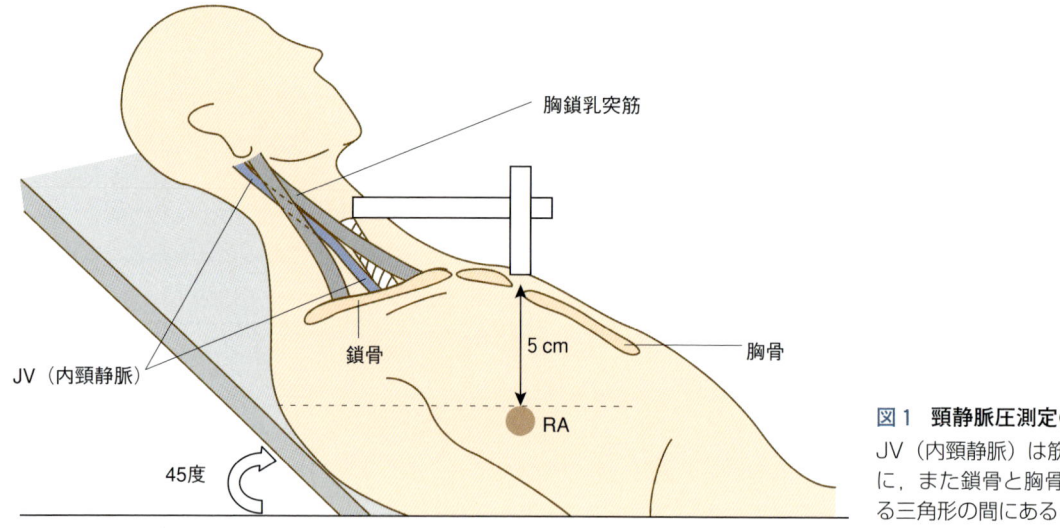

図1 頸静脈圧測定の目安
JV（内頸静脈）は筋肉の背側に，また鎖骨と胸骨が形成する三角形の間にある

③ 内頸静脈圧

呼吸不全患者にみられる頸静脈圧上昇は，胸腔内圧上昇（COPD，喘息発作，アナフィラキシー，気胸など）か容量負荷（うっ血性心不全，肺水腫など）を意味する．頸静脈圧測定の際は患者の上半身が水平面に **45度** の角度をなすようにし，胸骨角からの頸静脈拍動までの高さを測るようにすると覚えやすい（正常は4.5cm．筆者は右手の第2・3・4指を揃えた幅が **4.5cm** であることを確認して利用している）（図1）．

頸静脈圧上昇で容量負荷の有無を見分けるもう1つの方法は肝頸静脈逆流（Hepatojugular reflux）であり，上腹部の圧迫に伴い頸静脈が1cm以上上昇して安定し，圧迫解除後に4cm以上下がれば陽性で，これは中心静脈圧15mmHg以上の肺動脈楔入圧増加を意味している．

胸腔内圧上昇のうち末梢気道狭窄による胸腔内圧上昇（COPD，喘息，アナフィラキシーなど）では呼気時の笛性音（Wheeze）を胸部で聴取することができる．気胸であれば，胸郭打診・聴診で左右差を認めるであろうし，気管偏移を呈していれば緊張性気胸である．皮下気腫を認める

所見▶診断	
頸静脈圧上昇	▶ 胸腔内圧上昇（COPD，喘息発作，アナフィラキシー，気胸など）か 容量負荷（うっ血性心不全，肺水腫など）
呼気時の笛性音（Wheeze）	▶ 末梢気道狭窄による胸腔内圧上昇（COPD，喘息，アナフィラキシーなど）
胸郭打診・聴診で左右差	▶ 気胸
気管偏移	▶ 緊張性気胸
皮下気腫	▶ 気胸， 縦隔気腫（食道潰瘍が原因のこともある） （気胸では稀）

ことがあるが，これは気胸のみならず縦隔気腫（食道潰瘍が原因のこともある）を考えねばならない．特に皮下気腫がない気胸は緊張性気胸に至りやすく，皮下気腫がないという理由で気胸を否定してはならない．

④ **呼吸補助筋**

呼吸補助筋である胸鎖乳突筋を努力性に使用している場合は呼気延長する疾患（喘息，COPD）を意味している．しばしばこのような患者は非常に大きな大脈圧（収縮期血圧の半分以上）がみられ，末梢は温かく，瞳孔が縮瞳（2 mm以下）していることが多い．意識レベルの低下を認める場合は，むしろ朦朧としている．

同じく中斜角筋を努力性に使用している場合は肺コンプライアンスの低下を意味しており，間質性肺炎に代表される拘束性肺疾患や巨大な無気肺を考慮する．

所見▶診断

胸鎖乳突筋を努力性に使用 非常に大きな大脈圧 （収縮期血圧の半分以上） 末梢は温かく，瞳孔が縮瞳（2mm以下）	▶ 呼気延長する疾患（喘息，COPD，その他の2型呼吸不全）

3）循　環

ショックバイタルの患者に見られる内頸静脈怒張（同時に外頸静脈も怒張している）は静脈環流の高度な障害を意味し，閉塞性ショック（Obstructive shock：緊張性気胸，心タンポナーデ，巨大な肺塞栓，上大静脈症候群）である．これらの疾患は小脈圧（収縮期血圧の4分の1以下）であることが共通しており，同じ小脈圧のショックバイタルでも頸静脈が虚脱していれば，それは低容量性ショック（Hypovolemic shock：脱水や出血）であり，末梢は冷たく，末梢性チアノーゼを呈し，冷や汗を伴う〔（各論4，HEENTのフィジカル診断：「眼球結膜の貧血所見の考え方」（p.56）参照）〕．

所見▶診断

ショックバイタル時の内頸静脈怒張	▶ 閉塞性ショック：緊張性気胸，心タンポナーデ，巨大な肺塞栓，上大静脈症候群
頸静脈が虚脱した小脈圧のショックバイタル： 末梢が冷たい，末梢性チアノーゼを呈する 冷や汗を伴う	▶ 低容量性ショック：脱水，出血など

外傷時の頸部診察

もっとも多く遭遇するのは外傷性頸部症候群であるが，臨床的にしか診断できないため，身体所見が非常に重要である．胸鎖乳突筋の強直による圧痛が一般的であり，神経根症状がない．基

本的には徒手的リハビリなど，筋肉をほぐすリハビリで軽快する．慢性化すると頭痛（外傷後頭痛）や自律神経失調症状を訴えるまで放置され，整形外科の外来リハビリで対応すべきなのに"精神疾患"，"神経内科疾患"と位置づけられていることが多い．Barré-Lieu症候群という概念もあるが，こちらは成書を参照していただきたい．

また急性期の頸部診察で考えなければならないのは四肢麻痺（頸髄損傷）である．以下は頸髄損傷の全身所見を中心に述べる．

所見▶診断

| 胸鎖乳突筋の強直による圧痛，神経根症状なし ▶ 外傷性頸部症候群 |

⑤ 四肢麻痺・頸髄損傷

鎖骨より上の外傷がある患者は，頸髄損傷があるものとして取り扱うよう注意喚起されている[2, 3]．脊髄損傷は受傷後3時間以内（文献によっては8時間以内のものもある）にステロイドパルスを含めた専門的治療が必要な超急性疾患であり，**脳卒中と同様に長期リハビリを含めた後遺症が残る可能性の高い重篤な疾患である**．特に頭部外傷などで意識障害がある患者では，反応がないのが意識障害によるものなのか脊髄損傷による麻痺によるものなのかの判定が重要で，その際にいち早く画像診断にたどり着く前に患者マネジメントを進められる意味でも，迅速な身体所見による評価の重要性は高い．

外傷患者が運ばれた際にまず評価すべきはバイタルサインである．致命的な外傷があれば，バイタルサインに反映されるからであり，バイタルサインの安定化なくして，詳細な外傷評価（身体診察）を行うことは推奨されない．バイタルサインが落ち着けば全身の詳細な診察に移るが，この時も常にバイタルサインの評価を継続して行うべきである．JATEC（日本の外傷救急初期診療）でも，バイタルサインを落ち着かせる段階をPrimary survey，その後の全身診察評価をSecondary survey，見逃しがないか確認する段階をTertiary surveyとしている．注意すべきは**気道確保と頸椎保護は同時進行**で行うということである．頸椎に愛護的な気道確保を行わないと医原性の頸髄損傷を引き起こすことにつながる．

バイタルサインの評価

常に**評価と並行して，安定化のための処置が優先**される．

① 呼吸評価

頸髄損傷では，C2以上の損傷があると横隔膜・C4以上だと肋間筋が麻痺し，低換気による低酸素血症（2型呼吸不全）を引き起こす．この低酸素血症が頸髄損傷を示唆するヒントは，C5以下の疼痛刺激に反応がなくC4以上の疼痛刺激に反応があることで気づくことができる．C4以上は鎖骨より上に知覚神経を伸ばしているので，鎖骨より上に疼痛刺激を与えその反応を見ればよい．気道・呼吸に異常があれば，気管挿管を含めた人工呼吸管理を行うことになるが，必ず頸椎保護も可能な限り厳重にする必要がある．

② 循環評価

　頸髄損傷ではショックバイタルを呈することがある．これは中下位頸髄（C3以下）が損傷を受けることで起こる交感神経遮断による分配性ショックだが，血圧低下とともに徐脈を呈することを知っておくべきである．また交感神経の損傷により副交感神経が優位になるため末梢血管は広がり，末梢は温かいのが特徴である（Destributed shockの由縁である．本来中心性にあるべき容量が末梢血管拡張により末梢へ分配されることで中心静脈の容量が落ちる．末梢への血流は十分なため，尿量も保たれており，ショックである認識が遅れることもしばしば見受けられる）．他の誘因（出血性ショックや外気に晒されることでの低体温など）もあるためその評価は絶対的なものといかないこともしばしばあるが，末梢は相対的に温かいことも多いが，徐脈は高度であることが多く，アトロピンなどを用いた副交感神経抑制などが必要になることも多い．

③ **脊髄ショックはショックバイタルか？**

　神経原性ショック（Neurogenic shock）と脊髄ショック（Spinal shock）を混同することが多いが，前者は脊髄損傷などによる分配性ショックを指しており，後者は脊髄損傷からの一過性神経脱落症状（脊髄反射の消失・弛緩性麻痺）のことである．脊髄ショックは受傷直後から徐々に神経機能が回復してくるが，2～4時間ごとに神経学的診察を行いその回復度合いをみる必要がある．99％は24時間以内に回復するといわれている．

所見▶診断

低酸素血症　　　　　　　　　　　　　　　　　▶頸髄損傷
C5以下の疼痛刺激に反応がなく，C4以上の
疼痛刺激に反応がある
ショックバイタル
血圧低下とともに徐脈
末梢が温かい

④ 頸髄損傷の全身評価

　続いて脊髄損傷の頸髄損傷（すなわち四肢麻痺）では以下の3点が治療評価にも必要である．
　①完全・不完全麻痺の評価
　②高位診断
　③骨折の合併の有無（X線評価が必要なためここでは割愛する）

・完全・不完全麻痺の評価

　完全麻痺と不完全麻痺の場合，完全麻痺の方が神経学的予後は非常に悪い．緊急手術やステロイド高用量療法の適応を決める際に必要な所見である．

　完全麻痺は脊髄損傷の高位に関わらず直腸診での評価を行えば良い．すなわち肛門周囲の知覚喪失・肛門括約筋緊張消失を認める．深部腱反射も表在・深部知覚，発汗も消失するし，持続性勃起も確認できるが，尿閉を認めることもある．

　不完全麻痺は神経学的所見の残存（何らかの知覚，下肢の随意運動，Sacral sparing＝肛門周囲の感覚・肛門括約筋の収縮）を認める．不完全型脊髄損傷は中心性脊髄損傷，前脊髄型損傷，

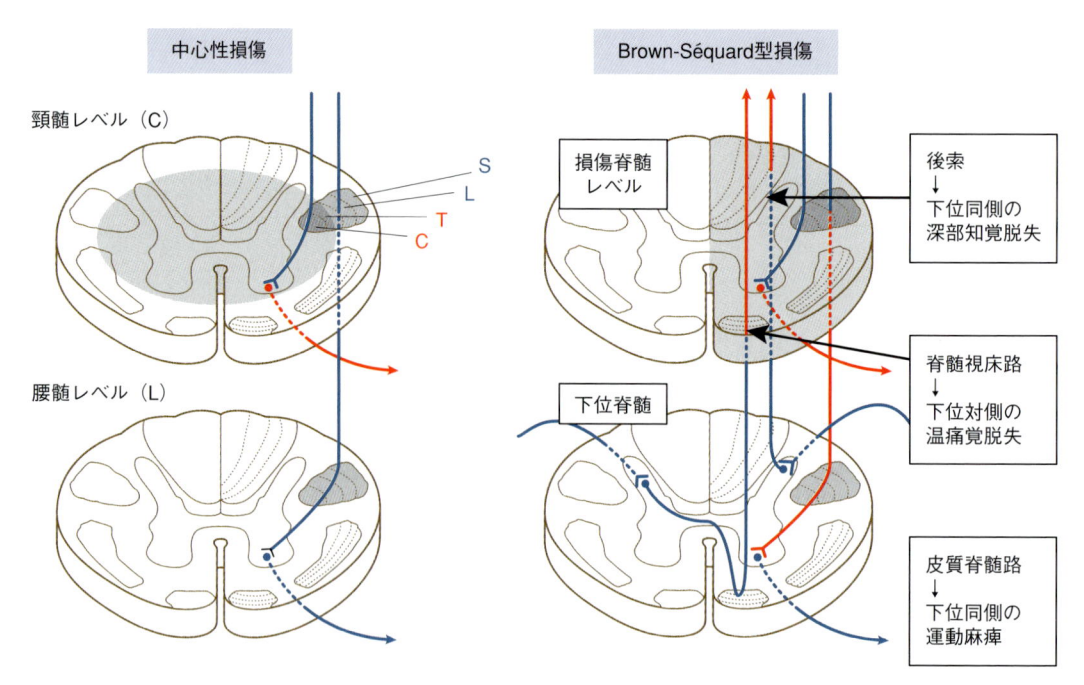

図2 不完全型脊髄損傷
左：頸髄の中心に損傷が生じた場合，皮質脊髄路（錐体路）を例にとると中央に近い線維が損なわれる．したがって，下位レベル（例としての腰髄）の運動機能が残ることになる．知覚路の線維配置も上位ほど中心に近いので，同様に下位ほど知覚が温存される
右：上位脊髄の半分に損傷が生じた場合，それより以下の脊髄レベルでは，同側の運動麻痺と深部知覚脱失（位置覚，振動覚，識別覚）が生じ，対側の温痛覚脱失する
（C：頸髄，T：胸髄，L：腰髄，S：仙髄）（青＝正常，赤＝障害）
（文献1より改変）

Brown-Séquard syndrome型，後方型損傷があるが，わが国ではほとんどが中心性脊髄損傷である．特に中心性脊髄損傷は下肢に比べて上肢の運動麻痺が強く，下肢から上肢へと回復するのが特徴である．これは運動神経路も感覚神経路もCTLS（Cervical → Thoracic → Lumber → Sacral）の順で中心から並んでいるためである（図2）．

・高位診断

頸髄が完全に横断損傷を受けた場合，下肢は完全麻痺となるが上肢麻痺の程度は損傷された神経レベルで異なる．重症度についてはASIA impairment scaleやFrankelの分類に基づいて評価する（表1）．

以下にC5〜C8の簡単な神経所見の取り方を紹介する（表2，図3，4）．運動・知覚・反射を見るのが基本である．

表1 ASIA impairment scale（1982年）とFrankelの分類（1969年）（一部改変）

A	S4-5（損傷部以下）に知覚・運動機能が全くない
B	知覚機能残存（仙髄域など）はあるが，運動機能は全くない
C	運動機能はあるが，障害域の半数以上で髄節の機能がMMT3以下（非実用的）
D	運動機能はあるが，障害域の半数以上で髄節の機能がMMT3以上（実用的）
E	運動・知覚・膀胱直腸機能ともに正常．深部反射亢進含める

頸部のフィジカル診断 5

表2 下位頸髄のフィジカル所見

	C5	C6	C7	C8
運動	上腕二頭筋と三角筋	手関節背屈	手関節掌屈	指屈曲
知覚	三角筋から肘までの上腕外側	前腕外側から親指・人差し指	中指	薬指・小指から前腕内側
反射	上腕二頭筋腱	腕橈骨筋腱反射	上腕三頭筋腱反射	なし

A-1) C5の神経学的特徴

A-2) 上腕二頭筋反射がC5によって支配されていることを忘れないためには5本の指をC5に結びつけて覚えるとよい

B-1) C6の神経学的特徴

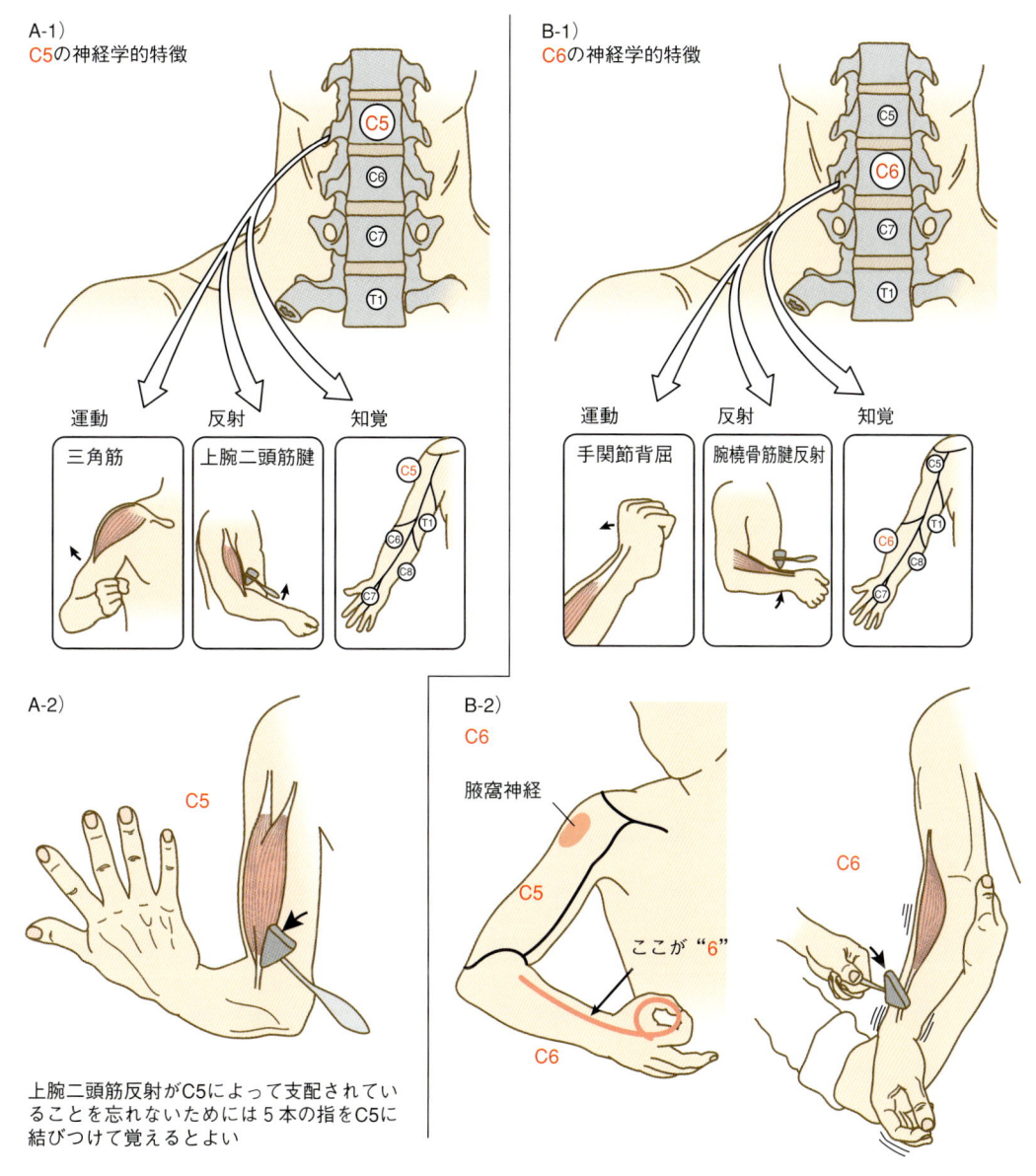

B-2) C6 腋窩神経 C5 ここが"6" C6

図3 C5, C6のフィジカル所見と覚え方（文献4より改変）
A-1) 2頭筋と3角筋で2＋3＝C5と覚える
A-2) 肘と手関節の伸展の動きが共通
B-2) 左：C6の覚え方．OKサインを作ると6に見える．右：腕橈骨筋腱反射．知覚の6の部位と同じ，と覚える

各論　身体所見からの臨床診断

A-1)
C7の神経学的特徴

運動　反射　知覚
手関節掌屈　上腕三頭筋腱

B-1)
C8の神経学的特徴

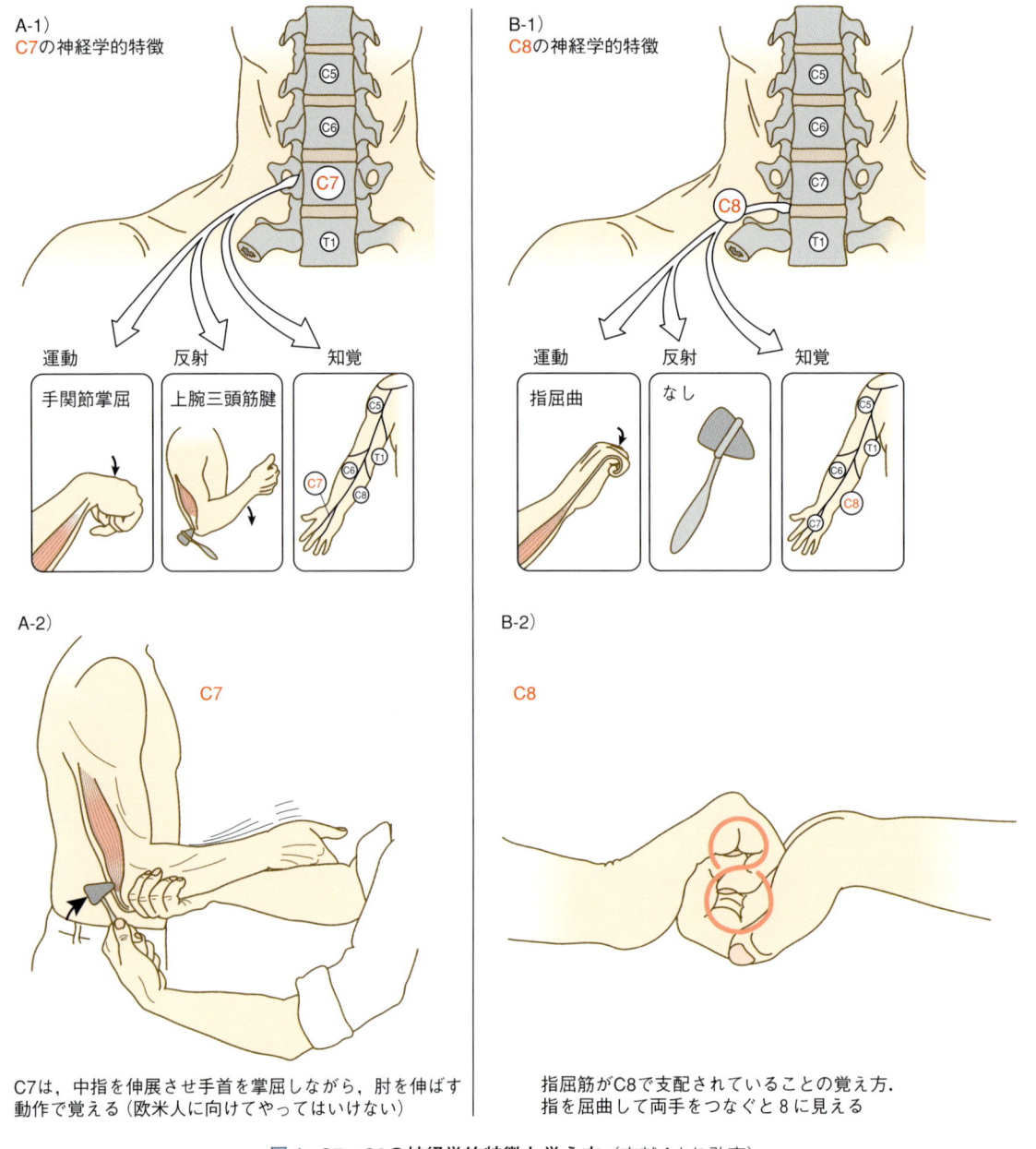

運動　反射　知覚
指屈曲　なし

A-2)
C7

C7は，中指を伸展させ手首を掌屈しながら，肘を伸ばす動作で覚える（欧米人に向けてやってはいけない）

B-2)
C8

指屈筋がC8で支配されていることの覚え方．
指を屈曲して両手をつなぐと8に見える

図4　C7，C8の神経学的特徴と覚え方（文献4より改変）

文　献
1) Chirinos JA, et al.：The evolution of Lemierre syndrome：report of 2 cases and review of the literature. Medicine, 81 (6)：458-465, 2002
2) 「外傷初期診療ガイドライン 改訂版3版」（日本外傷学会・日本救急医学会 監，外傷初期ガイドライン第3版編集委員会 編），へるす出版, 2008
3) 「研修医当直御法度 第4版」（寺沢秀一 著），三輪書店, 2007
4) "Orthopaedic Neurolgy：A Diagnostic Guide to Neurologic Level"（Hoppenfeld S, et al），Lippincott, 1997

6 循環器のフィジカル診断

安里　浩亮

身体所見の重要性

　循環器医にとって，循環器疾患における落とし穴は心疾患自体が全身疾患の一部だと気づかないことであると同時に，非循環器医にとっても心疾患の存在そのものが全身疾患の一部であることを認識できない場合や，主要な臨床像が他臓器にある場合である．

　この二つの落とし穴にはまらないためには心疾患の疑いのある患者の詳細な心血管系の身体所見だけでなく，注意深く全身の身体所見をとることである．例えば狭心症があれば，頻度の高い頸動脈，下肢や大動脈の動脈硬化を検索することも大事なことである．脳血管疾患と冠動脈疾患とは約50％に両者が合併するので留意しなければならない．

　ベッドサイドでの診察技術の習得はいろんな意味で重要である．例えば，費用対効果の面，コストのかからない繰り返し観察，重篤な所見の早期発見，効果的で有用な次の検査，治療効果の判定や医師・患者のふれあいなどである．医療コストの抑制が叫ばれている時代に，高額なハイテク診断手技の中で，身体所見は費用の安いものである．加えて，直接患者に触れることは，えてして非人間的になりがちな医療システムの中で強い医師・患者関係を築くことができる．

I 循環器疾患にかかわる全身の身体所見

1）外観（general appearance）

　患者の外観の観察は病歴聴取のときから始まっていて，体格，顔色，蒼白の有無，チアノーゼの有無，呼吸困難の有無，起坐呼吸の有無，Cheyne-Stokes呼吸の有無，頸静脈の怒張の有無等を注意深く観察する．

　もし，胸痛のある患者であれば，静かに座っている（狭心症），動き回って楽な姿勢をとろうとする（急性心筋梗塞），前かがみになる（心囊炎）というように特徴的な所見がある．

　心拍ごとに全身が揺すられるとか，頭部，頸部，上肢でCorrigan脈（bounding pulse）が触れるときには，一回拍出量の大きい重症大動脈弁閉鎖不全，動静脈瘻，完全房室ブロック等を考える．

　栄養障害や悪液質（cachexia）は重症慢性心不全でも見られる．

Marfan症候群では特徴的な風貌があり，長い四肢で上肢の長さ（arm span）が身長より長く，恥骨から足までの長さは恥骨から頭までの長さより長い．クモ状指（Arachinodactyly）等は特徴的である．

所見▶診断

所見	診断
静かに座っている	狭心症
動き回って楽な姿勢をとろうとする	急性心筋梗塞
前かがみになる	心嚢炎
心拍ごとに全身が揺すられる，頭部，頸部，上肢でCorrigan脈が触れる	一回拍出量の大きい重症大動脈弁閉鎖不全，動静脈瘻，完全房室ブロック等
栄養障害，悪液質	重症慢性心不全
長い四肢で上肢の長さが身長より長く，恥骨から足までの長さは恥骨から頭までの長さより長い．クモ状指等	Marfan症候群

2）頭部・顔面（head and face）

　顔貌は種々の疾患の心臓への影響を反映する．例えば粘液水腫（myxedema）では表情のない，鈍い顔貌で，眼瞼周囲のむくみ，外側睫毛の脱落，巨舌（macroglossia），乾燥した薄い毛髪等が見られる．

　耳朶の線状しわ（ear lobe crease）はしばしば冠動脈疾患に見られる（図1）．

　心拍に一致した頭のおじぎ運動（de Musset sign：bobbing of the head）は重症大動脈閉鎖不全に特徴的である．

所見▶診断

所見	診断
表情のない，鈍い顔貌で，眼瞼周囲のむくみ，外側睫毛の脱落，巨舌，乾燥した薄い毛髪等	粘液水腫
耳朶の線状しわ	冠動脈疾患
心拍に一致した頭のお辞儀運動	重症大動脈閉鎖不全

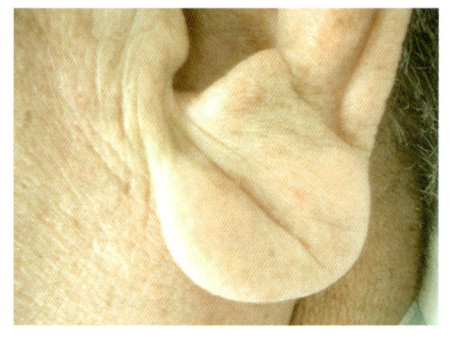

図1　耳朶の線状しわ
（撮影：入江聰五郎）

3) 眼（eyes）

筋ジストロフィー（Kearns-Sayre syndrome）では外眼筋麻痺・眼瞼下垂と完全房室ブロックが見られる．

眼球突出（exophthalmos）と瞬目運動の減少（Stellwag sign）は高拍出性心不全（high-output cardiac failure）の原因である甲状腺機能亢進症に特徴的である．

青色強膜（blue sclera）は，骨形成不全症（osteogenesis imperfecta）に特徴的で，大動脈の拡張，大動脈弁閉鎖不全，大動脈解離や僧帽弁逸脱症の合併が見られる．

所見▶診断

所見	診断
筋ジストロフィーにおける外眼筋麻痺・眼瞼下垂	▶ 完全房室ブロックが多い
眼球突出と瞬目運動の減少	▶ 高拍出性心不全の原因である甲状腺機能亢進症
青色強膜	▶ 骨形成不全症に特徴的で，大動脈の拡張，大動脈弁閉鎖不全，大動脈解離や僧帽弁逸脱症の合併が見られる

4) 眼底（fundi）

眼底所見は，高血圧（k-w）や動脈疾患の重症度分類に用いられ，また，動脈硬化の存在を知るにも重要である．

動脈が数珠状：高コレステロール血症で見られる．

乳頭付近の中心に白い点のある炎状の出血〔ロート班（Roth spots）〕：感染性心内膜炎に特徴的である．

血栓性網膜動脈閉塞：リウマチ性心疾患，左心房粘液腫，頸動脈や大動脈弓部動脈の粥状硬化で見られる．

乳頭浮腫（papilledema）：悪性高血圧に特徴的，肺性心（cor pulmonale），重症低酸素血症，高二酸化炭素血症等でも見られる．

所見▶診断

所見	診断
動脈が数珠状	▶ 高コレステロール血症
乳頭付近の中心に白い点のある炎状の出血	▶ 感染性心内膜炎
血栓性網膜動脈閉塞	▶ リウマチ性心疾患，左心房粘液腫，頸動脈や大動脈弓部動脈の粥状硬化
乳頭浮腫	▶ 悪性高血圧に特徴的，肺性心，重症低酸素血症等

5) 皮膚と粘膜 (skin and mucous membrane)

　中心性チアノーゼ (central cyanosis)：心内右→左シャントや肺内右→左シャントでは全身性で温かい循環状態のよい結膜や口腔内粘膜で見られる．血液の還元ヘモグロビンが 5 g/dL を超えると出現する．

　末梢性チアノーゼ (peripheral cyanosis)：末梢循環が減少して起こり，心不全や末梢血管疾患で見られる．通常，冷たい部分や外気にさらされた部分すなわち四肢・爪・鼻先で見られる．

　多血症 (polycythemia)：結膜，口唇，舌のどす黒いうっ血が見られ，酸素飽和度の低下する肺疾患やチアノーゼ性先天性心疾患で見られる．

　蒼白 (pale)：貧血で見られる．眼瞼結膜が蒼白だと Hg は 10 g/dL 以下で皮膚が蒼白に見える時の Hb のレベルは大体 8 g/dL である．

　ブロンズ色の色素沈着と腋毛の消失：hemochromatosis を疑わせ，心臓への鉄の沈着は心筋症として現れる．

　黄疸：肺梗塞後・うっ血肝や心性肝硬変で見られる．

　黒子 (lentigo)：頸や躯幹に出現し，肺動脈狭窄や肥大型心筋症で見られる．

　黄色腫 (xanthoma)：皮下や腱に見られ，高脂血症で起こり，若年性動脈硬化が起こる．

　手掌に黄色～オレンジ色～ピンク色の手掌線状黄色腫 (xanthoma striatum palmare)：TypeⅢ高脂血症で見られる．

　肘の腱・アキレス腱の黄色腫：TypeⅡ高脂血症で見られる．

　発疹状黄色腫 (eruptive xanthoma)：1～2 mm で全身どこでも起こり，高カイロミクロン血症 (hyperchylomicronemia)，TypeⅠやTypeⅤの高脂血症で見られる．

　遺伝性毛細血管拡張症 (teleangiectasia)：毛細血管腫様で皮膚，口唇，鼻粘膜，上気道や腸管に見られ，肝疾患で見られるクモ状血管腫 (spider nevi) に似ている．肺に存在すれば肺動静脈瘻と関連しチアノーゼの原因となる．

所見▶診断

中心性チアノーゼ	▶ 心内右→左シャント，肺内右→左シャントでは全身性で温かい循環状態のよい結膜や口腔内粘膜で見られる
末梢性チアノーゼ	▶ 心不全や末梢血管疾患
多血症：結膜，口唇，舌のどす黒いうっ血	▶ 酸素飽和度の低下する肺疾患や先天性チアノーゼ性心疾患
蒼白	▶ 貧血
ブロンズ色の色素沈着と腋毛の消失	▶ ヘモクロマトーシス（心臓への鉄の沈着），心筋症
黄疸	▶ 肺梗塞後・うっ血肝や心性肝硬変
黒子	▶ 肺動脈狭窄や肥大型心筋症
黄色腫	▶ 高脂血症で起こり，若年性動脈硬化

（次ページへ続く）

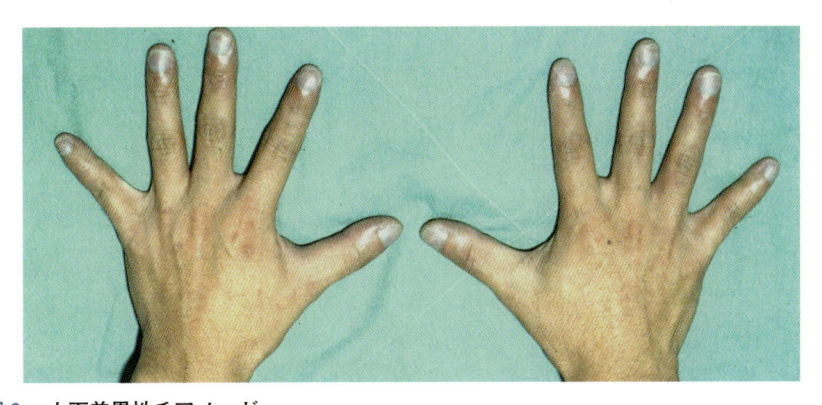

図2　上下差異性チアノーゼ
動脈管開存症（PDA）に肺高血圧症を合併し逆シャントが起き左上肢にややチアノーゼが強い

所見▶診断	
手掌に黄色～オレンジ色～ピンク色の手掌線状黄色腫	▶ TypeⅢ高脂血症
肘の腱・アキレス腱の黄色腫	▶ TypeⅡ高脂血症
発疹状黄色腫	▶ 高カイロミクロン血症，TypeⅠやTypeⅤの高脂血症
多数のクモ状血管腫	▶ 遺伝性毛細血管拡張症

6）四肢（extremity）

先天性心疾患では時に**四肢の特徴的な変化**が見られることがある．

先天的な所見として，背丈が小さい，外反肘（cubitus valgus），上腕の変形はTurner症候群に特徴的な所見である．

心房中隔欠損症と骨格異常はHolt-Oram症候群に見られ，親指に余分の指骨がありfingerized thumbとよばれる．

クモ状指：Marfan症候群でみられ，親指を内側に握ったときに掌からはみ出す（thumb sign）．

Quincke sign：大動脈弁閉鎖不全症や脈圧の大きな状態で見られ，爪床に反対側からフラッシュライトを当てるか爪を軽く抑えると，脈打つのが見られる（flushing）．

上下差異性チアノーゼ（Differential cyanosis）：上肢特に右側はピンク色で下肢はチアノーゼ，肺高血圧を合併し，逆シャントを起こした動脈管開存症に特徴的である（図2）．

逆分離性チアノーゼ（Reversed differential cyanosis）：上肢のチアノーゼが下肢のチアノーゼをしのぐことがあり，Taussig-Bing奇形に肺血管疾患を合併し，動脈管を逆流したときに起こる．あるいは大動脈転移（transposition of great arteries）・肺高血圧・動脈管前大動脈縮窄症と動脈管開存症による逆シャントがあるときに見られる．

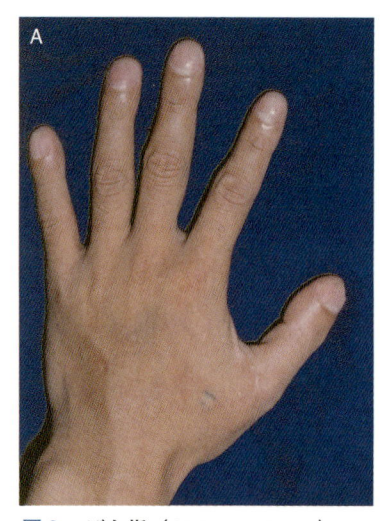

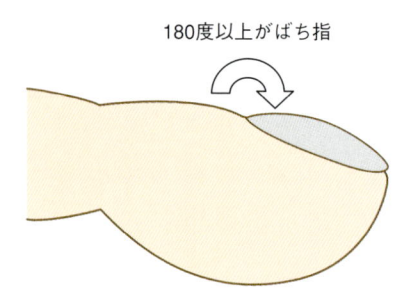

図3　ばち指（Clubbing finger）
A）感染性心内膜炎の初期のばち指，B）ばち指の判断基準

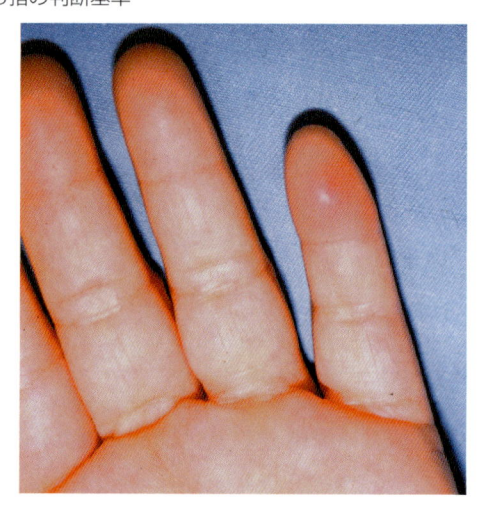

図4　Janaway病変
僧帽弁逸脱症に感染性心内膜炎合併例

7）ばち指（clubbing of the fingers and toes）

　ばち指（図3）は，中心性チアノーゼに特徴的でチアノーゼ性先天性心疾患や低酸素血症を伴う肺疾患で見られる．また，感染性心内膜炎では2〜3週間で発症することがある．早期のばち指の特徴は爪根のチアノーゼと光沢の上昇である．
　爪板（nail base）と皮膚のなす角度がなくなり，指腹（pulp）の軟部組織は肥厚し，爪根は浮き，浮球感（ballot）が見られる（図3）．
　重症型では肥厚性骨症（hypertrophic osteopathy）とよばれる骨の変形がみられ，四肢末端に起こるが，腕や肘，足，膝等に起こる時もある．
　片方のばち指はまれだが，動脈瘤等が腕への動脈を障害することによって起こる．
　Osler結節：皮膚に小さくて，痛みのある，紫色の紅斑（erythematous skin lesion）で感染性微小塞栓（microemboli）が手掌側，足の指，手のひらや足底にみられることが多い．

Janaway病変：少し盛り上がった，痛みのない出血性病変で手の平や足底に見られる．これら2つの病変は出血斑とともに感染性心内膜炎で見られる（図4）.

　出血斑が爪床に見られると線状出血（splinter hemorrhage）という.

所見▶診断

背丈が小さい，外反肘，上腕の変形	▶Turner症候群
心房中隔欠損症と骨格異常（親指に余分の指骨）	▶Holt-Oram症候群
クモ状指	▶Marfan症候群
Quincke徴候	▶大動脈弁閉鎖不全症や脈圧の大きな状態
上下差異チアノーゼ：上肢，特に右側はピンク．下肢はチアノーゼ	▶逆シャントを起こした動脈管開存症（肺高血圧を合併））
逆分離性チアノーゼ：上肢のチアノーゼが下肢のチアノーゼをしのぐ	▶Taussig-Bing奇形に肺血管疾患を合併し動脈管を逆流．大動脈転移・肺高血圧・動脈管前大動脈縮窄症と動脈管開存症による逆シャント
両方のばち指	▶中心性チアノーゼや低酸素血症を伴う肺疾患，感染性心内膜炎
片方のばち指	▶動脈瘤等の腕への動脈の障害
Osler結節 紫色の紅斑 感染性微小塞栓 Janaway斑点 出血斑が爪床にみられる線状出血	▶感染性心内膜炎

8）浮腫（edema）

　下肢の浮腫は心不全でよく見られるが，右下肢よりも左下肢に浮腫が強いのは静脈の走行と関係がある．片方の浮腫は心不全よりも静脈閉塞やリンパ管閉塞による場合があるので鑑別を要する．浮腫の確認のため脛骨前部（pretibial region）を10〜20秒押すと凹みが見られる（pitting edema）.

　臥床患者では浮腫は坐骨部に始まる場合がある．小児では心不全の原因に関わらず顔面に見られるが，成人では顔面浮腫は静脈圧が上昇した時に見られる（収縮性心膜炎や重症三尖弁閉鎖不全症）.

所見▶診断

片方の浮腫	▶静脈閉塞やリンパ管閉塞
顔面浮腫	▶収縮性心膜炎や重症三尖弁閉鎖不全症

胸部と腹部（thorax and abdomen）

1）胸　部

　　胸郭の身体所見は呼吸の規則性や速さ，努力呼吸の有無を見ることから始める．
　　胸郭の形も重要で樽状胸（barrel chest）は肺気腫（emphysema）で見られる．大動脈瘤では胸骨上部右側への膨隆が見られることがある．
　　上大静脈の動脈瘤による圧迫のために静脈の側副血行路が見られることもある．
　　原因が何であれ脊柱後側彎（kyphoscoliosis）があれば，肺性心の原因となる．漏斗胸（pectus excavatum/funnel chest）（図5）や，鳩胸（pectus carinatum/pigeon breast）は僧帽弁逸脱症やMarfan症候群で見られる．
　　左心不全や肺静脈圧が上昇する病態では肺野にラ音（rale）が聴取される．
　　喘鳴（wheezing）は肺水腫でも聴取され，心臓喘息とよばれる（cardiac asthma）．

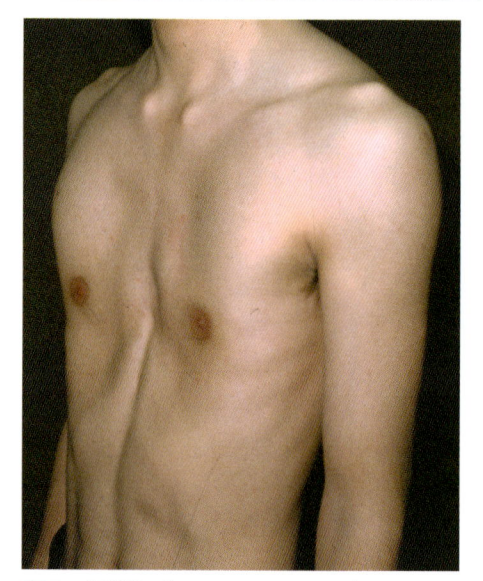

図5　漏斗胸（pectus excavatum）
僧帽弁逸脱症に合併

2）腹　部

　　痛みのある肝腫大は静脈うっ血による場合がある（右心不全）．
　　肝臓の拍動（pulsatile liver）は重症三尖弁閉鎖不全で見られる．
　　収縮前の肝臓の拍動は洞調律の三尖弁狭窄で見られる．
　　収縮性心外膜炎（constrictive pericarditis）や三尖弁疾患では，腹部の圧迫で頸静脈の怒張が見られ，腹部頸部静脈逆流（abdominojugular reflux/hepatojugular reflux）とよばれる．右心不全に見られる現象である．
　　腹水（ascites）は心不全でも見られるが，特に三尖弁疾患や収縮性心外膜炎で顕著である．
　　脾腫（splenomegaly）は重症うっ血肝，収縮性心外膜炎，三尖弁疾患で見られるが，特に，痛みを伴う脾腫は感染性心内膜炎や脾塞栓に見られる．脾梗塞があると摩擦音（friction rub）が左下肺野以下で聴取されることがある．
　　両側腎が触知される時は多発性囊胞症に高血圧が合併した場合である．
　　腹部の聴診は高血圧患者では必須であり，腎動脈狭窄による収縮期雑音（bruit）が臍周辺で聴取される．
　　動脈硬化性動脈瘤は臍下の触診で拍動性腫瘤があるので判明することがある．
　　大動脈縮窄症（coarctation of aorta）では上半身の著明な動脈の拍動があるにもかかわらず，腹部動脈の拍動はない（下半身の動脈拍動は減弱〜消失している）．

所見▶診断

所見	診断
樽状胸	肺気腫
胸骨上部右側への膨隆	大動脈瘤
胸部静脈の側副血行路	上大静脈の動脈瘤による圧迫
脊柱後側彎	肺性心の合併が多い
漏斗胸, 鳩胸	僧帽弁逸脱症やMarfan症候群
肺野にラ音	左心不全や肺静脈圧が上がる病態
喘鳴	肺水腫（心臓喘息）
痛みのある肝腫大	静脈うっ血（右心不全）
肝臓の拍動	重症三尖弁閉鎖不全, 洞調律の三尖弁狭窄
腹部頸部静脈逆流	右心不全, 収縮性心外膜炎や三尖弁疾患
腹水	心不全で見られるが, 特に三尖弁疾患や収縮性心外膜炎で顕著
脾腫	重症うっ血肝, 収縮性心外膜炎, 三尖弁疾患
痛みを伴う脾腫	感染性心内膜炎や脾塞栓
両側腎が触知＋高血圧	多発性嚢胞症
臍下の触診で拍動性腫瘤	動脈硬化性動脈瘤
上半身の著明な動脈の拍動があるにもかかわらず, 腹部動脈の拍動はない	大動脈縮窄症

頸静脈波（jugular venous pulse）

　重要な右心側の血行動態に関する情報は, 内頸静脈の視診によって得られる. **左側よりは右側の頸静脈が波形の観察には適している**. 無名静脈と内頸静脈は上大静脈から頭側に垂直線上にあり, 右心房の血行動態を反映する. 左内頸静脈は垂直に走っておらず, ねじれや他臓器による圧迫, 拡張した大動脈, あるいは動脈瘤等による圧縮が起こる可能性があり, 右心房の血行動態を必ずしも反映しない.

　ペンライトを内頸静脈に接線方向に当てると頸静脈の影が拡大するので, 脈波が観察しやすくなる.

　心疾患のある患者では45度の坐位で静脈圧を測定すると良い（図6, 7）.

1）動脈波と静脈波の鑑別

① 動脈波は見えないが触診指を鋭く打ちすぐわかる. 静脈波は見えるが指で軽く圧迫するとその上部で脈波は消失する.
② 動脈波は一心拍で一回の上向きの動き（upstroke）だが, 静脈波は洞調律では二つの山と二

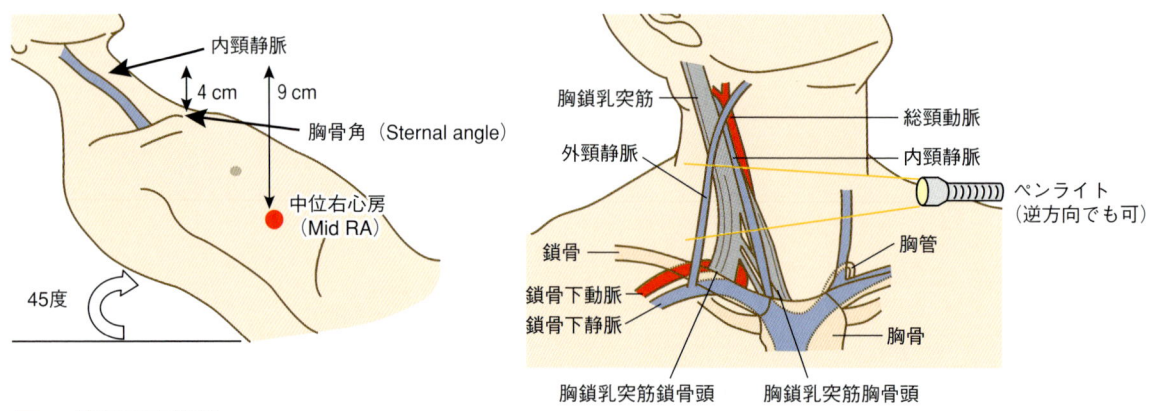

図6 静脈圧の計測法
頸静脈圧測定．45度坐位でRAから9cm，胸骨角から4cm

図7 内頸静脈の解剖学的位置

つの谷がある．
③ 動脈波は体位や呼吸での変動はほとんどないが，静脈波は立位や深呼吸で消失〜減弱する場合が多い．
④ 首のつけ根を軽く押さえると静脈波は消失するが動脈波は影響を受けない．

頸静脈の観察で重要なことは静脈圧のレベルと静脈波形の2つである．
静脈圧は内頸静脈の脈波で観察される（図6）．一番上のレベルで右心房圧を反映する．
正常静脈圧は胸骨角（sternal angle）から4cm上で右心房より9cm H_2O に相当する．
下肢の浮腫が静脈の閉塞で起こっている場合には，頸静脈圧は正常で腹部頸部静脈逆流（abdominojugular reflux）は陰性である．

2) 腹部頸部静脈逆流（abdominojugular reflux）

頸静脈がよく見えるように呼吸は静かにしながら，臍周辺を10〜30秒間強く押して観察する．呼吸は荒くなく，息まないで，Valsalva手技（Valsalva maneuver）にならないようにする．
正常の頸静脈圧は4cm以下であるが，腹圧があがると一過性に上昇する．
左右の心不全や三尖弁閉鎖不全があると15秒以上の上昇が見られる．腹部頸部静脈逆流が陽性のときは，右心の収縮不全，拡張不全，三尖弁疾患，収縮性心外膜炎，中心静脈圧の上昇による場合が多い．

3) 静脈波形の型（pattern of the venous pulse）（図8）

A波は右心房の収縮による頸静脈の怒張によって起こる．
X谷（descent）は心房の拡張期で，右心室の収縮による三尖弁部が右室側に引っ張られるために起こるのはX´でC波の後にみられる．
C波は頸動脈波と同時に起こる．

V波は右室の収縮期に三尖弁が閉まっている間に心房に血液が流入する時期に見られ，Y谷は三尖弁が開いて右房圧が下がるときに見られる．

Y谷のpeakから次のA波までは右房と右室の緩徐な流入期に相当しH波とよばれる．

4) 疾患による変化（図8）

頸静脈圧の上昇は右心房圧の上昇を反映し，心不全，右室進展性（compliance）の低下，心外膜疾患，循環血液量過多（hypervolemia），三尖弁口閉塞や上大静脈の閉塞等で見られる．

正常では吸気時に頸静脈波は低下するが波形そのものは増幅される．

Kussmaul徴候：逆の現象で吸気時に頸静脈が上昇するのは急性の心タンポナーデ，慢性収縮性心外膜炎，三尖弁狭窄や心不全等で見られる．

著明なA波：右室の流入を妨げる右室肥大，肺高血圧，肺動脈弁狭窄，三尖弁狭窄で見られ，巨大A波とよばれる．巨大A波は左室肥大や中隔肥大で右室の流入を妨げる場合や，三尖弁閉鎖，右房粘液腫でも見られる．

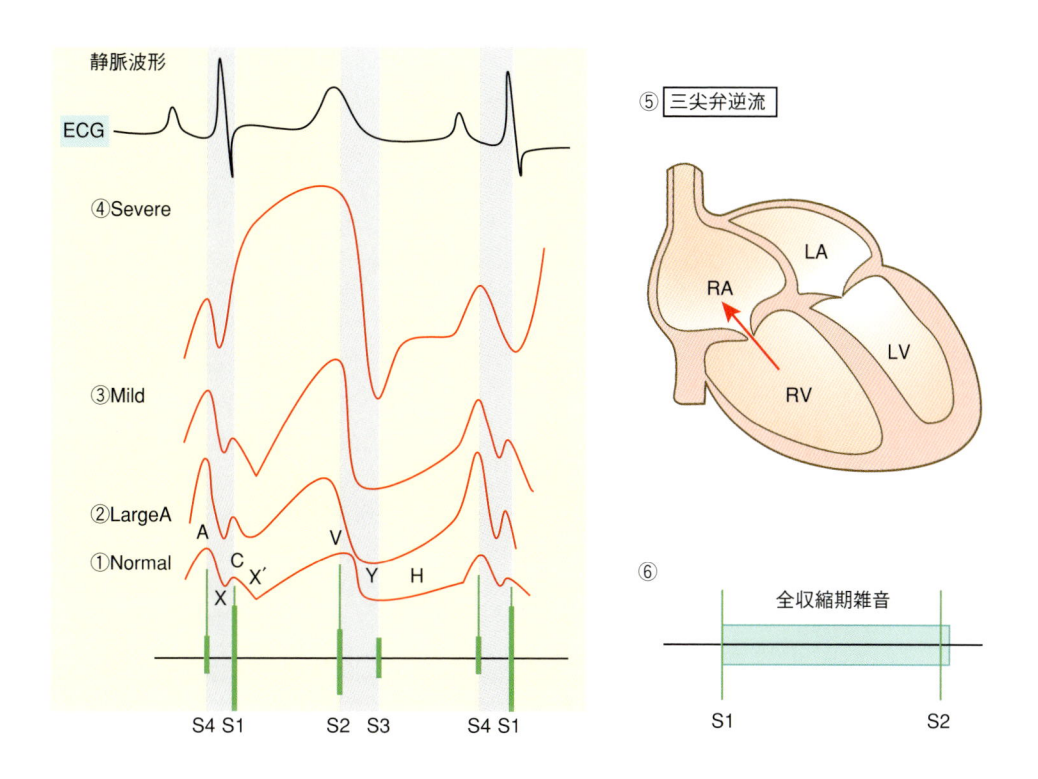

図8　静脈波形の典型例（三尖弁閉鎖不全）
①：正常静脈波形
②：巨大A波は右室拡張末期圧の上昇または右室コンプライアンスの低下を示す．巨大A波は重症右室肥大で見られ，右室収縮期圧は上昇し，通常右室のS4が聴取される．
③，④：三尖弁逆流による"V"波の増高が見られ，重症度が増すと"V"波は幅と高さが増しX谷は消失する．Y谷ははっきりしてくる．
⑤：三尖弁逆流の起こっている時の心臓の図．
⑥：肺高血を伴う三尖弁逆流では特に全収縮期雑音は第2音（A2）を超えて聴取されることがある

キャノンA波：三尖弁が閉鎖している間に心房の収縮があるときに見られ，房室解離のときに起こる．

　心房細動ではA波とX谷が消失し，V波とY谷が著明となる．

　右心不全で洞調律のときにはA波，V波ともに著明で急激な立ち上がりのH波が拘束型心筋症（restrictive cardiomyopathy），収縮性心外膜炎や右室梗塞で見られる．

　著明なX谷は巨大A波の後に起こり，容量負荷（心房中隔欠損症）の時に見られる．

　収縮性心外膜炎では，急峻で深いY谷と引き続き急峻な立ち上がりとなだらかなH波が巨大A波なしで見られる．X谷も著明なために"W"shapeの静脈波となる（図9）．

　心タンポナーデではX谷が最も著明である．

　三尖弁閉鎖不全では著明なV波または，CV波の融合とX谷の減弱〜消失が見られる．収縮期と一致した耳朶（earlobe）や右から左へ頭を揺すられる運動が見られる（図8）．

　心房中隔欠損症ではA波とV波は同等になる．三尖弁狭窄ではY谷は右房の拡張期に右室に流れるのが障害されるために緩やかになる．

　急峻なY谷は原因のいかんに関わらず心筋障害があるとき，右室拡大があるときや中心静脈圧が上昇しているときに見られる．

所見▶診断

所見	診断
頸静脈圧の上昇	心不全，右心室進展性の低下，心外膜疾患，循環血液量過多，三尖弁口閉塞や上大静脈の閉塞等
吸気時に頸静脈が上昇（Kussmaul徴候）	急性の心タンポナーデ，慢性収縮性心外膜炎，三尖弁狭窄や心不全等
巨大A波	右室の流入を妨げる右心室肥大，肺高血圧，肺動脈弁狭窄，三尖弁狭窄で見られ，左室肥大や中隔肥大，三尖弁閉鎖，右房粘液腫
キャノンA波	房室解離
A波とX谷が消失し，V波とY谷が著明	心房細動
A波，V波ともに著明で急激な立ち上がりのH波	右心不全を伴う，拘束型心筋症，収縮性心外膜炎や右室梗塞
急峻で深いY谷と，引き続き拡張期の急峻な立ち上がりと平坦なH波が巨大A波なしで見られる	収縮性心外膜炎
X谷が最も著明	心タンポナーデ
著明なV波または，CV波の融合とX谷の減弱〜消失．収縮期と一致した耳朶や右から左へ頭を揺すられる運動	三尖弁閉鎖不全
A波とV波は同等	心房中隔欠損症

（次ページへ続く）

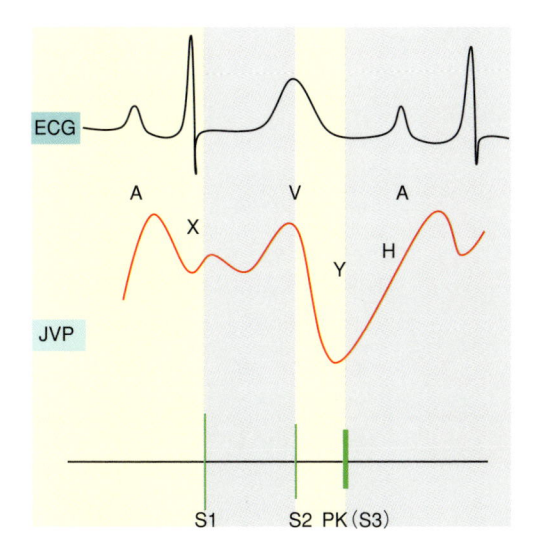

図9　収縮性心外膜炎

収縮性心外膜炎では右室拡張期圧が上昇するためY谷が強調される．拡張期の急速な静脈圧の上昇は，堅い心外膜の殻に右室が囲まれ，コンプライアンスがないために起こる．静脈波形はMとWの形をとる．Pericardial knock（PK）が聴取されるが，早期のS3に相当する

S1＝第1音，S2＝第2音

所見 ▶ 診断	
急峻なY谷	▶ 心筋障害があるとき，右室拡大があるときや中心静脈圧が上昇しているとき
ゆるやかなY谷	▶ 三尖弁狭窄

動脈圧測定

　上腕動脈を圧迫しながら橈骨動脈を触診して収縮期圧を推定できる．慣れてくれば10 mmHg以内の誤差で測定でき，血圧計のない場所や緊急の時に役立つので，日頃からの訓練が重要である．
　直接の動脈圧測定は血圧計（sphygmomanometer）を使い測定するが，カフは肘関節より2.5 cm以上で巻く．聴診器の膜部をカフの下端に押し当てる．
　カフの幅は上腕外周の40％が適当で，通常カフの幅は14 cmを使用する．
　大きな腕のサイズ35 cm以上では血圧は高めに，小さい腕のサイズでは低めにでる．
　水銀血圧計はアネロイド血圧計より正確である．

1) 上肢の血圧

　血圧はリラックスした状態で，座るか横になって，上腕は軽く曲げ，筋肉もリラックスして，心臓のレベルで測定する．予想血圧より30 mmHg高く加圧し，2〜3 mmHg/秒程度のゆっくりしたスピードで圧を下げて測定する．

2) 下肢の血圧

　腹ばいになって20 cmカフを用いて大腿で測定し，膝下動脈で聴診する．下腿は腕用の14 cmを用い，後脛骨動脈（posterior tibia）で測定する．正常では下肢の血圧が上肢の血圧より高い．

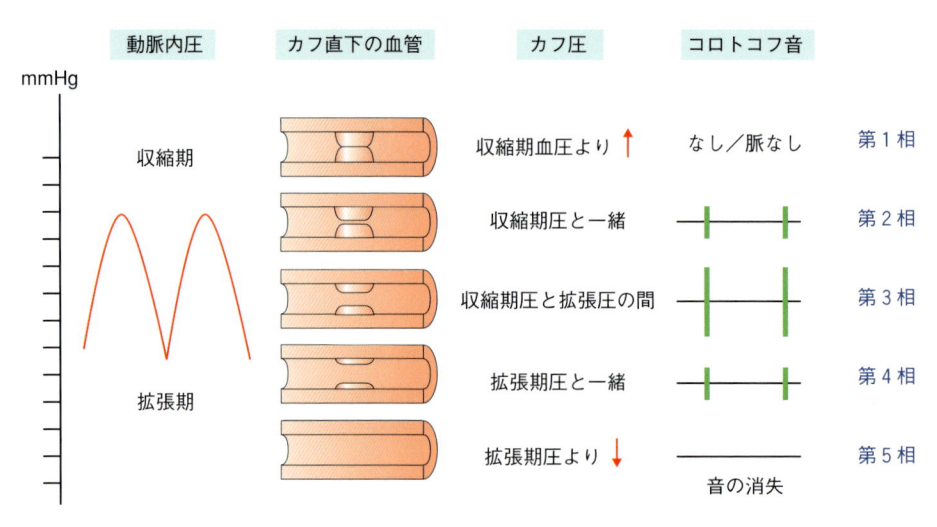

図10 血圧測定時のカフ圧と動脈圧とコロトコフ音との関係

3) コロトコフ音 (Korotkoff sounds)

　　コロトコフ音は五相からなる（図10）.
　　第1相は収縮期血圧以上に上げたカフ圧を徐々に下げていくと，軽く叩くような（tapping）明らかな音が聞こえ始める圧で収縮期血圧に等しい．第2相では軟らかい雑音として聴取され，第3相は軟らかい雑音が大きくなって，第4相では急に音は小さくなり，ついには消失する（第5相）．第5相は拡張期血圧に相当する（図10）．

4) 聴診間隙 (auscultatory gap)

　　聴診間隙とは，コロトコフ音の第1相と次の第2相との間にギャップがあることで，真の収縮期を示すコロトコフ音が徐々に聞こえなくなって，少し血圧が下がったところで再び聞こえるようになるまでの間隙のことを指し，静脈の怒張や上腕への血流速度が遅いときに起こる傾向がある．拡張期血圧を高めに読んだり，収縮期血圧を低めに読んだりすることがあるので注意が必要である．

5) 安静時の血圧

　　測定時には静かな部屋で5〜10分休んで，両側上腕で測る癖をつける．
　　10 mmHg以上の差があれば，動脈の閉塞や，鎖骨下動脈盗血症候群（subclavian steal syndrome）による脳虚血発作が診断できることがある．

6) 起立性低血圧 (orthostatic hypotension)

　　起立性低血圧の診断には横臥位と立位での血圧測定が必要である．体位に関係なく上腕動脈のレベルは心臓の位置と一緒でなければならない．正常では20 mmHg以下の低下にとどまる．
　　下肢動脈の収縮期血圧は上肢血圧より20 mmHg程度高いが拡張期血圧は同じレベルである．20 mmHg以上の開きがあるときは大動脈弁閉鎖不全症を疑う．

高血圧患者では大動脈縮窄症（coarctation of aorta）の診断や除外診断に下肢血圧の測定は必須である．大動脈閉塞症や下肢閉塞性動脈硬化症の診断にも下肢動脈血圧測定は重要である．

所見▶診断

【血圧】

下肢動脈の収縮期血圧は上肢血圧より　　▶大動脈弁閉鎖不全症
20 mmHg以上の開きがあるとき

動脈波（arterial pulse）

動脈波の容量と波形は左室1回拍出量，駆出速度，進展性（compliance），動脈系の容量で決まる．

圧波形は前方からの血流と末梢からの跳ね返りの動脈波からなる．

両側の頸動脈，橈骨動脈，上腕動脈，大腿動脈，膝窩動脈，足背動脈の触診は心疾患患者の身体所見をとるときの一部であることを銘記すべきである．

頸動脈は中心動脈波を反映する．上腕動脈は動脈波の性状を見るのに適している．通常親指で上腕動脈を圧迫しながらその性状をみる．

正常の立ち上がりであれば左室流出路の閉塞がないことを示し，正常だが小さい波形は一回拍出量が小さいことを現す．

1）正常動脈波（normal pulse）

上行大動脈の波形は急激に上昇しドーム状（dome）になる（図11①）．この最初の上昇波形は左室から拍出される血液の最速点を反映する．

上行脚隆起切痕（anacrotic notch）は記録されるが，触れない場合が多い．下行脚は緩やかで大動脈弁の閉まるのに一致して切根（incisura）が見られる．その直後は少し盛り上がってからゆっくり下がる．

2）異常動脈波（abnormal pulse）（表1）

左右差のある頸動脈波は頸動脈硬化症，大動脈弓部疾患，大動脈瘤，高安病（大動脈炎症候群＝脈なし病）等で見られる．

上肢の動脈波が減弱し，左右差があれば大動脈弁上狭窄，血栓塞栓症，動脈起始異常，頸肋（cervical rib），前斜角筋症候群（scalenus articus syndrome）等が原因である．

膝窩動脈の左右差は腸骨・大腿動脈の閉塞性疾患を意味する．

片側の橈骨動脈，足背動脈，後脛骨動脈の減弱〜消失は閉塞性動脈疾患や大動脈炎（脈なし病）を有する可能性が高い．

大動脈縮窄症（coarctation）では頸動脈と上肢の動脈波は弾み，容量は大きく，立ち上がりも速いが，下肢では容量は小さく，収縮期圧は低く，脈圧は小さく，立ち上がりは緩く，頂点も後

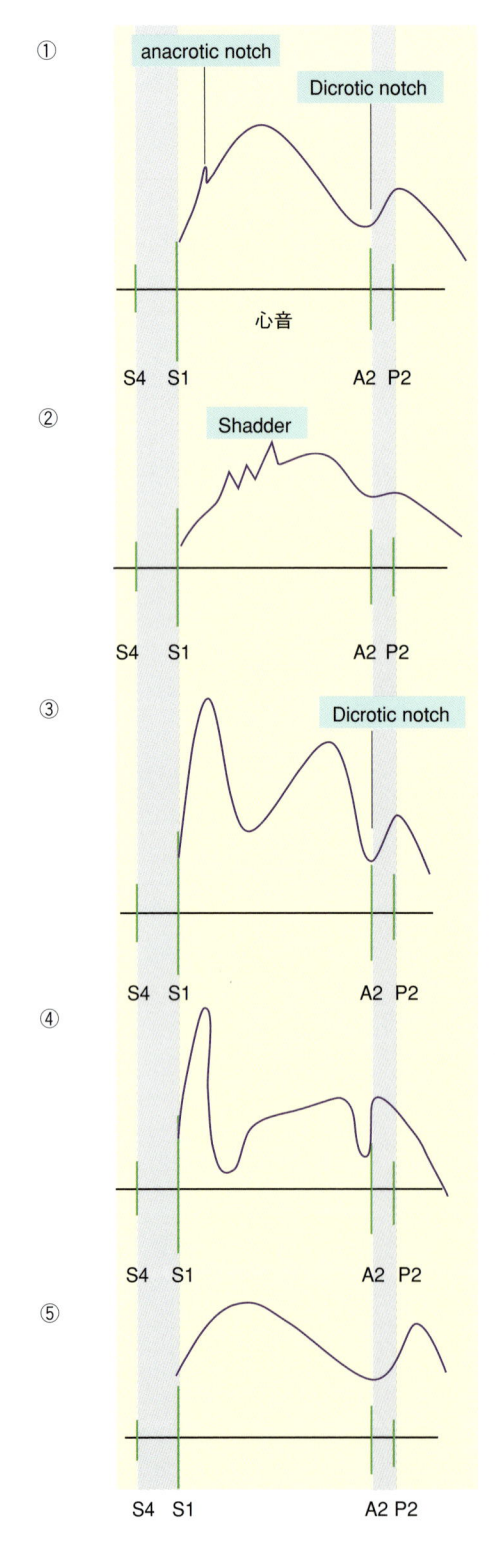

図11 頸動脈波形代表例
①正常
②上行脚はslowでピークはS2に近くShadderもある．大動脈弁狭窄で見られる
③衝撃波と退潮波（percussion and tidal wave）が収縮期に見られる．大動脈弁閉鎖不全や大動脈弁狭窄と大動脈弁閉鎖不全の合併例で大動脈弁閉鎖不全優位のとき
④スパイク&ドーム状は閉塞性肥大型心筋症で見られる
⑤重複脈で拡張期の脈波が増強した状態で敗血症，重症心不全，心タンポナーデ，低容量性ショック，大動脈弁置換術後で見られる
A2＝第2音大動脈成分，P2＝第2音肺動脈成分，S1＝第1音，S4＝第4音，AS＝大動脈弁狭窄，AR＝大動脈弁閉鎖不全，HOCM＝閉塞性肥大型心筋症

表1　脈拍異常の分類

名称	意味	コメント
一般的異常		
脈拍の低下 (hypokinetic)	LV圧発生速度の低下，1回拍出量の低下，LV流出路の閉塞	脈振幅の低さ，立ち上がりが遅い顕著な動脈の波動
脈拍の亢進 (hyperkinetic)	LV圧発生速度の増加，1回拍出量の増加，末梢血管抵抗の低下	脈圧の増大（AR，PDA，動静脈瘻，発熱，貧血，運動） HOCM，MR
特有な異常		
小遅脈 (pulsus parvus et tardus)	脈の立ち上がりが遅く，小さい	AS
二峰性脈 (pulsus bisferiens)	収縮期に特徴的な2つのピークを有する	HOCM，ASとARの合併， 1回拍出量の増加（発熱，運動，PDA） 評価には頸動脈が良い
重複脈，複脈 (dicrotic pulse, pulsus duplex)	収縮期の脈に誇張された拡張期の脈が触れる容量の少ない，駆出期の短い脈	心タンポナーデ，低容量性ショック，重症心不全で見られる
交互脈 (pulsus alternans)	脈拍は規則的だが脈のピークが交互に強弱があり，通常収縮期圧が20mmHg以上の差がある	重症左心機能低下で見られる 橈骨動脈や大腿動脈で観察する
二段脈 (pulsus bigeminus)	規則的な2つの心拍が，連結し，交互に洞調律と期外収縮が交互に来るとき，脈の大小が見られる現象	3：2 Wenckebach AVブロック PACと洞調律の連結
奇脈 (pulsus paradoxus)	吸気時の異常な収縮期血圧の下降10 mmHg以上	心タンポナーデ，収縮性心外膜炎，拘束型心筋症 低容量性ショック，重症COPD，重症肺塞栓

AS＝大動脈弁狭窄，AR＝大動脈弁逆流，HOCM＝閉塞性肥大型心筋症，PDA＝動脈管開存［症］，MR＝僧帽弁逆流，PAC＝期外収縮，AV＝房室，COPD＝慢性閉塞性肺疾患

　方に移動する．遅い下肢の脈波は橈骨動脈と大腿動脈の同時触診で判明する．

　大動脈弁狭窄や固定性閉塞（繊維性組織輪）による大動脈弁下狭窄症（fibrous subaortic stenosis）では頸動脈の立ち上がりがゆっくりした遅脈（pulsus tardus）を示し，立ち上がりにthrillが触れ（頸動脈振戦shudder），peakは減弱し，後方に移動し，持続的（sustain）である（図11②）．Thrillの途中に上行脚隆起切痕（anacrotic notch）が見られ，2つの脈として認識され上行脚二重脈（anacrotic pulse）とよばれる．

　弱い遅脈（pulsus parvus et tardus）は弱い脈で収縮期のピークが遅れるもので，重症大動脈弁狭窄に特徴的である．

　頸動脈が著明で誇張されるときには脈圧が上昇する状態（不安神経症，過剰拍動心症候群＝hyperkinetic heart syndrome，貧血，発熱，妊娠や他の高拍出状態），徐脈，末梢動脈硬化症や

末梢動脈の拡張性の減弱で見られる．

大動脈弁閉鎖不全では立ち上がりの速い脈と脈圧の上昇が見られる．

所見▶診断

左右差のある頸動脈波	頸動脈硬化症，大動脈弓部疾患，大動脈瘤，高安病（大動脈炎症候群＝脈なし病）等
上肢の動脈波が減弱し，左右差がある	大動脈弁上狭窄，血栓塞栓症，動脈起始異常，頸肋，前斜角筋症候群等
膝窩動脈の左右差	腸骨・大腿動脈の閉塞性疾患
片側の橈骨動脈，足背動脈，後脛骨動脈の減弱〜消失	閉塞性動脈疾患や大動脈炎（脈なし病）
頸動脈と上肢の動脈波は弾み，容量は大きく，立ち上がりも速いが，下肢では容量は小さく，収縮期圧は低く，脈圧は小さく，立ち上がりは緩く，頂点も後方に移動	大動脈縮窄症
頸動脈の立ち上がりがゆっくりした遅脈，立ち上がりにthrillが触れ（頸動脈振戦shudder），peakは減弱し，後方に移動し，持続的	大動脈弁狭窄や固定性閉塞（繊維性組織輪）による大動脈弁下狭窄症
弱い遅脈	重症大動脈弁狭窄
頸動脈が著明で誇張	脈圧が上昇する状態（不安神経症，過剰拍動心症候群＝hyperkinetic heart syndrome，貧血，発熱，妊娠や他の高拍出状態），徐脈，末梢動脈硬化症や末梢動脈の拡張性の減弱
立ち上がりの速い脈と脈圧の上昇	大動脈弁閉鎖不全

3）大動脈弁閉鎖不全（aortic regurgitation）

　Corrigan脈または，水槌脈（waterhammer pulse）は大動脈弁閉鎖不全症に見られ，立ち上がりの速い脈（衝撃波：percussion wave）と収縮期の終わりは早い虚脱（collapse）が見られるが，重複切痕（dicrotic notch）は見られない．急性の大動脈弁閉鎖不全では，左室の拡大はあまり見られず，僧帽弁の閉鎖が早く起こるために，逆流が制限されて大動脈の拡張期圧はそれほど下がらないので，重篤な弁の機能不全があるにもかかわらず，動脈波は反跳波でなくて，脈圧も広がらないので注意が必要である．

　慢性大動脈弁閉鎖不全では大腿動脈でピストル音（pistol shot, Traube sign）が聴取され，聴診部の近位部でゆっくり圧迫すると収縮期雑音が聴取され，遠位部で圧迫すると拡張期雑音が聴取される（Duroziez徴候）．Quinke徴候（爪床のflushing）が特徴的に見られる．その中でもDuroziez徴候は重症大動脈閉鎖不全を示唆する所見である．

脈圧の大きい反跳脈（bounding pulse）は 動脈管開存症（PDA），大きい動静脈瘻（A-V fistula）や過収縮状態（hyperkinetic state：甲状腺機能亢進症，妊娠，発熱，慢性重症貧血，極端な徐脈，大動脈縮窄症の近位部）でも見られる．

Hill徴候とは，一回拍出量が増大した状態（大動脈弁閉鎖不全等）で下肢血圧が上肢血圧より20 mmHg以上高くなる状態をいう．脈圧の拡大の所見としてBecker徴候（網膜動脈の拍動の増加）やMueller徴候（口蓋垂が拍動する）がある．

所見▶診断

Corrigan脈または，水槌脈，立ち上がりの速い脈（衝撃波）と収縮期の終わりは早い虚脱が見られるが，重複切痕は見られない	大動脈弁閉鎖不全症
重篤な弁の機能不全があるにもかかわらず動脈波は反跳波でなくて，脈圧も広がらない	急性の大動脈弁閉鎖不全
大腿動脈でピストル音．収縮期雑音が聴取され，遠位部で圧迫すると拡張期雑音が聴取される（Duroziez徴候）	慢性大動脈弁閉鎖不全
脈圧の大きい反跳脈	動脈管開存症
大きい動静脈瘻や過収縮状態	甲状腺機能亢進症，妊娠，発熱，慢性重症貧血，極端な徐脈，大動脈縮窄症の近位部
Becker徴候（網膜動脈の拍動の増加）やMueller徴候（口蓋垂の拍動）	脈圧の拡大
Quinke徴候（爪床のflushing）	大動脈弁閉鎖不全

4）二峰性脈（bisferiens pulse, pulsus bisferiens）（表1）

特徴的には収縮期に2つのピークがあり，衝撃波と退潮波（percussion and tidal wave）で収縮中期の谷で区別され頸動脈での触診がわかりやすい（図11③）．重症の大動脈弁閉鎖不全や狭窄を伴う大動脈閉鎖不全で見られる．心不全が出現すると消失することがある．

二峰性脈波は閉塞性肥大型心筋症でも見られるが，通常スパイク＆ドームを呈し触診で判明することは少なく頸動脈波形で記録される場合が多い（図11④）．

閉塞性肥大型心筋症では，Valsalva手技や亜硝酸アミル（amylnitrite）の吸入で二峰性脈波が著明になる場合がある．

所見▶診断

収縮期に2つのピークがあり，衝撃波と退潮波で収縮中期の谷で区別	重症の大動脈弁閉鎖不全，狭窄を伴う大動脈閉鎖不全，心不全が出現すると消失
Valsalva手技で二峰性脈が著明	閉塞性肥大型心筋症

5) 重複脈（dicrotic pulse, pulsus duplex）(表1)

二峰性脈と間違わないようにしなければならない．

重複波は収縮期のすぐ後に拡張期の圧が誇張された状態で，正常だが発熱等で血管抵抗が低い低血圧の人，心タンポナーデ，重症心不全，低容量性ショックなどの患者に見られる（図11⑤）．

所見▶診断

収縮期のすぐ後に拡張期の圧が誇張	▶	正常だが発熱等で血管抵抗が低い低血圧の人，心タンポナーデ，重症心不全，低容量性ショック

6) 交互脈（pulsus alternans）(表1)

交互に強弱がある脈で，左心機能不全の場合に起こる．通常血圧測定時の聴診で見られる現象だが，20 mmHg以上の交互脈の時には触診でもわかる．

通常呼吸性変動を避けるために呼気の中期で息止めをして測定すると良い．

コロトコフ音も交互脈とともに強弱がある場合が多い．心室性期外収縮の後に著明になる．

所見▶診断

交互に強弱がある脈（洞調律）	▶	左心機能不全

7) 二段脈（pulsus bigeminus）(表1)

心室性期外収縮が一つおきに起こると，脈にも強弱が起こる．Pulsus alternansは洞調律で不整脈がない時に見られ，混同しないようにする．弱い脈は短いRR間隔の時に見られ，RR間隔が長いと脈は強くなる．期外収縮後増強（postextrasystolic potentiation）という現象である．

正常や大動脈弁狭窄等の固定性閉塞では期外収縮の後の脈は大きいが，閉塞性肥大型心筋症では期外収縮の後の脈は小さくなる（Brockenbrough現象）ので鑑別に役立つ．

所見▶診断

期外収縮の後の脈が大きい	▶	正常や大動脈弁狭窄等の固定性閉塞
期外収縮の後の脈が小さくなる（Brockenbrough徴候）	▶	閉塞性肥大型心筋症

8) 奇脈（pulsus paradoxus）(表1)

奇脈（Kussmaul脈）は正常の呼吸で吸気時に脈が小さくまたは消失するもので，収縮期圧が10 mmHg以上下降するものをいう．20 mmHg以上の下降は上腕動脈の触診でも診断できる．

血圧計を収縮期血圧より高めにし，一心拍2 mmHg程度ゆっくり下げてくると呼気時にピークの収縮期血圧が測られるが，吸気時には聴取されない．さらに圧を下げると吸気時にも呼気時にもコロトコフ音が聴取されるようになる．この差が正常では10 mmHg以上にならない．

奇脈は心タンポナーデで特徴的に見られ，収縮性心外膜炎では約半数に見られる．肺気腫や気管支喘息でも胸腔内圧の変動が激しいのでみられる現象である．低容量性ショック（Hypovolemic shock），肺塞栓症，妊娠，肥満等でも見られる．

逆奇脈（reversed pulsus paradoxus, Riegel pulse）は吸気で血圧は上昇し，呼気に下降する．閉塞性肥大型心筋症でみられる．

所見▶診断

所見	診断
奇脈：正常の呼吸で吸気時に脈が小さく，または消失．収縮期圧が10 mmHg以上下降	心タンポナーデ，収縮性心外膜炎，肺気腫や気管支喘息．Hypovolemic shock（低容量性ショック），肺塞栓症，妊娠，肥満等
逆奇脈	閉塞性肥大型心筋症

9）血管病における動脈

脈の身体所見は心以外の閉塞性動脈疾患の診断に必要不可欠である．系統的に両側の頸動脈，上腕動脈，橈骨動脈，大腿動脈，膝窩動脈，足背動脈，後脛骨動脈と臍上下の腹部大動脈の触診は動脈硬化性心疾患の診察には欠かせない．臍上部の腹部大動脈は正常でも触診できるが臍下部の腹部大動脈が触診できれば動脈瘤を疑う．寒冷によってもたらされる血管収縮は暖かい部屋で20分以上経ってから診察するのが望ましい．

脈拍の欠如や弱い脈は閉塞性病変の存在を疑う．

血管雑音（bruit）は約50％の狭窄でソフトな短い収縮期雑音が聴取される．

狭窄度が強くなれば，雑音のピッチは高く，雑音も強く長くなる．

所見▶診断

所見	診断
脈拍の欠如や弱い脈	閉塞性病変

II 心臓の身体所見

視診（inspection）

胸部の視診からはじめるのが通常である．

呼吸はその回数，規則性，深さ，努力呼吸の有無等の観察が重要である．同時に皮膚の状況も観察する．例えばクモ状血管腫（spider nevi）は肝硬変や遺伝性出血性毛細血管拡張症

（Osler-Weber-Rendu disease）等で見られる．

前上胸部の静脈怒張と尾側への血流は上大静脈の閉塞を示唆し，頭側への血流は下大静脈の閉塞を示唆する．

思春期前に心拡大が起これば，胸郭の変形が著明になる場合がある．

上半身が発達し，下半身が発育不全の場合は大動脈縮窄症（coarctation）が疑われ，脇窩や側胸部の側副血行が見られることもある．

対称性膨隆は肺硬化症（stiff lung）の子供に見られる．盾胸（shield chest）は胸骨と胸骨柄（manubrium）のなす角度が正常より大でTurner症候群やNoonan症候群で見られる．

Kyphoscoliosis（脊柱後彎側彎症）は肺性心（cor pulmonale）の原因となり，強直性脊椎炎（ankylosing spondylitis）は大動脈閉鎖不全と関連がある．

①漏斗胸（pectus excavatum）

胸骨下部，剣状突起は内方に陥没し，心臓は左方に圧排される状態で先天性が多い（図5，p.76）．Marfan症候群，ホモシスチン尿症（homocystinuria），Ehlers-Danlos症候群，Hunter-Hurler症候群や僧帽弁逸脱症で見られる．

直背症候群（straight back症候群）では僧帽弁逸脱症を伴うものが多く，呼気時の第2音の分裂，胸骨左縁の収縮中期雑音，胸部写真で肺動脈が大きく写り丸みを帯びるのでホットケーキ（pancake）型心臓とよばれる．

②心血管系の拍動（pulsation）

胸壁全体で観察されるべきものであるが特に，心尖部，胸骨左縁，左第3肋間，右第2肋間の拍動はそれぞれ，左心室，右心室，肺動脈，大動脈の拡大を意味する．心尖拍動部が2.5 cmを超えれば左心肥大を示唆し，心尖部の収縮期の凹みは収縮性心外膜炎で見られる．

胸郭異常や先天性心外膜欠損の場合で，左鎖骨中線より外側で心尖拍動が見られるときは心拡大の存在を示唆する．

毎心拍ごとに胸部が揺すられる現象は重症大動脈弁膜閉鎖不全，重症右→左シャント，特に動脈管開存症，完全房室ブロック，閉塞性肥大型心筋症や種々の過収縮状態で見られる．

大動脈瘤では右前胸部で胸鎖関節の脈打つのが見られることがある．

所見▶診断

所見	診断
クモ状血管腫	肝硬変や遺伝性出血性毛細血管拡張症
上半身が発達し，下半身が発育不全	大動脈縮窄症
胸郭の対称性膨隆	肺硬化症の小児
盾胸（胸骨と胸骨柄のなす角度が正常より大）	Turner症候群やNoonan症候群
脊柱後彎側彎症	肺性心
強直性脊椎炎	大動脈閉鎖不全
漏斗胸	Marfan症候群，ホモシスチン尿症，Ehlers-Danlos症候群，Hunter-Hurler症候群や僧帽弁逸脱症

（次ページへ続く）

所見 ▶ 診断	
呼気時の第2音の分裂，胸骨左縁の収縮中期雑音，胸部写真で肺動脈が大きく写り丸みを帯びる（ホットケーキ心）	Straight back症候群
心尖拍動が2.5 cmを超える	左心肥大
心尖部の収縮期の凹み	収縮性心外膜炎
胸郭異常や先天性心外膜欠損の場合で，左鎖骨中線より外側で心尖拍動	心拡大
毎心拍ごとに胸部が揺すられる	重症大動脈弁膜閉鎖不全，重症右→左シャント特に動脈管開存症，完全房室ブロック，閉塞性肥大型心筋症や種々の過収縮状態
右前胸部で胸鎖関節の脈打つのが見られる	大動脈瘤

触診（palpation）

　　心臓や大血管の触診は患者が仰臥位でいるとき患者の右側に位置して行うのが良い．心臓や大血管の触診には指先やその近傍の関節で行うのが良い．

　　胸部の触診は頸動脈の触診と同時か，聴診と同時に行うのが望ましい．患者の胸部は裸にして30度頭側を上げて行う．患者の体位は仰臥位か軽い左側臥位で行う．左側臥位で左手を挙げると左心が左に動き，異常な左心の動きが触れやすくなる．

　　剣状突起下では呼吸を止めて右心室の触診を行う．

　　肥満，体格のよい患者，肺気腫の患者や老人では，正常な心臓でも心尖拍動は触れにくい．

　　後彎側彎症や漏斗胸では心尖拍動は変位する．

　　胸部の触診で圧痛があれば（特に左第3，第4の肋軟骨炎）胸痛は心筋虚血ではなくTietze症候群肋軟骨部の炎症，有痛性，圧痛性で非化膿性腫脹が疑われる．

1）左心室（left ventricle）

　　心尖拍動は，左鎖骨中線と第5肋間が交わる点の，やや内側で触れる（図12）．

　　心尖拍動が，胸部正中線から10 cm以上か，左鎖骨中線の外側にあれば，左心拡大を疑う．

　　左側臥位で2.5 cm以上の心尖拍動が触れれば左室肥大は明らかである．

　　正常な心臓でも漏斗胸，直背症候群，側彎症では外側への偏位が見られる場合がある．

　　心尖拍動図（apexcardiogram）では左心室全体の拍動を反映し，種々の疾患で特徴的な拍動がある．

①収縮期の拍動（systolic motion）

　　等容量性収縮（isovolumic contraction＝僧帽弁が閉じてから大動脈弁が開くまでの時間）時に正常では心臓は反時計周りに回転し，下前半部分の左心室は前胸部を打ちつけるので，短い時間の外向きの動きの後，周辺は駆出の間陥凹する．左心室の外側への最大の動きは大動脈弁の開き

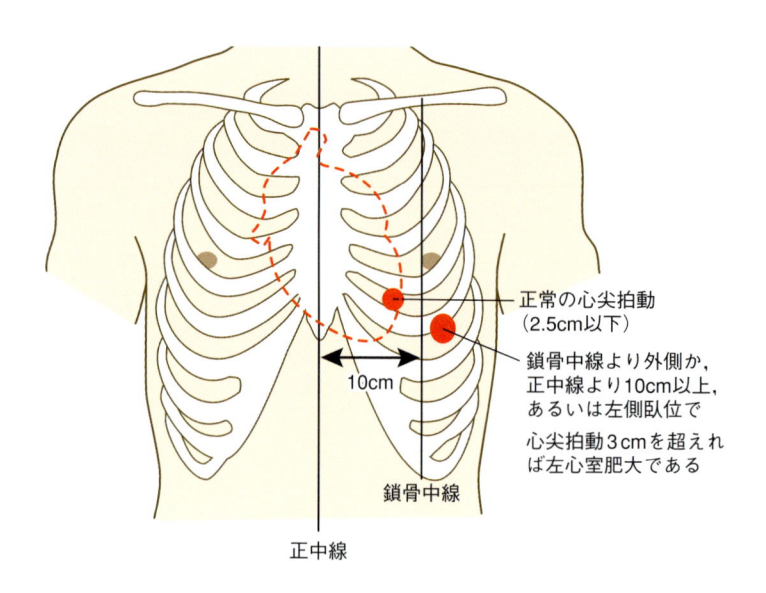

図12　左心室の心尖拍動

正常の心尖拍動（2.5cm以下）

鎖骨中線より外側か，正中線より10cm以上，あるいは左側臥位で心尖拍動3cmを超えれば左心室肥大である

鎖骨中線

正中線

と同時か，やや遅れて見られる．

無力症（asthenia），不安神経症，過収縮状態，軽度の左心拡大，1回拍出量の大きい僧帽弁閉鎖不全や大動脈閉鎖不全では形は正常だが心尖拍動は大きく，誇張される．

所見▶診断	
形は正常だが心尖拍動は大きく，誇張	▶ 無力症，不安神経症，過収縮状態，軽度の左心拡大，1回拍出量の大きい僧帽弁閉鎖不全や大動脈閉鎖不全

②肥大と拡大（hypertrophy & dilatation）

　中等～重症の求心性左室肥大があると，心尖拍動は駆出期全体や第2音まで触れるので，sustained apex beatと表現される．心尖拍動は正常より大きく2.5 cmを超える．左室拡大があれば心尖拍動は外側～下方に変位し，第6肋間や第7肋間にまで拡大する．容量負荷状態や交感神経興奮状態では心尖拍動は過収縮（hyperkinetic）でやや早く，大きい拍動となる．

　左心室瘤では，正常よりも大きな心尖拍動がみられる．また，心尖拍動より数cm離れたところで持続的な拍動が別に見られ，異所性拍動（ectopic impulse）とよばれることがある．

　閉塞性肥大型心筋症では，収縮期に2つの収縮期の拍動があり，拡張期の"a"波（心房波）に相当する拍動も著明となる．

　収縮性心外膜炎では収縮期の陥凹がみられ，特に左腋窩胸壁の陥凹はBroardbent signとよばれる．

所見 ▶ 診断	
sustained apex beat：心尖拍動は正常より大きく2.5 cmを超える	中等〜重症の求心性左室肥大
左室拡大があれば心尖拍動は外側〜下方に変位し，第6肋間や第7肋間にまで拡大	左室拡大
正常よりも大きな心尖拍動	左心室瘤
異所性拍動（心尖拍動より数センチ離れたところの持続的拍動）	左心室瘤
収縮期に2つの収縮期の拍動があり，拡張期の"a"波に相当する拍動も著明	閉塞性肥大型心筋症
収縮期の陥凹がみられ，特に左脇窩胸壁の陥凹はBroardbent徴候	収縮性心外膜炎

③拡張期の拍動（diastolic motion）

　拡張期急速充満期（rapid filling phase）の外向きの拍動は呼気時に左側臥位でよく触れる．僧帽弁閉鎖不全症では急速充満期の血流は増えるので，その波形はよく触れ，第3音と一致する（f波）．

所見 ▶ 診断	
第拡張期急速充満期の外向きの拍動（f波） 第3音と一致	僧帽弁閉鎖不全症

④前収縮期の拍動（presystolic expansion）

　左室のコンプライアンスが減弱する場合（左室肥大，心筋虚血，心筋繊維化等）には，第4音に一致して"a"波（心房波）が触れる．

所見 ▶ 診断	
第4音に一致して"a"波が触れる	左室肥大，心筋虚血，心筋繊維化等（左室のコンプライアンスが減弱）

2）右心室（right ventricle）

　正常では乳児期の最初の数ヵ月以外では右心室は触診できない．前胸部での収縮期陥凹（lateral retraction）の代わりの盛り上がりは右室肥大や拡張を表す．
　肺気腫などでは同部での右室肥大は見られず，剣状突起下で触れる．
　右室の一回拍出量が増える心房中隔欠損症や三尖弁閉鎖不全では，正常の拍動の誇張された波形を示す．

所見▶診断	
前胸部での収縮期陥凹の代わりの盛り上がり	右室肥大や拡張
右室肥大は，剣状突起下で触れる	肺気腫
正常の収縮期陥凹の誇張された波形	心房中隔欠損症や三尖弁閉鎖不全

3) 肺動脈 (pulmonary artery)

　肺動脈幹の拍動が触れる時は，肺動脈高血圧症や肺動脈の血流が増える状況の時である．左傍胸骨部 (parasternal) の拍動と一緒に触れれば右室肥大を伴う肺高血圧症である．第2音と同時に触れる場合は，肺動脈弁の力強い閉鎖音である．

所見▶診断	
肺動脈幹の拍動が触れる	肺動脈高血圧症や肺動脈の血流が増える状況
左傍胸骨部の拍動と一緒に触れる	右室肥大を伴う肺高血圧症
第2音と同時に触れる	肺動脈弁の力強い閉鎖音（肺高血圧）

4) 左心房 (left atrium)

　左心房の拡大や左心室後壁の巨大心室瘤は右心室を前方に偏位させて，右心室の拍動を増強する．重症僧帽弁閉鎖不全では，拡大した左心房が左傍胸骨部の拍動の原因で，右心室肥大がなくても見られる現象である．触診は右手人差し指で心尖部を触れ，左手人差し指で第3肋間傍胸骨部を触れるとわかりやすい（図13）．

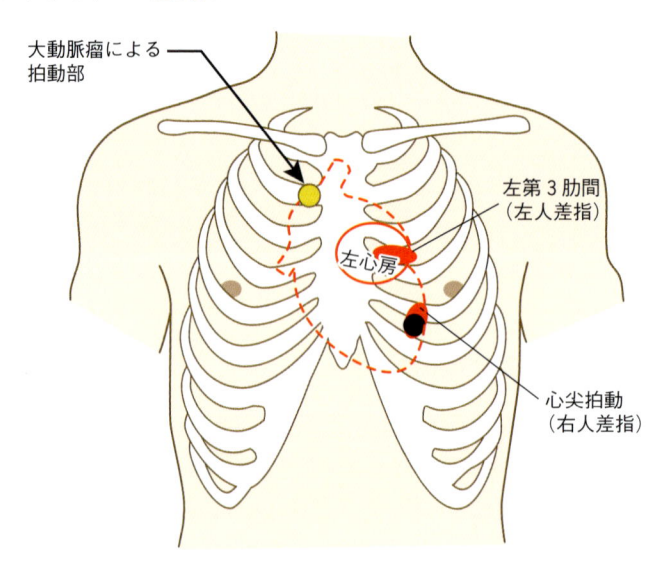

図13　左心房拡大と大動脈瘤による拍動部

所見 ▶ 診断	
拡大した左心房が左傍胸骨部の拍動の原因で右心室肥大がなくても見られる	▶ 重症僧帽弁閉鎖不全

5）大動脈（aorta）

　上行大動脈や弓部の拡張や動脈瘤では，視診や触診で胸鎖関節の左右，上胸骨窩や右第1，2肋間で拍動を触れることがある．

・**振戦（thrill）**

　指先や手指関節はthrillを触れるのに適している．振動は大きく，荒くて低～中の振動数を有するものが多い．

所見 ▶ 診断	
胸鎖関節の左右，上胸骨窩や右第1，2肋間で拍動を触れる	▶ 上行大動脈や弓部の拡張や動脈瘤

打診（percussion）

　心臓のサイズを決めるのには打診よりも触診のほうが役に立つ場合が多い．
　心尖拍動のない場合（心嚢液貯留，拡張型心筋症，心不全等）は打診が役に立つ．内臓の位置決めには打診は役に立つ（肝，胃，心臓の位置決め）．

聴診（auscultation）

1）原理と技術（principles and technique）

　現在の聴診器は両耳タイプで耳によくフィットし，金属管と30 cmの長さで内腔は3 mmの厚いゴム管で出来ていて聴診器の頭部は膜部＝diaphragm（高音用）とbell（低音用）で出来ている．Bellの圧迫加減で低音から中音まで調節できるが熟練を要する．心臓の聴診は静かな部屋で行われるべきである．

　通常の聴診部位は図14のごとく心尖部，左右の胸骨縁と肋間の組み合わせと剣状突起下部（心窩部）で行われる．

　聴診は①心尖部から始め，②胸骨左縁（流入路：inflow），肋間を上方に移動して③左の心基部から④右の心基部（流出路：outflow）へと進めるのが通常である．

　上記に加えて，⑤左腋窩部，背中，⑥鎖骨上窩等で聴診をする癖をつけるとよい．

　胸郭の前後径が増加した状態（肺気腫）等では⑦心窩部で聴診したほうがよい場合もある．

　患者の右側に立ち左手親指で頸動脈を触れながら，第1音（S1）を心尖部で同定する．

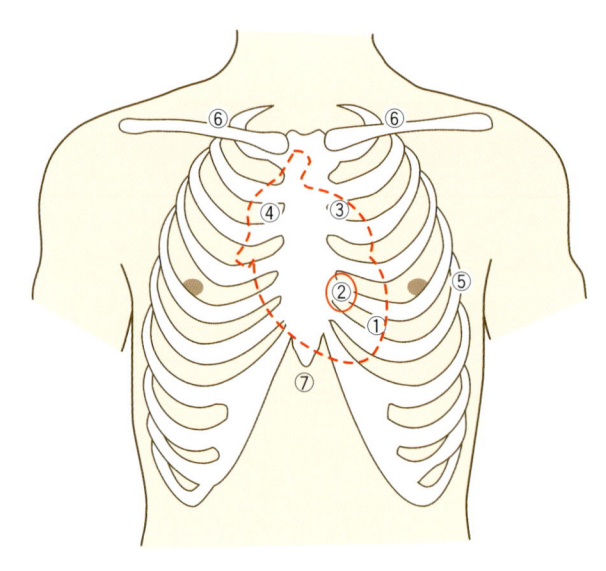

図14　聴診の手順

　一度S1が同定されたら，注意深く，収縮早期，収縮中期，収縮後期を聴診し，第Ⅱ音（S2）を同定した後，拡張早期，拡張中期，拡張後期（前収縮期）を慎重に聴診する．

　低音は胸壁にベルを密閉するようにして聴き，軽く～強く押してフィルターを掛けると中音まで聞ける．高音は膜部で聴診するとよい．

2）心音（heart sounds）

　心音は比較的短く，はっきりとした音の振動で強さ（intensity），振動数（音の高低：frequency/pitch），音色（quality/timbre）を有する．S1（第1音）は心室の収縮期，S2（第2音）は拡張期の始まりを表す．この2つの音が基本となって，その他の心音，雑音のタイミングに用いられる．

　基本的な心音は第1，2，3，4音である．それぞれは年齢により正常でもあり異常でもある（S3は30歳以下でS4は40歳以上で正常の場合がある）（図15）．

　他の音は例外を除いて，異常または医原性（人工弁音やペースメーカー音等）である．心音は収縮期の早期，中期，後期，または拡張期の早期，中期，後期（前収縮期）に分けられる．

　例えば，早期収縮期音は大動脈・肺動脈の駆出音や大動脈の人工弁の開放音だったりする．収縮中期の心音は僧帽弁逸脱症に特徴的なものであるが，心外膜炎の摩擦音（friction rub）のこともある．拡張早期の心音は僧帽弁開放音（opening snap）や収縮性心外膜炎の第3音（pericardial knock）が拡張早期に聞こえることがある．拡張中期の心音は通常第3音であるが，時に重合奔馬調律（summation gallop：S3とS4の癒合）の時がある．

　拡張後期または前収縮期の心音は例外なく第4音であるが，ペースメーカー音である場合もある（図15）．

①第1音（first heart sound：S1）

　第1音（S1）は2つの成分からなり，最初の主要な成分は僧帽弁の閉鎖音で，心尖部で聴取さ

循環器のフィジカル診断 6

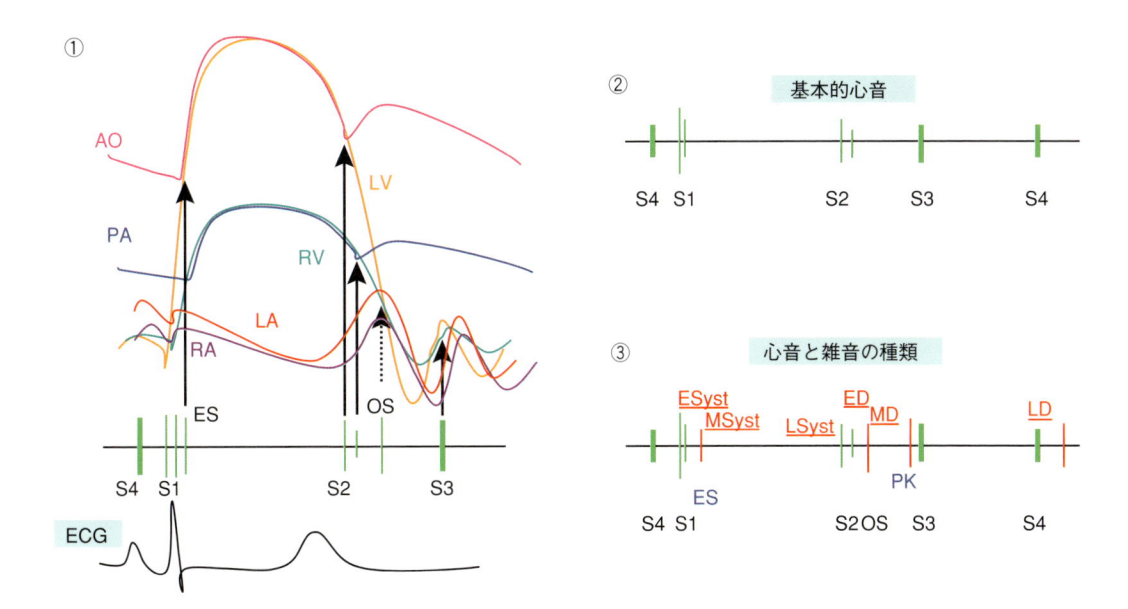

図15 血行動態と心音・雑音のタイミング
①基本的な心音のタイミングと血行動態との関係
　S1＝第1音，S2＝第2音，S3＝第3音，S4＝第4音，ES＝駆出音，OS＝僧帽弁開放音，AO＝大動脈，LA＝左心房，LV＝左心室，PA＝肺動脈，RA＝右心房，RV＝右心室，ECG＝心電図
②基本的な心音はS1，S2，S3，S4からなる
③ES＝駆出音，ESyst＝収縮早期，MSyst＝収縮中期の，LSyst＝収縮後期，ED＝拡張早期，MD＝拡張中期，LD＝拡張後期，PK＝心膜ノック音（図③の赤線が雑音の始まりのタイミングを示す）

れ，第2の成分は三尖弁の閉鎖音で，胸骨左縁で聴取される．通常は2つの成分ははっきりと聞こえることは少ないが，右脚ブロックでは三尖弁の閉鎖が遅れるので聴取されることがある．左脚ブロックでは僧帽弁の閉鎖が遅れるので1つの音として聞かれる．

　S1の分裂があれば，第1成分の音が大きい．第2成分は通常胸骨左縁下部で聴取されるが，まれに，心尖部でも聴取されることがある．

　S1の大きさが変化する因子を表2に示した．

②収縮早期心音（early systolic sounds）

　収縮早期の心音は大動脈・肺動脈の駆出音（ejection sound）が代表的である（表3，図15，16）．駆出性クリック（ejection click）ともいう．駆出音は半月弁（大動脈・肺動脈弁）の開ききった時の音で，左心側では先天性大動脈弁狭窄（二尖弁），右心側では肺動脈弁狭窄で聴取される．駆出音は大動脈弁や肺動脈弁の頭側へのdomingで起こるので，弁が可動性のことが多く狭窄度は重症でない場合が多い．

　大動脈の駆出音には呼吸性変動はない（表3，図16）．

③収縮中期・収縮後期心音（midsystolic / late systolic heart sounds）

　収縮中期と収縮後期の心音は僧帽弁逸脱症（mitral valve prolapse）と関係がある．通常，音が高いためにクリックと表現する．クリックは，僧帽弁の前尖や後尖が最大の逸脱を起こしたと

表2 第1音の強弱に影響を及ぼす因子

強い第1音
PR間隔＜160 m秒
頻脈・過収縮状態
Stiff LV（コンプライアンスの低下）
僧帽弁狭窄（前尖が可動性）
左房粘液腫
全収縮期の僧帽弁逸脱症
弱い第1音
PR間隔＞200 m秒
左室収縮力の低下
僧帽弁の早期閉鎖（大動脈弁閉鎖不全）
左脚ブロック
心外因子（肥満，筋肉質，COPD，巨大乳房）
弁尖の翻転（Flail mitral leaflet）

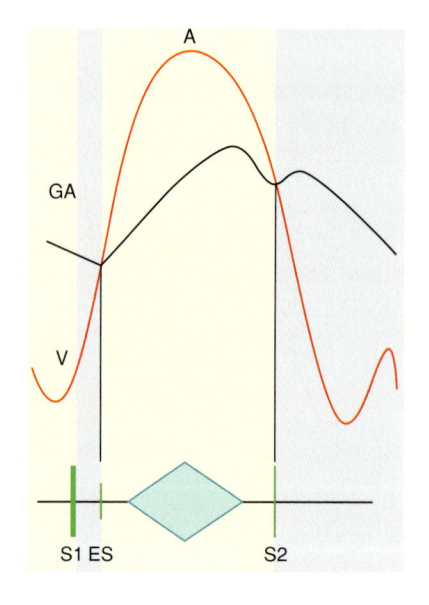

表3 駆出音，駆出性クリックをきたす状態

大動脈
先天性大動脈弁狭窄
大動脈二尖弁
大動脈瘤
大動脈基部拡張
高血圧
重症Fallot四徴症
肺動脈
肺動脈弁狭窄
肺動脈拡張症
心房中隔欠損症
慢性肺動脈高血圧
Fallot四徴症（肺動脈弁狭窄を伴う）偽駆出音（pseudo-ejection sound）
偽駆出音
S1の明らかな分裂
T1の増強（ASD/Ebstein病）
肥大型心筋症
僧帽弁逸脱症の収縮早期のクリック
Pitchの高いS4（S1を駆出性クリックと間違える）

図16 駆出音（ES）
駆出音は大動脈弁や肺動脈弁が開くときの音で駆出の始まりに聞かれる．通常駆出性の収縮中期雑音を伴う．
大動脈弁狭窄による駆出音（A弁の可動性あり），重症ではESは消失する．
V＝心室圧，GA＝大血管圧，S1＝第1音，S2＝第2音，ES＝駆出音

きと一致する．僧帽弁逸脱症においては薬物や手技（Valsalva手技，蹲踞姿勢から立位）で左心室の容量を小さくするとクリックはより早く聴取される．逆に左心室の容量を増やすような薬物や手技（立位から蹲踞，handgrip）ではクリックは遅れて聴取される．複数のクリックが聴取されることがある（図17）．

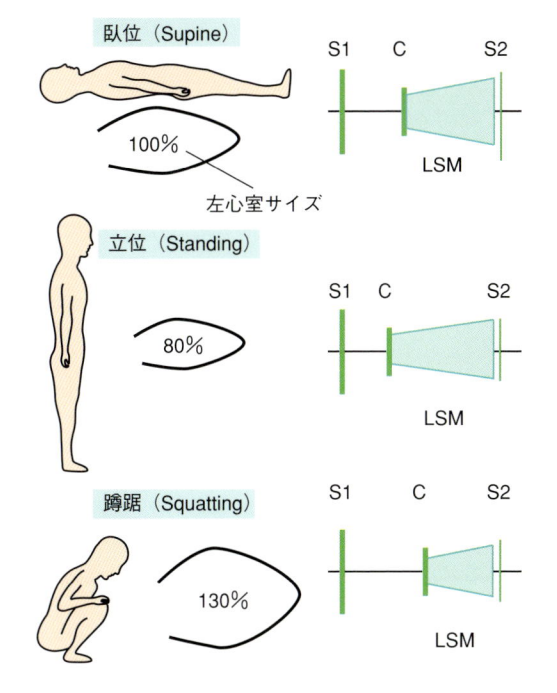

図17 僧帽弁逸脱症における左心室サイズと収縮中期クリックおよび収縮後期雑音との関係

収縮中期クリック＋収縮後期雑音は僧帽弁逸脱症で見られ，S2に向かって漸増する．
立位で静脈還流は減少し左心室サイズは小さくなるので，クリックはS1に近くなり，雑音も早く始まり，長くなる．
急激に蹲踞の姿勢をとると静脈還流は増え左心室サイズは大きくなり，クリックはS2に向かって移動し，雑音は遅くはじまり，短くなる
S1＝第1音，S2＝第2音，C＝クリック，LSM＝収縮後期雑音

④第2音（second heart sound：S2）

第2音（S2）も2つの成分から成り立っている．第1成分は大動脈成分（A2）とよばれ，第2成分は肺動脈成分（P2）とよぶ．それぞれは大動脈弁と肺動脈弁の閉鎖と一致する．頸動脈波では切痕（incisura）と一致する．呼吸性の分裂は主にP2が吸気時に遅れるためである．呼気では逆の現象が起こる．正常ではA2がP2より大きい．S2の分裂は通常左第2肋間で聴取される．

・第2音の異常分裂（abnormal splitting）

第2音の異常分裂には3つのカテゴリーがある．

① Single S2（persistently single）　　：単一S2
② Persistently split（fixed/nonfixed）：持続性分裂
③ Paradoxically split（reversed）　　：奇異性分裂

S2が呼気〜吸気でsingleの場合は1つの成分が欠如しているか，2つの成分が常時重なるときである．一番多い単一S2の原因は，高齢者における胸郭の前後径が増大して，P2が聞こえない場合である．先天性心疾患では，肺動脈弁閉鎖症でP2がない場合や重症肺動脈弁狭窄，完全大血管転移等で単一S2となる．

逆に単一S2はA2が聞こえない（石灰化を伴う重症大動脈弁狭窄・大動脈弁閉鎖）ためにP2のみが聴取されることがある（表4，図18）．

・持続性分裂（persistent splitting S2）

吸気時にも呼気時にもS2成分が2つ聴取される場合に使われるもので完全右脚ブロック（P2が遅れるため）や僧帽弁閉鎖不全（A2が早期に起こるため）で見られ，A2-P2間隔が呼吸で若干移動する．

表4 第2音分裂の原因

正常な第2音の分裂	第2音の逆分裂
肺動弁閉鎖の遅延	大動脈弁の早期閉鎖
右心室の電気的刺激の遅延	早期の左心室の電気的刺激
完全房室ブロック	完全左脚ブロック
左心室ペーシング	右心室ペーシング
左心室由来の期外収縮	右心室由来の期外収縮
右心室の機械的収縮遅延	左心室の機械的収縮遅延
急性重症肺梗塞	左心室流出路の閉塞
右心室不全を伴う肺高血圧	高血圧性心疾患
肺動脈弁狭窄	動脈硬化性心疾患
肺血管抵抗の低下	慢性虚血性心疾患
正常圧のASD	狭心症
特発性肺動脈拡張	全身血管抵抗低下
ASD術後	狭窄後または大動脈弁閉鎖不全による大動脈拡張
早期大動脈弁閉鎖	PDA
左心室の機械的収縮の短縮	肺動脈弁の早期閉鎖
僧帽弁閉鎖不全	早期の右心室の電気的刺激
VSD	Type B WPW

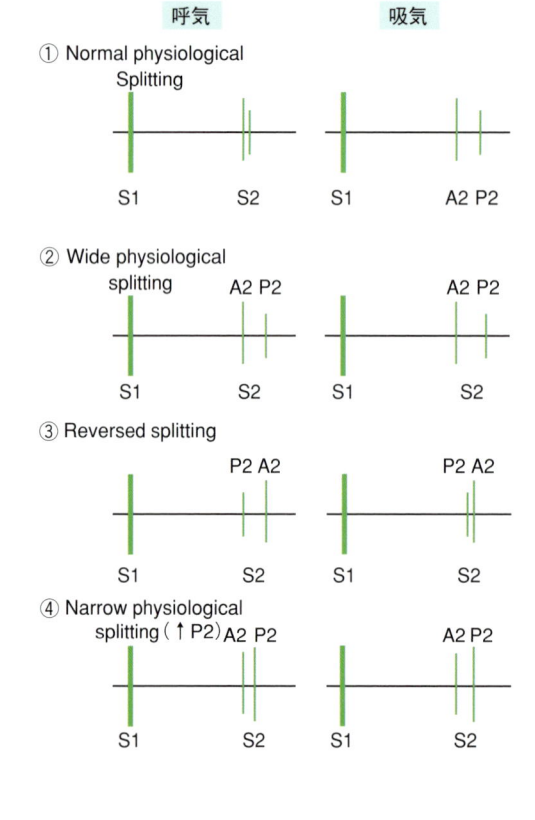

図18 第2音の分裂

①正常生理的第2音の分裂：呼気時にはA2, P2は30ミリ秒以下の分裂では耳には1つの音として聞こえる。吸気時にはA2, P2ははっきりと分裂し2つの音として聞こえる。
②幅広い生理的第2音分裂では呼気時にも分裂ははっきりと2つの音として認識される。P2が遅れるための現象である。
③逆（奇異性）分裂ではA2が遅れるために起こり，吸気時にP2がA2に向かって移動し1つの音として認識され，呼気時にはP2がA2から離れ2つの音として聞こえる。
④狭い生理的第2音分裂は肺高血圧で聴取され，P2が増強されるために2つの音として呼気時に認識される。
S1＝第1音，S2＝第2音，A2＝第2音大動脈成分，P2＝第2音肺動脈成分

- **固定性分裂（fixed splitting S2）**

A2-P2間隔が広いだけでなく呼吸で変化しない．合併症のない心房中隔欠損症で二次口欠損の聴診上の特徴的所見である．Valsalva手技でも変化しない．

幅広い生理的第2音分裂（Wide splitting）は，肺血管容量が増えるために右心室と肺動脈の圧が遅延し，肺動脈切痕（incisura）とP2が遅れるために起こる．肺血管床容量は増加し，右心室の1回拍出量は呼吸の影響は受けず，吸気時のP2の遅れはないので，呼吸性変動は見られない．心房中隔欠損症による静脈還流は左→右シャント量に逆比例の関係にあり，右室充満量はほぼ一定であるために呼吸性変動はほとんど見られず，結果として，S2の特徴的な，幅広い固定性分裂が見られる．

- **奇異性分裂〔paradoxical（reversed）splitting S2〕**

半月弁の閉鎖が逆転する場合でP2がA2に先駆けて閉じる．完全左脚ブロックや右心室に電極のあるペースメーカーの場合に聴取される．いずれも右心室が最初に刺激され，左心室側は遅れて刺激される．呼気時に分裂し吸気時に単一になる．S2が分裂したときのアルゴリズムを図19に示す．

- **第2音の大きさの異常（intensity）**

高血圧症ではA2が増強する．大動脈根部（aortic root）の拡大，大血管転移や肺動脈閉鎖症でA2は増大する．

P2の増強は肺高血圧に特徴的であるが，肺動脈幹部（pulmonary trunk）の拡大（心房中隔欠損症）や直背症候群（straight back syndrome）で肺動脈が胸壁に近くなるときに聴取される．

所見▶診断

単一S2	▶ 高齢者における胸郭の前後径が増大 ▶ 先天性心疾患（肺動脈弁閉鎖症） ▶ 重症肺動脈弁狭窄，完全大血管転移等
P2が遅れる（呼吸性変動あり）	▶ 完全右脚ブロック
A2が早期に起こる	▶ 僧帽弁閉鎖不全
幅広い固定性分裂	▶ 合併症のない心房中隔欠損症で二次口欠損
奇異性分裂	▶ 完全左脚ブロック，右室ペーシング
A2の増強	▶ 高血圧症：大動脈根部の拡大，大血管移転，肺動脈閉鎖症
P2の増強	▶ 肺高血圧症：肺動脈幹部の拡大，直背症候群

⑤拡張早期の心音（early diastolic sounds）

リウマチ性僧帽弁狭窄の僧帽弁開放音（opening snap＝OS）が拡張早期の音としてよく知られている．開放音のpitch，大きさ，タイミングはリウマチ性僧帽弁狭窄症（mitral stenosis）の評価に重要であることはWoodによって確立された．OSが聞こえることは僧帽弁が可動性（少な

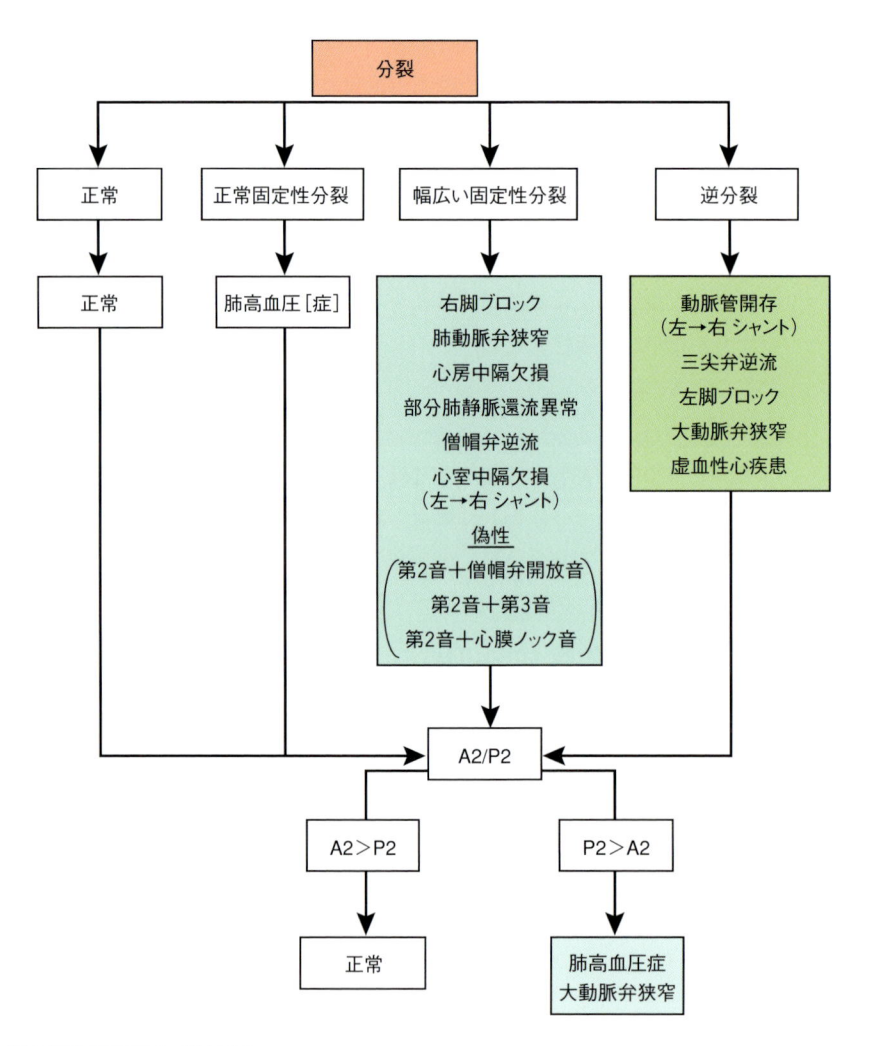

```
                          ┌──────┐
                          │ 分裂 │
                          └──┬───┘
        ┌────────────┬───────┼────────────┬────────────┐
        ▼            ▼                    ▼            ▼
     ┌──────┐   ┌──────────┐       ┌──────────────┐ ┌──────┐
     │ 正常 │   │正常固定性│       │幅広い固定性  │ │逆分裂│
     │      │   │  分裂    │       │   分裂       │ │      │
     └──┬───┘   └────┬─────┘       └──────┬───────┘ └──┬───┘
        ▼            ▼                    ▼            ▼
```

図19　第2音分裂のアルゴリズム
A2＝第2音大動脈成分，P2＝第2音肺動脈成分

分裂
- 正常 → 正常
- 正常固定性分裂 → 肺高血圧［症］
- 幅広い固定性分裂 → 右脚ブロック／肺動脈弁狭窄／心房中隔欠損／部分肺静脈還流異常／僧帽弁逆流／心室中隔欠損（左→右シャント）／偽性（第2音＋僧帽弁開放音／第2音＋第3音／第2音＋心膜ノック音）
- 逆分裂 → 動脈管開存（左→右シャント）／三尖弁逆流／左脚ブロック／大動脈弁狭窄／虚血性心疾患

A2/P2
- A2＞P2 → 正常
- P2＞A2 → 肺高血圧症／大動脈弁狭窄

くとも前尖）であることを意味する．OSは僧帽弁前尖が拡張早期に左心房圧が高いために左心室側へ急激に弓なり状に開くために起こる．増強したS1と同様に開放音は急激な収縮期の上方への変位が拡張期に起こり，可動性の前尖は左心房圧が高いために左心室側へ陥凹したまま，左心室の等容量収縮期（isovolumetric contraction）まで続く，比較的高い振動数であるため強いカチッとしたスナップは妥当な表現である．

　A2-OS間隔は生理学的に重要な意味を持つ．短いA2-OSは左心房圧が高いことを意味し，重症である．心房細動ではA2-OSはRR′間隔と正の相関がある．左房圧が高ければ高いほど狭窄した僧帽弁は速く開く．

　慢性収縮性心外膜炎ではS3が早期に聴取され，心膜ノック（pericardial knock）と表現されるがノック状の性質を呈することはまれである．

左房粘液腫では粘液腫の一部が心房中隔から起こり，長い茎で繋がれ可動性があるために拡張期で左心室へ突出して，僧帽弁輪に当たるために起こる音で腫瘍プロップ（tumor prop）とよばれる．右房粘液腫でも同様のことが起こる．

　僧帽弁部に人工弁があると開放音が聞かれる．

所見▶診断

僧帽弁開放音	▶ リウマチ性僧帽弁狭窄
短いA2-OS	▶ 重症僧帽弁狭窄（左心房圧が高いことを意味）
A2-OSとRR'間隔とは逆の相関	▶ 心房細動時にみられる
早期のS3（心膜ノック）	▶ 慢性収縮性心外膜炎
腫瘍プロップ	▶ 左房粘液腫，右房粘液腫

⑥拡張中期と拡張後期（前収縮期）の心音〔Mid-diastolic and late diastolic（presystolic）sounds〕

　拡張中期の心音は実質的にはS3で前収縮期の心音はS4である．

　拡張期に心室圧が心房圧より下がったときに房室弁が開き，心房より心室へ血液が流入する時期を迅速充満期（rapid filling phase）という．S3はこの迅速充満期のf波に一致して発生する．その後は第2充満期で，能動的な拡張期の後にできる心房と心室との間の圧較差のために起こる，心拍静止期（diastasis）ともいわれる．第3の心室充満期は心房の収縮（atrial filling phase）によるものでS4とよばれる．

　S3は30歳以下では正常でも聴取され，S4は40歳以上では正常でも聴取される．

　S3かS4のいずれかが存在すれば心音は3つの成分（triple rhythm）からなり，奔馬調律（gallop rhythm）となる．両方存在すれば4拍子のquadriple rhythmになる．拡張期が短い時や，PRが延長するとS3とS4が重なり大きな重合奔馬調律（summation gallop）になる（図20）．

・左室充満に対する心房の寄与

　S4の発生には心房の収縮が左心室充満期に活動的に寄与するために聞かれるが，心房細動では心房の有効な収縮は見られずS4は消失する．

　完全房室ブロック等では心房と心室が別個に収縮するためにS3やS4，重合奔馬調律がランダムに聴取される．S3もS4も迅速な心室の充満によってもたらされるので，S3やS4があれば，房室弁の狭窄はない．

　右心室由来のS3やS4は吸気時に大きくなる．

　S3やS4は両心室由来で，聴診器のベルがちょうど皮膚をカバーするくらいの圧でよく聞こえる．左心室由来は心尖部で，右心室由来は左胸骨下縁や心窩部（剣状突起下）で聞かれる．

　S4とS1の分裂との鑑別はpitchの違いやベルを押しつける強さによる音の消失の有無で鑑別できる（S4ではベルを強く押しつけると消失する）．

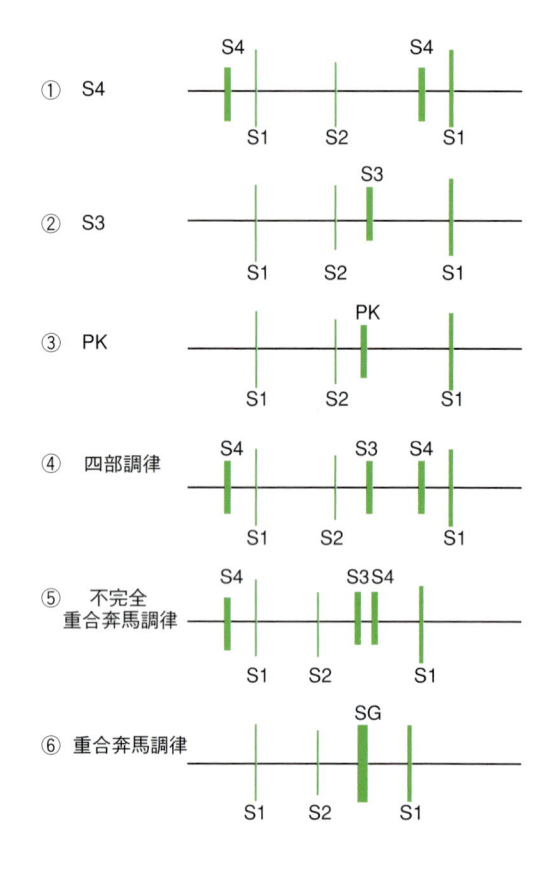

図20　拡張期充満音

① 第4音（S4）（atrialまたはpresystolic gallop）．心房性奔馬調律（前収縮期奔馬調律）
② 第3音（S3）は心室の迅速充満期に一致し，30歳以下では正常でも聴取されるが40歳以上では消失する．心疾患で聴取されると異常とされ，心室性奔馬調律（ventricular gallop）とよび，心室の機能不全や房室弁逆流が存在することが多い．
③ 収縮性心外膜炎（constrictive pericarditis）ではS3が拡張早期に，pitchの高い，大きな音として聴取される（pericardial knock：PK）．
④ 四部調律（quadruple rhythm）はS3とS4が同時に存在するときに聞かれ，列車車輪リズムとよばれる．
⑤ 心拍数が早くなるとS3とS4が近づきrumble様に聞かれ，flow rumble（遠雷様）と表現される．
⑥ もっと心拍数が早くなるとS3とS4が重合し，大きな音となる重合奔馬調律（summation gallop）とよばれる

S1＝第1音，S2＝第2音，S3＝第3音，S4＝第4音，SG＝重合奔馬調律

・S3の可聴性（audibility of S3）

　　等張性運動（isotonic exercise）で静脈還流が増え，房室弁の血流が増えることでS3がよく聞こえるようになる．静脈還流は患者が寝た状態で下肢を挙上することで増える．また，虚血性心疾患では等尺性運動（isometric exercise＝sustained handgrip）で左心室の抵抗を増やすとS4が聞かれたり増強したりする．洞性頻脈で心房収縮が迅速充満期に一致してくるとS3なのかS4なのか重合奔馬調律なのかの鑑別がつきにくくなる．その場合，頸動脈洞のマッサージで心拍数を減らすと鑑別がつくようになる．

・S3とS4の原因

　　正常のS3は，拡張早期の迅速充満期に，拡張が心室の長軸方向へ急激に制限されることによって起こる．

　　異常S3は，心室の質の変化や房室弁の血流速度や，容量が増えたときに（心筋症，僧帽弁逆流，三尖弁逆流）聴取されることが多い．異常S4は心房の収縮力が増強され，心室の前収縮期の拡張により起こるとされる．典型的な例は大動脈弁狭窄や高血圧による左心室の肥大，肺動脈弁狭窄や肺高血圧による右室肥大によるものである．虚血性心疾患，狭心症発作や急性心筋梗塞でも聴取される．

循環器のフィジカル診断 6

所見▶診断	
S4の消失	▶ 心房細動
S3やS4，重合奔馬調律がランダムに聴取	▶ 完全房室ブロック等
異常S3	▶ 心筋症，僧帽弁逆流，三尖弁逆流
異常S4	▶ 典型的な例は大動脈弁狭窄や高血圧による左心室の肥大，肺動脈弁狭窄や肺高血圧による右室肥大によるもの．虚血性心疾患，狭心症発作や急性心筋梗塞でも聴取

⑦心雑音（heart murmur）

　心血管系の雑音は心音よりは聴覚上長く聞こえる振動である．心周期，雑音の強さ，周波数（pitch），形状，質，持続時間や放散の方向によって特徴づけられている．雑音の特徴づけがなされたら，診断は容易である．

> Grade 1：静かな部屋で専門家が集中してやっと聞かれる程度の雑音で，通常の臨床では聴取されない
> Grade 2：通常の部屋で聴取されるがsoftである
> Grade 3：容易に聴取されるが大きくはない
> Grade 4：大きな雑音で通常thrillを伴う
> Grade 5：非常に大きな雑音でthrillを伴い，聴診器を胸壁から離すと聞かれない
> Grade 6：聴診器を胸壁から離しても聴取される

雑音の大きさに及ぼす因子は表5に示した．

表5　雑音の大きさに及ぼす因子

増強因子
高拍出（high cardiac output）
薄い胸壁
胸壁の前後径が短い（straight back, pectus excavatum）
貧血〔血液の粘度（viscosity）が低い〕
大動脈の蛇行（胸壁に近い）
減弱因子
肥満
筋肉質や胸板が厚い
閉塞性肺疾患（COPD）
Barrel chest（胸壁の前後径が大きい）
心外膜の肥厚や心嚢液貯留
低心拍出（心不全，低駆出率）

各論　身体所見からの臨床診断

心雑音のpitchは高いものから低いものまである．

心雑音の形状は，漸増性（crescendo），漸減性（decrescendo），漸増−漸減性（crescendo-decrescendo/ダイアモンド型），平坦型（plateau）等がある．

雑音の持続時間は短いものから長いものまである．

一番大きく聞こえる場所からの放散は診断上重要である．

雑音は大きく3つに分けられる．すなわち，収縮期（systolic），拡張期（diastolic），そして連続性（continuous）雑音である．

収縮期雑音はS1と同時か，S1の後に始まり，S2までまたはS2の前に終わる．

拡張期雑音はS2と同時か後に始まり，次のS1の前に終わる．

持続性雑音は収縮期に始まり，S2を超えて拡張期にまで持続するものである．

表6に雑音の原因を示す．

所見▶診断

収縮早期雑音	▶ VSDで小さいシャント
	▶ 僧帽弁逆流，三尖弁逆流，心室中隔欠損症
	▶ 小さい心室中隔欠損症（Eisenmenger症候群）
収縮後期のシャントが小さくなるか，なくなる	VSDに肺高血圧合併
収縮中期雑音	大動脈弁狭窄
high pitch心尖部収縮中期雑音	▶ 大動脈弁硬化または狭窄
high pitch心尖部全収縮期雑音	▶ 僧帽弁逆流
代償性心室性期外収縮後の収縮で雑音は増強	大動脈弁狭窄や硬化症
代償性心室性期外収縮後の収縮でほとんど変化しない雑音	僧帽弁逆流
収縮中期雑音の右心側，狭窄が重症になれば，雑音は長くなり，A2を超えP2はソフトになる	肺動脈弁狭窄症
収縮中期雑音の持続時間は短くなる	▶ Fallot四徴症が重症化した場合
短くてソフトな収縮中期雑音	大動脈根部の拡大や肺動脈幹部の拡大
大動脈や肺動脈で早い血流を起こし収縮中期雑音が聴取	正常妊娠中，発熱時，甲状腺機能亢進や貧血時
収縮中期雑音後期雑音	▶ 僧帽弁逸脱症
全収縮期雑音	合併症のない心室中隔欠損症 僧帽弁逆流，三尖弁逆流
肺血管抵抗が上昇して，連続性雑音の拡張期雑音が消去する場合は全収縮期雑音	大動脈−肺動脈窓やPDA

（次々ページへ続く）

表6　心雑音の原因

A. 器質的収縮期雑音

1. 収縮中期雑音（駆出性 ejection）
   a. 大動脈（Aortic）
      (1) 閉塞性（obstructive）
         ① 弁上（supravalvular）- 弁上大動脈狭窄，大動脈縮窄症
         ② 弁性 - 大動脈弁狭窄，動脈硬化症
         ③ 弁下 - HOCM（肥大型閉塞型心筋症）
      (2) 血流増加・収縮力増強・大動脈弁閉鎖不全・完全房室ブロック
      (3) 上行大動脈拡大・粥腫形成・大動脈炎・大動脈瘤
   b. 肺動脈（Pulmonic）
      (1) 閉塞性
         ① 弁上 - 肺動脈狭窄
         ② 弁性 - 肺動脈弁狭窄
   c. 弁下 - 漏斗部狭窄（infundibular stenosis）
      (2) 血流増加・収縮力増強・左 - 右シャント（ASD，VSD）
      (3) 肺動脈拡大
2. 汎収縮期（逆流性 regurgitant）
   a. 房室弁逆流（MR，TR）
   b. 心室レベルの右 - 左シャント（VSD）

B. 拡張早期雑音（early diastolic murmurs）

1. 大動脈弁逆流
   a. 弁性：リウマチ性変形，弁穿孔；心内膜炎，外傷，弁切開後
   b. 弁輪拡大：大動脈解離，嚢胞性中膜壊死（cystic medial necrosis），高血圧，大動脈弁輪部拡張症（annulectasia）
   c. 交連拡大：梅毒
   d. 先天性：二尖弁＋VSD
2. 肺動脈逆流
   a. 弁性：弁切開後，心内膜炎，リウマチ熱，カルチノイド
   b. 弁輪拡大：肺高血圧；Marfan 症候群
   c. 先天性：Fallot 四徴症，VSD，PS

C. 拡張中期（mid-diastolic）雑音

1. 帽弁狭窄
2. Carey-Cooms 雑音（拡張中期心尖部雑音で急性リウマチ熱に聞かれる）
3. 狭窄のない僧帽弁の血流が増える状態（MR，VSD，PDA，高拍出，完全房室ブロック）
4. 三尖弁狭窄
5. 狭窄のない三尖弁の血流が増える状態（TR，ASD，肺静脈還流異常）
6. 左右の心房腫瘍

D. 連続性雑音（continuous murmurs）

1. PDA
2. 冠動静脈瘻
3. Valsalva 洞破裂
4. 頸静脈コマ音（venous hum）
5. 大動脈中隔欠損
6. 冠動脈近位部狭窄
7. 左冠動脈起始異常
8. 乳房雑音（Mammary soufflé）
9. 肺動脈枝狭窄
10. 気管支動脈側副血行
11. 小さい ASD で僧帽弁狭窄を伴う場合
12. 肋間動静脈瘻

所見 ▶ 診断	
収縮早期雑音であるか，全収縮期雑音で漸減性	▶ 急性重症僧帽弁逆流
収縮中期または後期にクリックが聴取	▶ 僧帽弁逸脱症
収縮期動脈性雑音	▶ 老人で一番多いのは動脈硬化性の雑音
	▶ 若年女性では大動脈炎症候群で頸部の雑音と橈骨動脈の脈なし病，大動脈弁逆流
収縮期乳房雑音	▶ 妊娠後期や授乳中の女性
肩甲骨間で動脈性収縮期雑音が聴取	▶ 大動脈縮窄症
肺動脈の血流は乱流となり雑音が聴取	▶ 正常な新生児，肺動脈やその枝の狭窄，肺塞栓症

①収縮期雑音（systolic murmur）

タイミングによって収縮早期（early systolic），収縮中期（midsystolic），全収縮期（holosystolic），収縮後期（late systolic）に分類される（図21）．

収縮中期雑音はS1の後に始まり，S2の前で終わる．左心側で起こる収縮中期雑音はA2の前に終わり，右心側で起こる収縮中期雑音はP2の前で終わる．

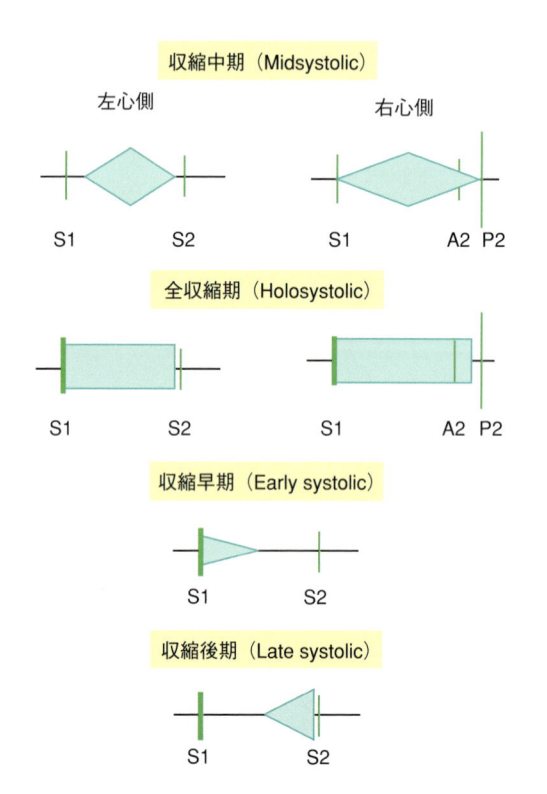

図21 収縮期雑音の分類
収縮期雑音は雑音の始まりと終わりで収縮中期，全収縮期，収縮早期，収縮後期に分類される．雑音の終点は第2音との関係で決まり，左心側の収縮期雑音はA2の前に終わり，右心側の収縮期雑音はP2の前に終わる

全収縮期雑音はS1とともに始まり，収縮期全体を占めS2（左心側A2，右心側P2）で終わる．"逆流性雑音"という用語は全収縮期雑音を代表するものであったが，逆流は収縮早期，中期，後期に起こるため使用されなくなった．同様に"駆出性収縮期雑音"という用語は収縮中期雑音の代表だが，逆流でも起こるので適当でない．図22に収縮中期雑音のメカニズムを示す．

収縮早期雑音はS1とともに始まり，暫減性（decrescendo）で通常は収縮中期でS2よりも前に終わる．収縮早期雑音は三尖弁逆流や僧帽弁逆流で聴取される．また，心室中隔欠損症で小さいシャントの時には収縮早期雑音が聴取される時があり，肺高血圧合併があれば収縮後期のシャントが，小さくなるかなくなる．

収縮中期雑音は次の5つの状況で起こる．①心室の流出路の狭窄，②大動脈根部（root）や肺動脈幹部（trunk）の拡張，③収縮期の大動脈や肺動脈への血流速度の加速，④機能性収縮中期雑音，⑤僧帽弁逸脱症による僧帽弁逆流．

代表的な収縮中期雑音は相を有する雑音で心室の流出路に由来する．等容量収縮（isovolumic contraction）でS1が生じ，心室内圧が上昇して半月弁を開いて血流が生じて雑音が始まる．雑音の前半は暫増（crescendo）し，血流の減少に伴って後半は暫減（decrescendo）する．雑音は半月弁が閉じる前に終わる．

a）大動脈弁狭窄（aortic stenosis）

大動脈弁狭窄は収縮中期雑音を有し，雑音は収縮早期に最強点がきて持続時間が短いものから，比較的遅い最強点を有し持続時間が長いものまで種々ある．短いものから長いものまであるが，対称的なダイヤモンド型の雑音でS1の後で大動脈の駆出音とともにはじまり暫増性に収縮期のピークに達し，暫減してA2の前で終わる．大動脈幹部への高速血流は上方に向かって右第二肋間と頸動脈へと放散する（図22③-1）．ちなみに，筆者の経験では右よりも左頸動脈へより放散する．

右第二肋間へ放散する雑音は荒く（harsh），noisyでimpureだが，心尖部で聞かれる雑音はpureでmusicalなものである．

大動脈弁硬化または狭窄による高周波心尖部収縮中期雑音と，僧帽弁逆流による高周波心尖部雑音は，区別されなければならないが，しばしば困難である．代償性心室性期外収縮後の収縮（postextrasystolic potentiation）では大動脈弁狭窄や硬化症があれば雑音は増強するが，僧帽弁逆流ではほとんど変化しないので鑑別できる．同様の現象は心房細動で長いRR間隔でも起こる．

b）肺動脈弁狭窄症（pulmonary valve stenosis）

収縮中期雑音の右心側の代表的な例は肺動脈弁狭窄症である（図22③-2）．S1の後から肺動脈駆出音とともに始まり，暫増してピークに達し，暫減しソフトなP2の前に終わる．雑音の長さと形は疾患の重症度と相関する．狭窄が重症になれば，雑音は長くなり，A2を超えP2はソフトになる．Fallot四徴症のように心室中隔欠損症が合併した場合は，右室流出路の閉塞が重症になれば，収縮中期雑音の持続時間は短くなる（図23）．

c）血流速度の増加（accelerated flow）

大動脈根部（root）の拡大や肺動脈幹部（trunk）の拡大では，短くてソフトな収縮中期雑音が生じる．大動脈や肺動脈は正常でも妊娠中，発熱時，甲状腺機能亢進や貧血時には早い血流を起こし収縮中期雑音が聴取されることがある．心房中隔欠損（二次口）の収縮中期雑音は拡張し

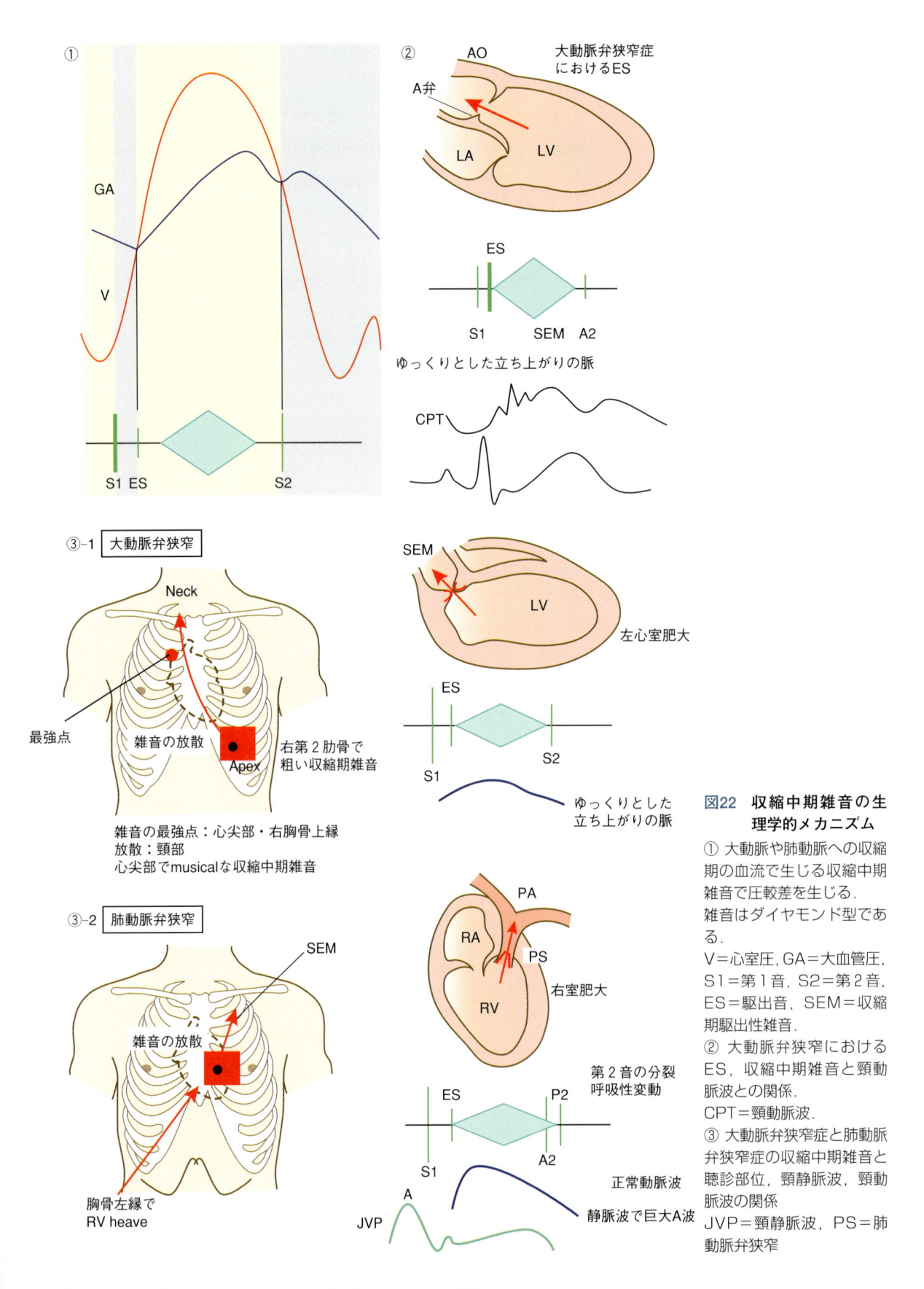

①

③-1 大動脈弁狭窄

最強点
雑音の放散
Apex 右第2肋骨で粗い収縮期雑音

雑音の最強点：心尖部・右胸骨上縁
放散：頸部
心尖部でmusicalな収縮中期雑音

③-2 肺動脈弁狭窄

SEM
雑音の放散
胸骨左縁で
RV heave

② 大動脈弁狭窄症におけるES

ゆっくりとした立ち上がりの脈

左心室肥大

ゆっくりとした立ち上がりの脈

右室肥大

第2音の分裂
呼吸性変動

正常動脈波
静脈波で巨大A波

図22 収縮中期雑音の生理学的メカニズム

① 大動脈や肺動脈への収縮期の血流で生じる収縮中期雑音で圧較差を生じる．
雑音はダイヤモンド型である．
V＝心室圧，GA＝大血管圧，S1＝第1音，S2＝第2音，ES＝駆出音，SEM＝収縮期駆出性雑音．
② 大動脈弁狭窄におけるES，収縮中期雑音と頸動脈波との関係．
CPT＝頸動脈波．
③ 大動脈弁狭窄症と肺動脈弁狭窄症の収縮中期雑音と聴診部位，頸静脈波，頸動脈波の関係
JVP＝頸静脈波，PS＝肺動脈弁狭窄

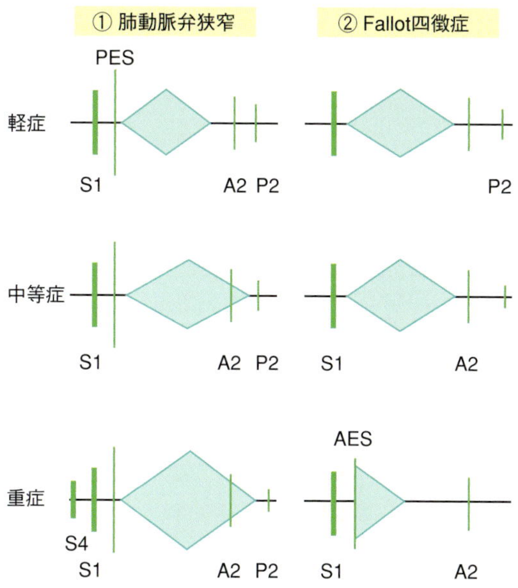

図23 収縮中期雑音

① 肺動脈弁狭窄では心室中隔が正常の場合は狭窄度が進行すると右心室の駆出は進行性に長くなる．雑音は大きく，長くなり，第2音のA2を超える．P2は遅くなり，第2音の分裂はwideになるが，A2が雑音にかくれP2はソフトになるので聞き取りにくくなる．肺動脈の拡張期圧は進行性に低くなり，等尺性収縮は短くなり肺動脈弁の駆出音は早くなってS1と融合する．重症肺動脈弁狭窄症で右心室肥大を伴うようになると，右心室のコンプライアンスが低下し，右室由来のS4が聴取されるようになる

② Fallot四徴症では漏斗部の狭窄が進行性に進むと，雑音の出ないVSDを流れる右→左シャントは多くなり，狭窄した流出路の血流は減少する．そのために狭窄が進行すると雑音は短く，早くなり，P2は重症Fallotでは消失する．大きな大動脈根部は両心室の拍出量のほとんどを受けるので大動脈の駆出音が生じるが呼吸性変動はない

S1＝第1音，S4＝第4音，A2＝第2音大動脈成分，P2＝第2音肺動脈成分，AES＝大動脈弁駆出音，PES＝肺動脈弁駆出音

た肺動脈幹部への早い駆出によって生じる．

d）機能性雑音（innocent murmur）

機能性雑音は乳房雑音（mammary soufflé）を除いては収縮中期雑音である．中等度の振動数で短い収縮中期雑音はStill murmurとよばれ，胸骨左縁と心尖部で聴取され，正常の肺動脈弁の低い振動や左心室の偽腱索（false tendon）の周期的振動によるといわれている．2番目の生理的雑音は小児，10歳代や若年者に見られ，肺動脈幹部の正常の振動が増強されたものであり，左第2肋間で聴取される．老人では大動脈弁の硬化によるものであるが，しばしば動脈硬化性大動脈弁狭窄は進行性であるので注意が必要である．

e）僧帽弁逆流による収縮中期雑音

臨床的には虚血性心疾患による局所壁運動異常に由来するものが多く，僧帽弁装置の乳頭筋不全によるものである．収縮早期は正常だが収縮中期に乳頭筋不全となり僧帽弁の逆流を生じ，収縮後期に逆流は減少する．この収縮中期雑音は左心室の駆出とは関係ない．僧帽弁逸脱症でも見られる．

・全収縮期雑音（holosystolic murmur）

全収縮期雑音は逆流性雑音（regurgitant murmur）と同義語に使われがちだが，必ずしもそうではない．S1と同時に始まり収縮期全体にわたりS2で終わる（左心側はA2，右心側はP2）（図24①）．左心側では僧帽弁逆流，右心側では右心室圧の高い三尖弁逆流で，また，心室中隔欠損症ではそれぞれ左室-左房，右室-右房，左室-右室の間で収縮期全体の圧較差があり，血流も収縮期全体にわたる．

僧帽弁逆流の心房内放散の方向は雑音の広がりを決定する．心房内逆流が大動脈近くの心房中隔に対し前方内側へ放散すると，雑音は胸骨左縁，心基部や頸部へ放散する．左房内で後側方へ逆流があると，腋窩，左肩甲骨や脊柱へ放散する．三尖弁逆流は右心室圧が高いと，全収縮期雑

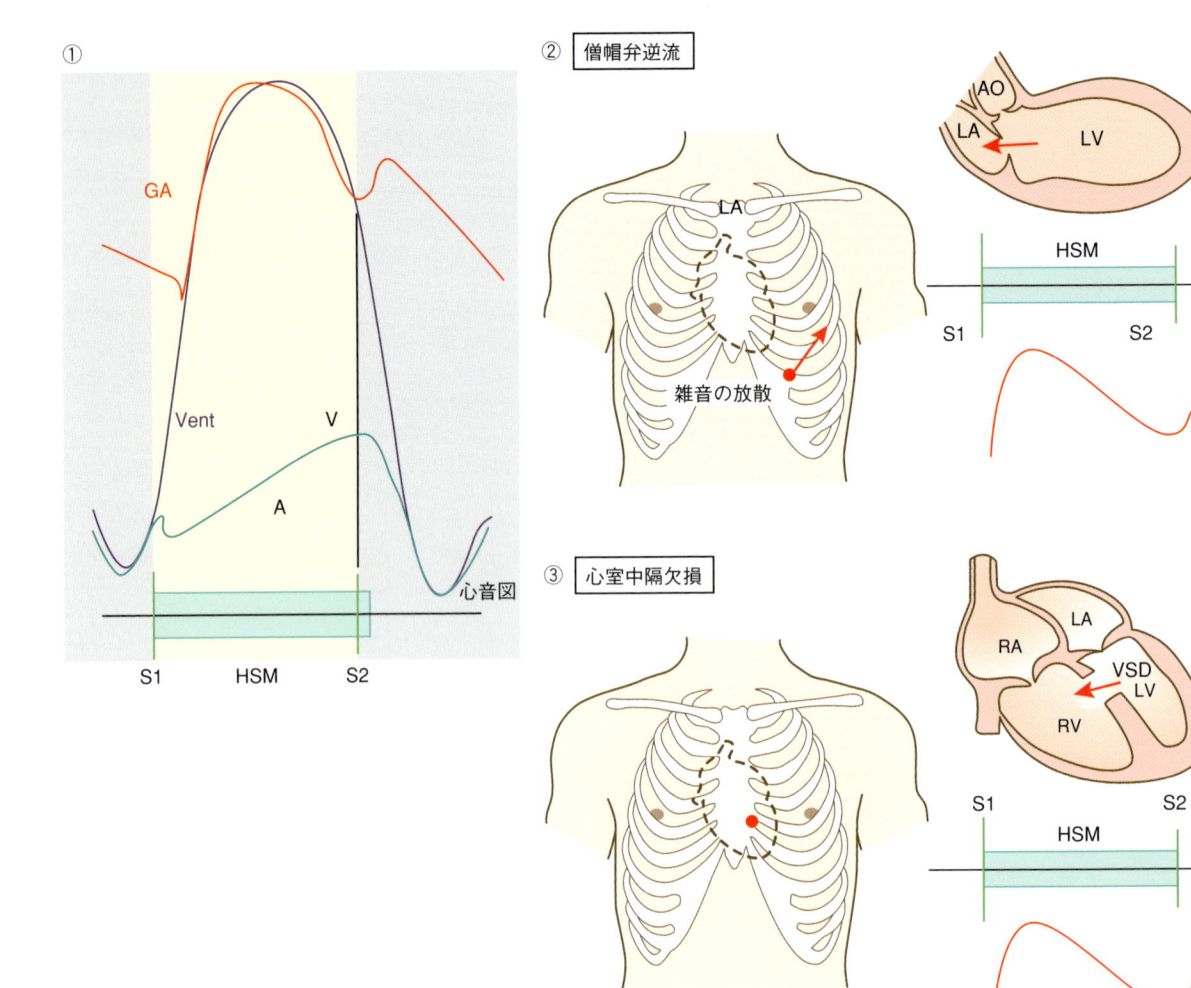

図24 三尖弁逆流による全収縮期雑音の生理学的メカニズム

① 大血管圧（GA），心室圧（Vent），心房圧（A）と心音図の関係．
僧帽弁逆流と右心室圧の高い三尖弁逆流の生理学的全収縮期雑音：心室圧は心房圧を収縮期のごく初期から凌駕し，S1とともに始まりS2を少し超えるまで続く．
V＝心房のV波，HSM＝全（汎）収縮期雑音．
② 僧帽弁逆流，③ 心室中隔欠損症，④ 三尖弁逆流
AO＝大動脈，LA＝左心房，RA＝右心房，RV＝右心室，LV＝左心室

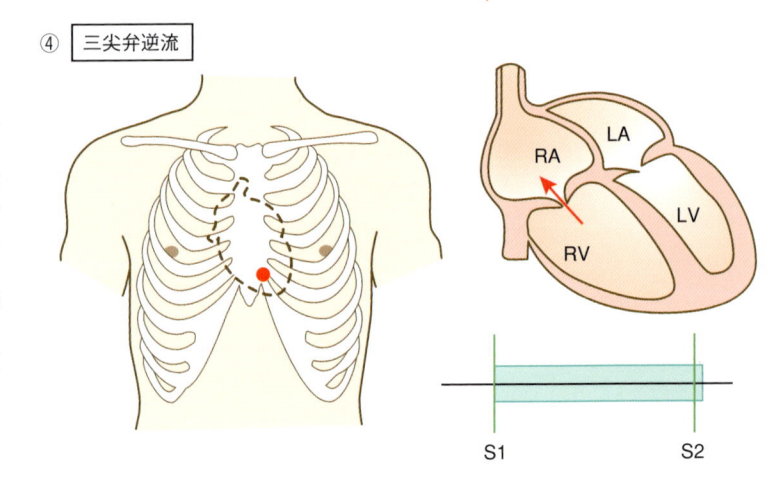

音となる．三尖弁逆流の雑音の特徴は吸気時に増強することである（Carvallo徴候）．

合併症のない心室中隔欠損症では左心室収縮期圧と末梢血管抵抗は，右心室収縮期圧と肺血管抵抗より収縮期の始まりから終わりまで高く，全収縮期雑音となる（図24②）．

大動脈－肺動脈窓（aortopulmonary window）や動脈管開存症では肺血管抵抗が上昇して，連続性雑音の拡張期雑音が消去する場合は全収縮期雑音となる（図24②）．

・収縮早期雑音（early systolic murmur）

S1とともに始まり，漸減性でS2の前で終わる．通常は収縮中期前に終わる．

ある種の僧帽弁逆流，三尖弁逆流，心室中隔欠損症で見られる．

急性重症僧帽弁逆流は収縮早期雑音であるか，全収縮期雑音で漸減性である．

比較的正常の拡張性のない左心房に急性の重症僧帽弁逆流が起こるときに見られる．急峻な立ち上がりの左心房内の"V"波は収縮後期で左心室圧に近づき，逆流は収縮早期に最大で，収縮後期には減少し，雑音も逆流量に平行して漸減性でS2の前で終わる．

三尖弁逆流で右心室圧が正常なら，通常は収縮早期雑音となる．薬物中毒患者の感染性心内膜炎による三尖弁逆流は典型例である．通常は中等度の振動数であり，右心室圧が高くなると雑音も全収縮期雑音となり高い振動数となる．

心室中隔欠損症でも収縮早期雑音は起こるが，特殊な場合で，一つは非常に小さいシャントが胸骨左縁で聴取される（Roger型VSD），もう一つは肺血管抵抗が高くなり，収縮期のシャントが少なくなるとき（Eisenmenger症候群）である．

・収縮後期雑音（late systolic murmur）

収縮後期雑音は雑音の開始が収縮中期か後期に起こり，S2まで続くものである．典型的な例は僧帽弁逸脱症で，収縮中期または後期にクリックが聴取される．クリックと雑音の体位による変化は図17に示す．

・収縮期動脈性雑音（systolic arterial murmur）

収縮期動脈性雑音は正常の動脈で血流が増加した状態，血管の蛇行や内腔の狭窄で起こる．動脈性収縮期雑音は胸壁以外の場所で聞かれる．

老人で一番多いのは動脈硬化性の雑音で，頸動脈，鎖骨下動脈，腸骨動脈，大腿動脈が多い．若年女性では，大動脈炎症候群で頸部の雑音と橈骨動脈の脈なし病として発見されることが多い．大動脈弁逆流では中等度の力で聴診器のベル部で大腿動脈を圧迫すると動脈性収縮期雑音が出現し，さらに圧迫すると雑音は拡張期にまで続く（Duoroziez徴候）．

妊娠後期や授乳中の女性では，収縮期乳房雑音（mammary souffle）が乳房上で聴取されるが，乳房への血流が増えるためである．大動脈縮窄症では肩甲骨間で動脈性収縮期雑音が聴取される．正常な新生児では肺動脈の血流は乱流（turbulence）となり雑音が聴取される．年齢とともに肺血管床の発達で消失する．肺動脈やその枝の狭窄で生じることもある．肺塞栓症で肺動脈が狭くなるときも同様な雑音が生じることがある．

③拡張期雑音（diastolic murmur）

拡張期雑音も収縮期雑音と同様に拡張早期，拡張中期，拡張後期（前収縮期presystolic）に分けられる（図25）．

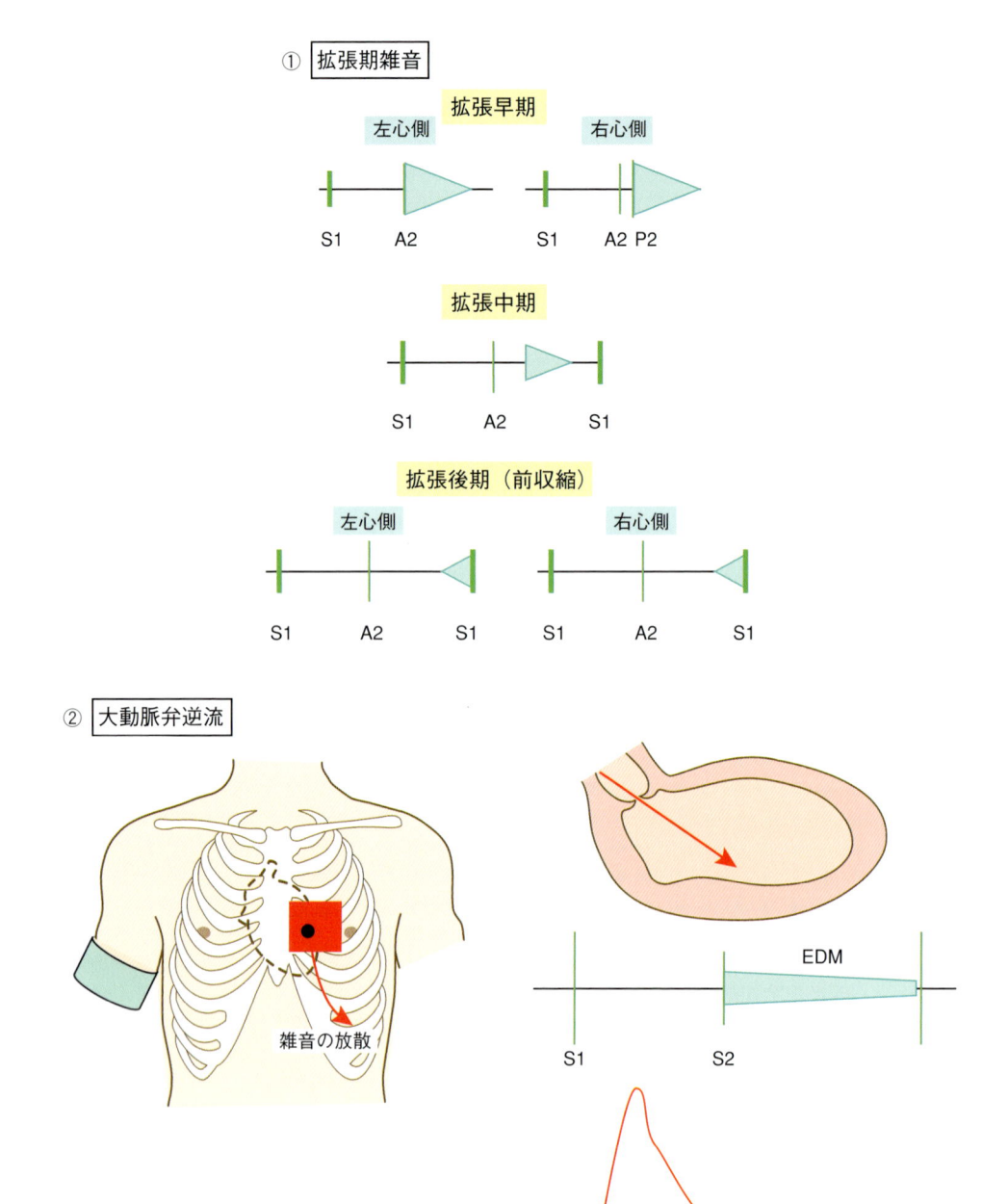

図25 拡張期雑音の生理学的メカニズム
①拡張期雑音は雑音の始まりのタイミングで拡張早期，拡張中期，拡張後期（前収縮期）に分類される．
②脈圧は大，心尖部でAF雑音．雑音は胸骨左縁・坐位で前かがみ・呼気で最強となる．
S1＝第1音，A2＝第2音大動脈成分，P2＝第2音肺動脈成分，EDM＝拡張早期雑音，AF＝Austin Flint雑音

　拡張早期雑音はA2またはP2とともに始まる．拡張中期雑音はA2またはP2の後に明らかな間隔の後に始まる．拡張後期雑音または前収縮期雑音はS1のすぐ前で始まる（図25）．

・拡張早期雑音（early diastolic murmur）

　左心側の拡張早期雑音は慢性大動脈弁逆流に代表される．この雑音は聴診器の膜部（diaphragm）で呼気に前かがみにして聴診するとよく聞こえる．A2に引き続き聴取されるが，大動脈切痕以下に左心室圧が下がることによって大動脈から左心室に逆流が起こるためである．中等度の慢性大動脈弁逆流があると，大動脈圧は左心室圧を明らかに凌駕するので，暫減性ははっきりせず拡張期全体で聴取される．

　重症大動脈弁逆流があると暫減性がはっきりしてくるのは大動脈圧がより低くなるためである．通常は左第3肋間（Erbの領域）で聴取されるが，大動脈の拡張があると（Marfan症候群等），胸骨右縁でも聴取される．

a）急性大動脈弁逆流（acute aortic regurgitation）

　慢性大動脈弁逆流と違って，急性大動脈弁逆流（感染性心内膜炎・大動脈解離による大動脈弁逆流）は急性で重症が多いが，大動脈と左心室に拡張が見られず，左心室拡張期圧は急峻に上昇し，大動脈圧と等しくなり，雑音は比較的短く，pitchは中等度でソフトとなる（図26）．

b）肺動脈弁逆流（pulmonary regurgitation）

　肺高血圧症による肺動脈弁逆流（Graham Steell murmurs）はP2の亢進，P2と同時に始まり，高調，灌水様で拡張期全体の一様な雑音となる．

所見▶診断

所見	診断
左心側の拡張早期雑音	▶ 慢性大動脈弁逆流
拡張期全体で雑音が聴取	▶ 中等度の慢性大動脈弁逆流
暫減性がはっきりしてくる	▶ 重症大動脈弁逆流
胸骨右縁での聴取	▶ 大動脈の拡張あり（Marfan症候群等）
雑音は比較的短く，pitchは中等度でsoft	▶ 急性大動脈弁逆流
増強したP2と同時に始まり，高調，灌水様で拡張期全体の一様な雑音	▶ 肺高血圧症による肺動脈弁逆流

・拡張中期雑音（mid-diastolic murmur）

　定義的にはS2と明らかな隔たりがあって始まり，ほとんどの雑音は僧帽弁と三尖弁の迅速充満期（rapid filling phase）に起こる．

　拡張中期雑音の代表例はリウマチ性僧帽弁狭窄症である．特徴的に僧帽弁開放音（opening snap）の後に心尖部で聴取される．左側臥位にして心尖部で聴診器のベル部を胸壁に軽くあて聴診する．僧帽弁を流れる血流が増える（数回の咳や2〜3回起き上がる動作）で雑音は増強する．心房細動では雑音の長さは僧帽弁狭窄の重症度の指標になる．長いRR間隔でも雑音がS1まで続くのであれば，僧帽弁狭窄による圧較差が拡張終期まで持続し，重症であることを意味する．

　三尖弁狭窄症では雑音は吸気で増強し，左胸骨下縁に限局している．

　吸気時の雑音が増強するのは，吸気時に右室容量が増加，右室拡張期圧が低下，狭窄した三尖

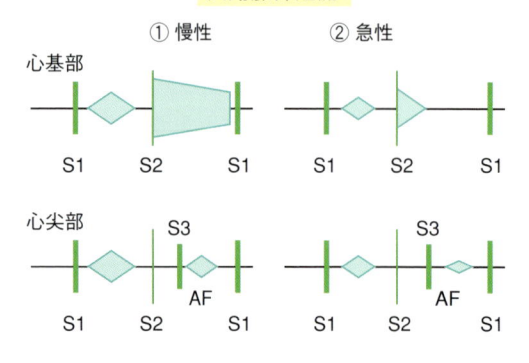

図26　慢性大動脈弁逆流と急性大動脈弁逆流の対比

① 慢性大動脈弁逆流では心基部で大きなSEMが聴取されるが，それは1回拍出量の増加によるもので心尖部ではS2の前に雑音は終わる．拡張期の逆流性雑音は漸減性でS1の前に終わる．心尖部では拡張中期のAustin Flint雑音．前収縮期のAFも聴取される場合が多い．

② 急性大動脈弁逆流ではSEMは慢性大動脈弁逆流に比べて1回拍出量の減少で有意に小さい．S1も僧帽弁が早期に閉鎖するので小さく，前収縮期のAFも聴取されない．心基部では拡張早期雑音はLVとAOの拡張期圧が等しくなるのでS1は小さくなる．通常頻脈が存在する

AF＝Austin Flint雑音，S1＝第1音，S2＝第2音，S3＝第3音

弁を流れる血流が早くなり，圧較差が増えるためである．

　拡張中期雑音は，狭窄していない房室弁を流れる血流の容量や流速が増えた時に聴取されることがある．左心側では僧帽弁逆流のみで，僧帽弁を流れる血流が増えるときや，心室中隔欠損症のシャント血流量の分，僧帽弁を流れる血流が増えたときに聴取される．右心側では三尖弁狭窄のない拡張中期雑音は重症三尖弁逆流で血流が増えるときや大きな左→右シャントのある心房中隔欠損症では三尖弁を流れるシャント血流が増えるために聴取される．これら拡張中期雑音の存在は，中等度以上の逆流や大量の左→右シャントがあることを意味しflow rumbleとよび，通常S3も聴取される．

　拡張中期に短い房室弁血流雑音が間歇的に聞かれる場合は，完全房室ブロックの時で，心室の迅速充満期に心房収縮が起こる時である．充満期に半分閉じかけた房室弁に心房収縮による血流が増えるための現象である．Austin Flint雑音（大動脈弁逆流の時に，僧帽弁前尖が大動脈逆流圧により相対的に僧帽弁狭窄を起こして発生するramble様雑音がS3の後に起こる）も同様な理由で起こる．

　拡張中期雑音は肺動脈弁逆流の肺高血圧がない時に聞かれる．P2の後に聞かれ，漸増－漸減でS1の前に終わる（図27）．

所見▶診断

拡張中期雑音の代表例で特徴的に僧帽弁開放音の後に心尖部で聴取される輪転様雑音（rumble）	▶ リウマチ性僧帽弁狭窄症
雑音は吸気で増強し，左胸骨下縁に限局	▶ 三尖弁狭窄症
拡張中期雑音（flow rumble）	▶ 左心側では僧帽弁逆流，心室中隔欠損症（僧帽弁を流れる血流が増加）
右心側での三尖弁狭窄のない拡張中期雑音	▶ 重症三尖弁逆流で血流が増えるとき，大きな左→右シャントのある心房中隔欠損症
拡張中期に短い房室弁血流雑音が間歇的に聞かれる場合	▶ 完全房室ブロック，Austin Flint雑音
拡張中期雑音	▶ 肺動脈弁逆流の肺高血圧がないとき

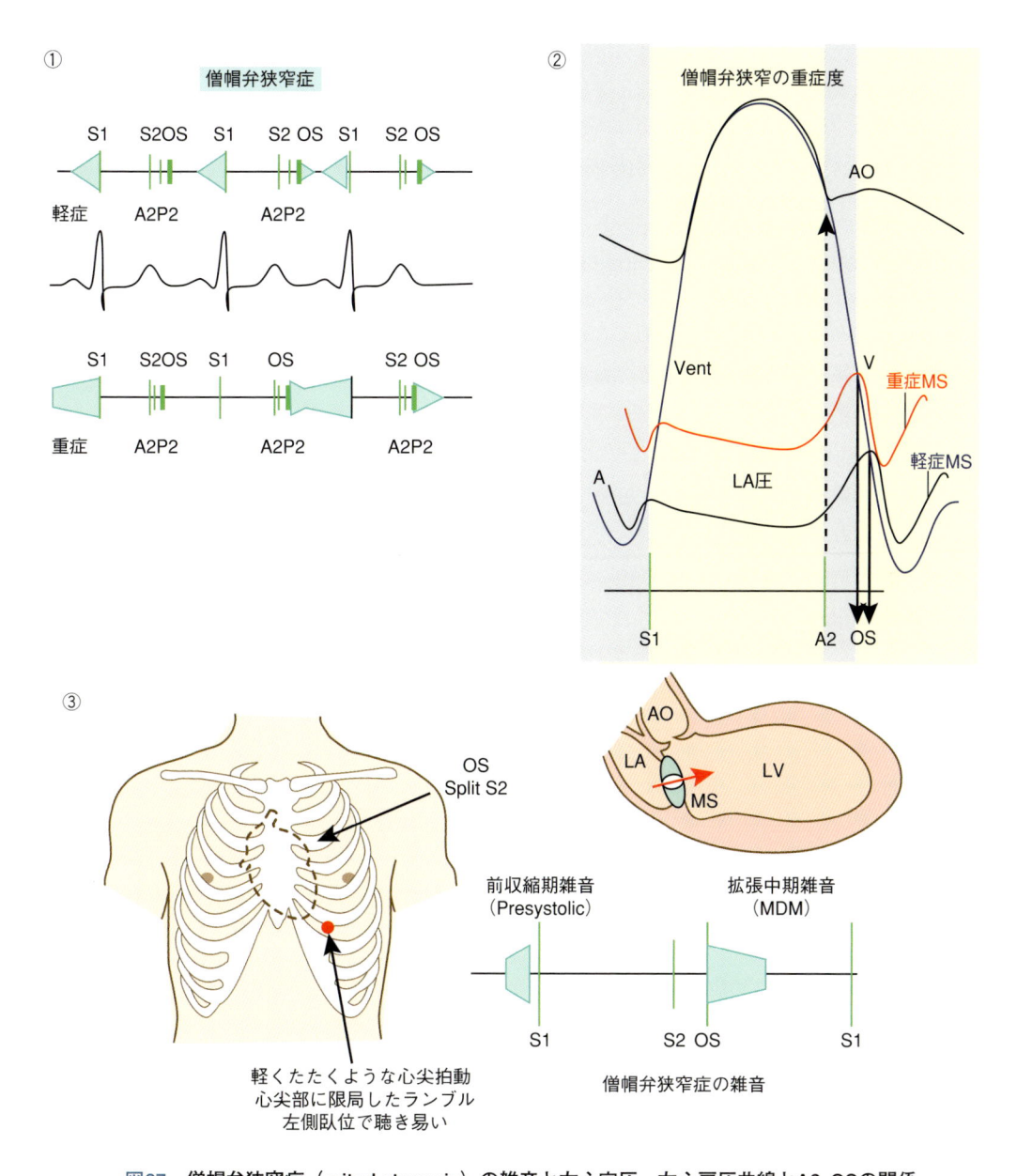

図27 僧帽弁狭窄症（mitral stenosis）の雑音と左心室圧・左心房圧曲線とA2-OSの関係
① 僧帽弁狭窄における輪転様雑音（ランブル）
①の上段：軽症では僧帽弁を挟んで圧較差は拡張早期と前収縮に限られ，どちらか一方または，双方に雑音は聴取される．
①の下段：重症では圧較差は拡張期全体にまたがり，雑音も拡張期全体で聴取される．
② 重症では左心房圧が上昇し，軽症に比べてA2-OS（大動脈弁が閉じてから僧帽弁が開くまでの時間で（isovolumic relaxation time）とよぶ間隔は短くなる．赤線：重症，黒線：軽症
③ 僧帽弁狭窄症における触診・聴診（ランブル，OS）の部位．
S1=第1音，S2=第2音，OS=opening snap（開放音），V=心房のV波，MDM=拡張中期雑音，AO=大動脈，LA=左心房

・拡張後期または前収縮期雑音（late diastolic/presystolic murmur）

拡張後期雑音はS1のすぐ前に聴取される．通常は心房の収縮に一致し，洞調律であることを意味する．僧帽弁口または三尖弁口から発生し，狭窄の存在を意味する．よく知られている前収縮期雑音は，リウマチ性僧帽弁狭窄症で左心房の収縮が洞調律で増強されて僧帽弁の血流が増すために聞かれる（presystolic accentuation）．

a）三尖弁狭窄（tricuspid stenosis）

三尖弁狭窄症で洞調律の場合には拡張中期雑音が聴取されなくても，前収縮期雑音が聴取されことがある．圧較差は拡張期で大きくないが，右心房が力強い収縮をするために圧較差が大きくなり，雑音も大きくなるためである．三尖弁狭窄に特徴的なことは，呼吸性変動があり，吸気時に増強することである．

b）Austin Flint雑音

大動脈弁逆流において，左心室圧は大動脈からの逆流と左心房からの血流で左心房の収縮前に充たされ，僧帽弁は閉鎖状態となる．そこに，左心房の収縮があると狭窄状の僧帽弁に血流があれば，僧帽弁は振動し，特徴的なrumble様雑音が聴取される（図26）．

所見▶診断

所見	診断
拡張後期雑音（前収縮期雑音）（洞調律）	▶ 僧帽弁狭窄症
拡張中期雑音が聴取されなくても，拡張後期雑音（前収縮期雑音）が聴取，呼吸性変動があり，吸気時に増強	▶ 三尖弁狭窄症で洞調律の場合
僧帽弁が振動して特徴的なrumble様Austin-Flint雑音	▶ 大動脈弁逆流

④連続性雑音（continuous murmur）

連続性雑音は収縮期に始まり，途切れることなくS2を超え，拡張期の全部または一部に及ぶものである．

連続性雑音は高い圧や血管抵抗から，低い圧や血管抵抗への収縮期から拡張期を通じて連続した血流が生じるために起こる．これらの雑音は大動脈－肺動脈交通，動静脈交通（瘻），動脈や静脈の血流障害による場合が多い（表7）．

代表例は動脈管開存症（PDA）である．特徴的にピークはS2の前後で拡張後期には漸減し，次のS1の前で終わるものが多い（図28）．

a）動静脈交通による連続性雑音

先天性や後天性のもので動静脈瘻，冠動脈瘻，左冠動脈の肺動脈幹部からの起始異常，Valsalva洞－右心側への交通等がある．

透析のために上腕にシャント造設で聞かれる連続性雑音は後天性の代表である．

先天性冠動脈瘻は冠動脈と肺動脈幹部，右心房，右心室の間でできる交通である．Valsalva洞の右心側への破裂は連続性雑音となるが時々"to-and-fro"様に聞こえるときがある．

表7 連続性雑音（continuous murmur）

① 動脈管開存（PDA）
② 冠動静脈瘻
③ Valsalva洞破裂
④ 頸静脈（venous hum）
⑤ 大動脈中隔欠損
⑥ 冠動脈近位部狭窄
⑦ 左冠動脈起始異常
⑧ 乳房雑音（mammary soufflé）
⑨ 肺動脈枝狭窄
⑩ 気管支動脈側副血行
⑪ 小さい心房中隔欠損で僧帽弁狭窄を伴う場合
⑫ 肋間動静脈瘻

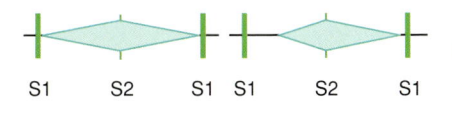

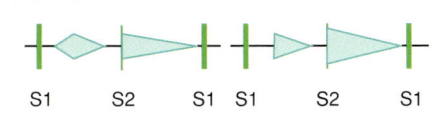

図28 連続性雑音と往復雑音・ブランコ雑音の比較

連続性雑音（Continuous murmur）は高い圧と低い圧との間の交通で心周期全体に圧較差が存在するときに生じる．PDAが典型的な例である．
往復雑音・ブランコ雑音（To-Fro murmur）は収縮期駆出性雑音と半月弁の逆流で起こり，二つの雑音の間に切れ目がある．典型的な例は大動脈弁狭窄と大動脈弁逆流の合併例である．
S1＝第1音，S2＝第2音

b）動脈性連続性雑音（arterial continuous murmur）

通常は狭窄した動脈が原因で，頸動脈や大腿動脈で聴取される．

正常の動脈では妊婦でmammary souffléが聞かれる．チアノーゼ性先天性心疾患，例えば，極型Fallot四徴症（extreme tetralogy of Fallot）で，肺動脈弁閉鎖があると，大きな全身-肺動脈（systemic-pulmonary artery）への側副血行路が生じ，連続性雑音が聴取される．大動脈縮窄症でも連続性雑音が聴取される．

c）連続性静脈性雑音（continuous venous murmur）

静脈コマ音（venous hum）が代表例である．正常な子供，正常な若年成人，妊婦等でみられる．甲状腺機能亢進症や慢性貧血でHb 7 g/dL以下では頸静脈の血流が早くなり，拡張期で大きくなる連続性雑音となる．Venous humは聴診部の上方の内頸静脈を圧迫し血流を止めると消失するので，動脈性雑音との鑑別は容易である（表8）．

表8　胸部の連続性雑音の鑑別

診断	Keyとなる所見
頸部静脈コマ音（Cervical Venous hum）	内頸静脈の圧迫で消失
肝静脈コマ音	心窩部の圧迫で消失
乳房雑音（mammary soufflé）	聴診器で強く圧迫すると消失する
動脈管開存（PDA）	左第2肋間で最強
冠動静脈瘻	胸骨下縁で最強
Valsalva洞破裂	胸骨右上縁で最強，急激に発症
気管支側副血行	先天性心疾患と関連，重症大動脈縮窄症，上腕下肢圧較差
肺動脈からの左冠動脈起始異常	ECG：心筋梗塞
総動脈幹（Truncus arteriosus）	
肺動脈枝狭窄	心濁音外で聴取
肺動静脈瘻	同上
心房中隔欠損＋僧帽弁狭窄または閉鎖症	Valsalva動作で変化
大動脈-心房瘻	

（文献8から改変）

所見▶診断

連続性雑音 （ピークはS2の前後で拡張後期には暫減し，次のS1の前で終わる）	▶大動脈-肺動脈交通，動静脈交通（瘻），動脈や静脈の血流障害 ▶動脈管開存症が代表例
動静脈交通による連続性雑音	動静脈瘻，冠動脈瘻，左冠動脈の肺動脈幹部からの起始異常，バルサルバ洞-右心側への交通等
バルサルバ洞の右心側への連続性雑音破裂と，"to-and-fro"様に聞こえる場合	先天性冠動脈瘻
連続性雑音	▶チアノーゼ性先天性心疾患，例えば，極型Fallot四徴症，大動脈縮窄症症
静脈こま音	正常な小児，正常な若年成人，妊婦，貧血
拡張期で大きくなる連続性雑音	甲状腺機能亢進症や貧血

III 心雑音を有する患者へのアプローチ

　注意深い身体所見，特に聴診は心疾患の診断，または重篤な心疾患の除外に必要であるけれども，心臓エコー検査は確定診断や重症度の診断に重要な役割を果たす．心雑音を有する患者へのアプローチは雑音の強さ，タイミング，聴取箇所，種々の手技に対する反応，他の心症状，心外症状や身体所見によってなされる．静脈コマ音，mammary soufflé（乳房雑音）以外の拡張期雑音や連続性雑音があれば，2Dやドップラーエコーの検査の結果によってその他の検査や循環器科のコンサルトが必要となる．

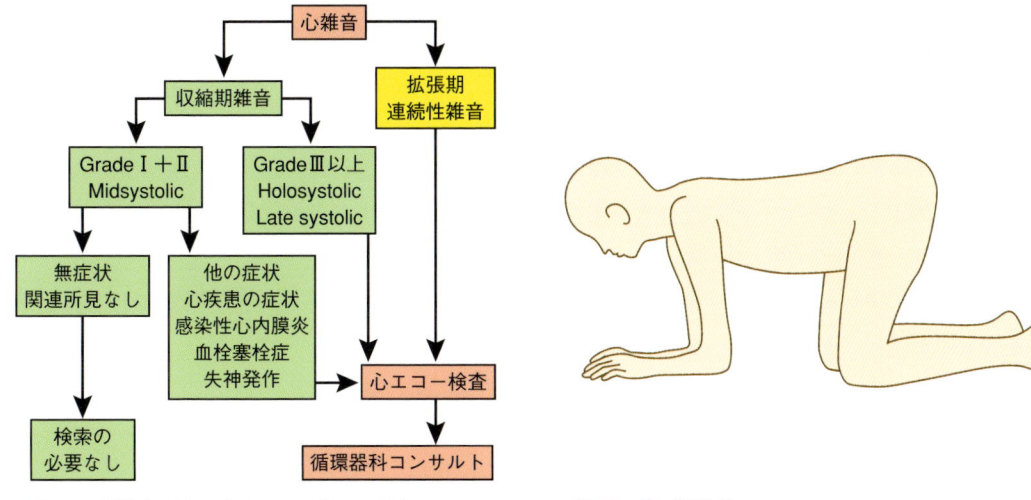

図29　心雑音があるときのアプローチ法
特に小児や若年成人では循環器科コンサルトの前に
心エコーを行うこと

図30　肘-膝体位

　一般的に収縮期雑音でも，心エコー検査は次のような所見があれば行うほうがよい．

① 大きい雑音grade 3以上
② 全収縮期雑音や収縮後期雑音（胸骨左縁，心尖部）
③ Valsalva手技で増強または長くなる雑音〔IHSS：idiopathic hypertrophic subaortic stenosis（特発性肥大性大動脈弁下狭窄症），MVP：mitral valve prolapse（僧帽弁逸脱症）〕
④ 他の収縮期雑音で感染性心内膜炎，血栓塞栓症，失神が疑われる場合
⑤ 心電図異常を伴う収縮期雑音

　以上より，大部分のgrade 1，2の収縮中期雑音は，他の所見で心疾患が否定的であれば複数の検査は必要ない（図29）．

心膜摩擦音（pericardial rubs）

　洞調律では典型的な心膜摩擦音は心外膜炎（pericarditis）で起こり，三相すなわち収縮中期，拡張中期，前収縮期に聴取される．三相が存在し，特徴的な表面を引っかくようで，革を擦るような摩擦音があれば容易に診断可能である．肘と膝をついて腰を浮かせた体位で聴診するとわかりやすい（肘-膝体位）（図30）．臓側心膜（visceral pericardium）と壁側心膜（parietal pericardium）とがお互いに擦れあって起こるものである．仰臥位で最大呼気のままにすると，臓側と壁側の心膜が接触しやすく，聴診器の膜部を強く押し当てて聴診すると聞き取りやすい．
　三相のうち一貫して聴取されるのは収縮中期の摩擦音で，次に前収縮期だが，心房細動の時には聴取されない．日常聴取される心膜摩擦音は心臓手術後であるので，術後患者で聴診するとよい．大量の心嚢液貯留で摩擦音は減弱ないしは消失する．
　左側臥位で心音と一致したバリバリ音（crunch）は縦隔に空気（pneumomediastinum）が存

在するときに聴取され，Hamman signとよび，心膜摩擦音と混同しないようにする．この時，頸部に同様なcrunchを認めることが多い．

動的聴診（dynamic auscultation）

動的聴診とは，生理的や薬理的に血行動態を変えて，心音や心雑音に与える影響を見る方法である．

その方法には呼吸，体位，Valsalva手技，心室性期外収縮，等尺性運動（isometric），薬物等がある．

1）呼吸（respiration）

第2音（S2）の分裂は胸骨左縁でA2-P2が0.02秒以上のときに聞かれる．
第2音の分裂に与える呼吸の影響は前項で述べた．
右心側の雑音は増大し，左心側の雑音は減弱する．

①拡張期心音と駆出音（diastolic sounds & ejection sounds）

S3とS4が右室側に起因するときは吸気で増強し，呼気で減弱する．

左心側に起因する場合は逆になり，吸気で減弱し，呼気で増強する．僧帽弁の開放音（OS）は吸気でソフトになり，呼気で大きくなる．三尖弁では逆になる．肺動脈弁の駆出音は吸気で減弱するが，大動脈弁の駆出音は肺動脈弁閉鎖を伴うFallot四徴症を除いて呼吸性変動はない．

②雑音（murmur）

三尖弁狭窄，低圧肺動脈逆流の拡張期雑音，三尖弁逆流の収縮期雑音（Carvallo sign）とEbstein奇形の前収縮期雑音は吸気時に増強する．

僧帽弁逸脱症では吸気時に左心室サイズが小さくなり僧帽弁が相対的に伸び，その結果収縮中期のクリックと収縮期雑音が早期に起こり増強する．

所見▶診断

吸気時に前収縮期雑音が増強	▶ 三尖弁狭窄，低圧肺動脈逆流の拡張期雑音，三尖弁逆流の収縮期雑音とEbstein奇形
吸気時に収縮中期のクリックと収縮期雑音が早期に起こり増強	▶ 僧帽弁逸脱症

2）Valsalva手技

Valsalva手技とは深呼吸をして声門を閉じて力強く吐き出す動作を10～20秒することである．医師は患者の腹部に平手を当てて手技の長さと強さを調節する．

Valsalva手技の正常の反応は4つの相（phase）からなる．第1相のいきみ始めは血圧が上昇する．第2相では，はっきりとわかる静脈還流の減少と収縮期血圧と脈圧の減少に反射性頻脈が起こる．第1相と第2相をstraining periodという．第3相はいきみを解除したすぐ後に急激な一

過性の血圧低下が起こる．第4相は血圧の過上昇と反射性徐脈が起こる．第3相と第4相をrelaxation periodという．

第2相ではS3とS4は減弱し，A2-P2間隔は狭くなるか，または消失する．1回拍出量の減少と血圧の下降とともに，大動脈弁狭窄，肺動脈弁狭窄，僧帽弁逆流，三尖弁逆流の雑音は減弱する．そして，大動脈弁逆流，肺動脈弁逆流，僧帽弁狭窄，三尖弁狭窄の雑音はソフトになる．左心室容量が減少すると，閉塞性肥大型心筋症の収縮期雑音は増幅し，僧帽弁逸脱ではクリックと収縮後期雑音は早めに起こる．

第3相では急激な静脈還流の増加により，第2音の分裂ははっきりし，右心側の雑音や第3音・4音は増幅する．第4相の血圧の過上昇時には左心側由来の雑音や第3音・4音はコントロールに服するか一過性に増幅する．

所見▶診断	
Valsalva手技の第2相での雑音が減弱	大動脈弁狭窄，肺動脈弁狭窄，僧帽弁逆流，三尖弁逆流
Valsalva手技第2相で収縮期雑音は増幅	閉塞性肥大型心筋症
Valsalva手技第2相でクリックと収縮後期雑音は早めに起こる	僧帽弁逸脱

3) Muller手技

Muller手技とは，Valsalva手技と逆の手技で，鼻と口を閉じて息を約10秒間吸い込む動作で第2音の分裂を広げ，右心由来の雑音と第3・4音は増幅する．

4) 体位変換と運動 (postural change and exercise)

坐位や立位から急に仰臥位，または両下肢の受動的挙上で静脈還流は増加するので，最初に右心室，数秒送れて左心室の1回拍出量は増加する．

主要な聴診上の変化はS2の分裂が広がり，右心側のS3，S4は増大し，数秒後に左心側のS3，S4が増大する．肺動脈弁狭窄，大動脈弁狭窄の収縮期雑音と僧帽弁および三尖弁逆流，心室中隔欠損症の収縮期雑音や機能性雑音は増強する．

逆に，左心室容量が増加するために閉塞性肥大型心筋症の狭窄度が少なくなり，収縮期雑音は減弱する．僧帽弁逸脱症の収縮中期クリックや収縮後期雑音は遅くなるか減弱する．

臥位から立位，または坐位や蹲踞の姿勢から立位になるのは，まったく逆の効果がある．正常の呼吸性第2音の分裂は狭くなるが，真の固定性分裂は変化しない．

静脈還流の減少は1回拍出量の減少をもたらし，機能性肺動脈血流雑音や半月弁の狭窄，房室弁の逆流は減少する．閉塞性肥大型心筋症や僧帽弁逸脱症では臥位と逆の変化をし，雑音は増強する（表9）．

表9　姿勢の変更と血行動態の変化

座位		蹲踞
↓	静脈還流量	↑
↓	1回拍出量	↑
↓	全身血管抵抗	↑
↑	心拍数	↓

↑増加，↓減少

所見▶診断

坐位・立位から仰臥位で収縮期雑音や機能性雑音が増強	▶	肺動脈弁狭窄，大動脈弁狭窄の収縮期雑音と僧帽弁逆流，三尖弁逆流，心室中隔欠損症，機能性雑音
坐位・立位から仰臥位で収縮期雑音が減弱	▶	閉塞性肥大型心筋症
坐位・立位から仰臥位で収縮中期クリックや収縮後期雑音が遅くなるか減弱	▶	僧帽弁逸脱症

①蹲踞姿勢（squatting）（表9）

　立位から蹲踞姿勢をとると静脈還流は増加し，同時に全身血管抵抗は上昇する．1回拍出量は増え，動脈圧は上昇し，しばらくすると反射性徐脈が起こる．

　聴診上の特徴は，1回拍出量の増加の結果として，S3，S4（両心室）は増強し，肺動脈弁や大動脈弁狭窄による収縮期雑音は増強し，三尖弁や僧帽弁狭窄による拡張期雑音は大きくなる．聞こえなかった大動脈弁逆流の雑音が蹲踞姿勢で聞こえるようになることがある．

　動脈圧の上昇でFallot四徴症患者の右心室流出路の血流は増加し，僧帽弁逆流量は増加し，心室中隔欠損症による左→右シャントは増加するのでこれらの収縮期雑音は増強する．大動脈弁逆流の拡張期雑音は，逆流量が増えるために増強する．動脈圧の上昇と静脈還流の増加の組み合わせは，閉塞性肥大型心筋症では左心室のサイズは増大し，流出路の閉塞は減少するので収縮期雑音は減弱し，僧帽弁逸脱症においては収縮中期クリックと収縮後期雑音はS2に近づき，減弱する．

　臥位や蹲踞姿勢から，急に立位や，坐位になると逆の効果があり，静脈還流は減少し，全身血管抵抗は低下する．呼気で分裂した第2音は固定性分裂と混同されがちだが，分裂の幅が狭くなると，正常の呼吸性分裂が明らかとなる．真の固定性分裂は変化しない．

　静脈還流が減少すると，1回拍出量は減少し，機能性肺血流雑音，半月弁狭窄雑音，房室弁逆流雑音は減弱する．閉塞性肥大型心筋症や僧帽弁逸脱症の聴診所見は臥位の時と逆に雑音は増強し，収縮中期クリックはS1に近づき，収縮後期雑音は長くなり，増強する．

所見 ▶ 診断

【立位→蹲踞】

収縮期雑音が増強	▶ 肺動脈弁狭窄，大動脈弁狭窄
拡張期雑音が大きくなる	▶ 僧帽弁狭窄，三尖弁狭窄
収縮期雑音は増強	▶ Fallot四徴症
拡張期雑音は逆流量が増えるために増強	▶ 大動脈弁逆流
左心室のサイズが増大し，流出路の閉塞は減少するので収縮期雑音は減弱	▶ 閉塞性肥大型心筋症
収縮中期クリックと収縮後期雑音はS2に近づき，減弱	▶ 僧帽弁逸脱

【臥位・蹲踞→立位】

静脈還流が減少し，1回拍出量は減少	▶ 生理的肺血流雑音，半月弁狭窄雑音，房室弁逆流雑音は減弱
収縮中期雑音は増強，収縮中期クリックはS1に近づき，収縮後期雑音は長くなり，増強	▶ 閉塞性肥大型心筋症，僧帽弁逸脱症

②他の体位変換

左側臥位では左室由来のS1，S3，S4は増強し，僧帽弁狭窄の開放音（OS）と雑音，僧帽弁逆流の雑音，僧帽弁逸脱症の収縮中期クリック，収縮後期雑音，大動脈弁逆流によるAustin Flint雑音は容易に聴取される．

座って前かがみになると大動脈弁逆流や肺動脈弁逆流の雑音は聞き取りやすくなる．

臥位になって下肢を挙上すると静脈還流は増えるのでS3は増強する．

所見 ▶ 診断

左側臥位における開放音と雑音の容易な聴取	▶ 僧帽弁狭窄
左側臥位における雑音の容易な聴取	▶ 僧帽弁逆流
左側臥位における収縮中期クリック，収縮後期雑音の容易な聴取	▶ 僧帽弁逸脱症
左側臥位におけるAustin Flint雑音の容易な聴取	▶ 大動脈弁逆流
座って前かがみになると聞き取りやすくなる雑音	▶ 大動脈弁逆流，肺動脈弁逆流

③等尺性運動（isometric exercise：handgrip）

呼吸しながら強く（Valsalva手技を避けるため）握りこぶしを作る運動を20〜30秒続けると一

表10 sustained handgripと血行動態の変化

心拍出量	↑	
心拍数	↑	僧帽弁逆流
動脈圧	↑	心室中隔欠損症
全身血管抵抗	↑	僧帽弁逸脱
心室充満圧	↑	

↑増加

過性だが有意に全身血管抵抗，動脈圧，心拍数，心拍出量，左心室充満圧と心臓サイズは増加する．左心由来の①S3，S4は増強し，②大動脈弁狭窄症の収縮期雑音は圧格差が減少するために減少し，③大動脈弁逆流の拡張期雑音，リウマチ性僧帽弁逆流と心室中隔欠損症の収縮期雑音は増強する，④僧帽弁狭窄症の拡張期雑音は心拍出量の増加で増大し，⑤閉塞性肥大型心筋症の収縮期雑音は減弱し，⑥僧帽弁逸脱症の収縮中期クリックと収縮後期雑音は左心室容量が増加するので，遅れてS2に近づく（表10）．

所見▶診断

【等尺性運動時】

収縮期雑音が減少	▶ 大動脈弁狭窄症
拡張期雑音が増強	▶ 大動脈弁逆流
収縮期雑音が増強	▶ 僧帽弁逆流，心室中隔欠損症
拡張期雑音が増大	▶ 僧帽弁狭窄症
収縮期雑音が減弱	▶ 閉塞性肥大型心筋症
収縮中期クリックと収縮後期雑音が左心室容量が増加し，遅れてS2に近づく	▶ 僧帽弁逸脱症
左心側の逆流性雑音が増強	▶ 大動脈弁逆流，僧帽弁逆流，心室中隔欠損症

④一時的動脈閉塞（Transient arterial occlusion：TAO）

TAOは両方の上肢に患者の収縮期血圧より20～40 mmHg高く，20秒間同時に血圧計で加圧することで大動脈圧は上昇せず，大動脈血管抵抗を上昇させる．左心側の逆流性雑音（大動脈弁逆流，僧帽弁逆流，心室中隔欠損症）は増強する．HandgripよりValsalva効果がないので雑音の反応は一定であり，簡単に行えるので普及してくるのを望む．

5）期外収縮後増強（postextrasystolic potentiation）（図31）

代償性期外収縮では早期の脱分極が細胞膜のCaチャネルを介するCa流入を増加させ，筋小胞体内のCa貯蔵が増大することによって収縮も増大する．

これを利用してベッドサイドで雑音の鑑別に用いる．

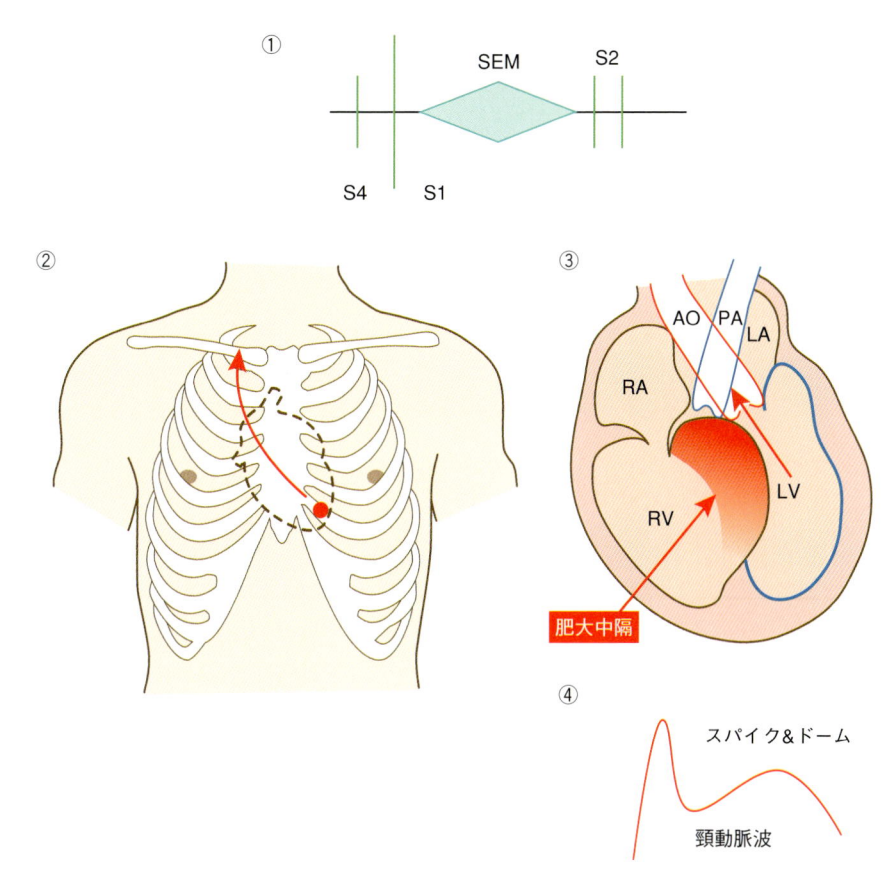

図31　閉塞性肥大型心筋症の収縮期雑音
①時にS2の逆分裂が起こる，②雑音の放散：雑音はイソプロテレノール，血管拡張剤，Valsalva手技で増強，β-blockerや血管収縮剤で小さくなる，③中隔の肥大がSEMの原因（持続性心尖拍動），④頸動脈はスパイク&ドーム
AO＝大動脈，LA＝左心房，LV＝左心室，RA＝右心房，RV＝右心室，PA＝肺動脈

　代償性休止（compensatory pause）では心室の充満量は増大し，大動脈圧は低下する．1回拍出量は増加し，また，Frank-Starlingの法則で左心室の拡張終期容量が増加するので，期外収縮後の心筋の収縮力は増大する．

　大動脈弁狭窄を流れる血流は乱流（turbulent flow）を増強するので雑音は増大する．

　閉塞性肥大型心筋症では期外収縮後増強はBrockenbrough現象で動脈圧は低下し，左心室と大動脈の圧較差は極端に増大して雑音は増強する（図31）．

　僧帽弁逆流では期外収縮後増強による雑音の増強は見られないので，大動脈弁狭窄による雑音との鑑別に役立つ．期外収縮後増強では，拡張終期容量と大動脈への血流は増える．僧帽弁逆流の血流が増えるのは原則として等容性収縮期（大動脈弁はまだ閉じている）に限定される．大動脈弁が開いた後の収縮期では大動脈への血流は増えるが，僧帽弁逆流は減るので全体としてほとんど雑音は変化しない．

　心房細動の患者でも，RR´間隔の変化で雑音の変化が見られれば，僧帽弁逆流か大動脈弁狭窄か雑音の鑑別に利用できる（図32）．

所見 ▶ 診断	
雑音が増大	▶ 大動脈弁狭窄
Brockenbrough現象で動脈圧が低下し，左心室と大動脈の圧較差が極端に増大して雑音は増強，血圧は低下	▶ 閉塞性肥大型心筋症
雑音の増強が見られない	▶ 僧帽弁逆流

Postextrasystolic beat 左室容量↑，期外収縮後増強	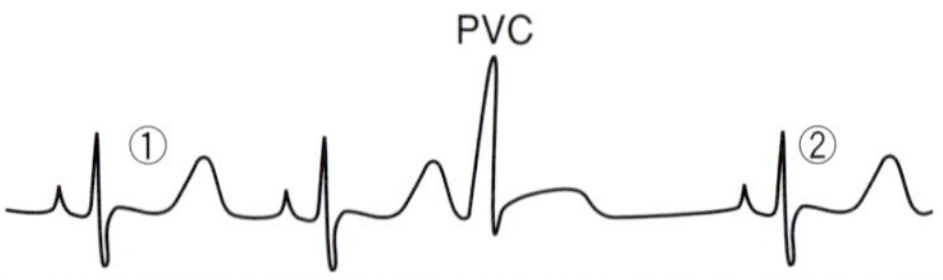
①疾患	②雑音
大動脈弁狭窄	↑
僧帽弁逆流	NC
閉塞性肥大型心筋症	↑

図32　期外収縮後増強の雑音の変化
PVC＝心室期外収縮，NC＝変化なし
↑＝増強

6）薬物効果

①亜硝酸アミル（Amyl nitrite）

　臥位で患者の鼻の近くで亜硝酸アミルのカプセルをガーゼでつまんで壊し，10〜15秒で3〜4回深呼吸をして吸引する．30秒後には血管拡張作用のため血圧は低下する．30〜60秒で反射性頻脈が見られ，次に反射性に心拍出量は増加し，血流は早くなる（表11）．

　吸引後最初の30秒で聴診上の主な変化が見られる．S1は増強し，A2が減弱する．三尖弁や僧帽弁開放音（OS）は増強し，大動脈圧が下がるためにA2-OS間隔は短くなる．両室由来のS3は充満速度が速くなるために増強するが，僧帽弁逆流による収縮期雑音は減弱し，S3も減弱する．大動脈弁狭窄，肺動脈弁狭窄，閉塞性肥大型心筋症，三尖弁逆流や機能性収縮期雑音は増強する．亜硝酸アミルに対する反応は次の鑑別に有用である：①大動脈弁狭窄による収縮期雑音は増強し，僧帽弁逆流では減少する，②三尖弁逆流の雑音は増強し，僧帽弁逆流では減少する，③肺動脈弁狭窄の雑音は増強し，Fallot四徴症では減弱する，④僧帽弁狭窄症の拡張期雑音は増強し，大動脈弁逆流のAustin Flint雑音は減少する．⑤肺動脈弁逆流の拡張早期雑音は増強し，大動脈弁逆流では減少する．

　Fallot四徴症では血圧が低下するので右→左シャントは増え，右室から肺動脈への血流は減り，収縮中期雑音は減弱する．

　心拍出量の増加により僧帽弁狭窄，三尖弁狭窄や肺動脈弁逆流の拡張期雑音，三尖弁逆流の収縮期雑音は増強する．しかしながら，血圧は低下するので僧帽弁逆流や心室中隔欠損症の収縮期雑音，大動脈弁逆流やAustin Flintの拡張期雑音，動脈管開存症や動静脈瘻の連続性雑音は減弱する．

表11　亜硝酸アミルの心雑音に及ぼす影響

亜硝酸アミル吸入		
最初の15秒		30〜60秒
↓	血圧	↑
NC	心拍数	↑
↑	心拍出量	↑
雑音の減弱		雑音の増強
僧帽弁逆流		三尖弁逆流症
心室中隔欠損		肺動脈弁狭窄
動脈管開存症		大動脈弁狭窄
大動脈弁逆流		閉塞性肥大型心筋症
		僧帽弁狭窄

↑＝増加，↓＝減少　NC＝変化なし

　僧帽弁逸脱症では左心室サイズが小さくなるので，収縮中期クリックや収縮後期雑音は早期に移動し，雑音の増減は一定しない（表11）．

②メトキサミンとフェニレフリン（methoxamine／phenilephrine）

　これらの薬剤は血圧を上昇させ，亜硝酸アミルと逆の効果がある．フェニレフリンは作用時間が短いために良く用いられる．経静脈的に投与すると血圧は30 mmHg程度上昇し，3〜5分程持続する．反射性徐脈が生じ，心収縮力と心拍出量は減少する．心不全と高血圧があるときは使用禁止である．S1は減弱し，A2-OS間隔は長くなる．S3とS4の反応は一定しない．血圧の上昇により大動脈弁逆流の拡張期雑音，僧帽弁逆流，心室中隔欠損症やFallot四徴症の収縮期雑音，動脈管開存症や動静脈瘻の連続性雑音は増強する．他方，左心室サイズが増えるので閉塞性肥大型心筋症では収縮期雑音はソフトになり，僧帽弁逸脱症では収縮中期クリックや収縮後期雑音は遅延しS2に近づく．心拍出量の低下で大動脈弁狭窄や機能性収縮期雑音，僧帽弁狭窄症の拡張期雑音は減弱する．僧帽弁逆流による輪転様雑音（flow rumble）やAustin Flint雑音は減弱する．

　表12に薬物による雑音の変化を示す．

　雑音の同定に役立つ手技を表13にまとめた（各手技の項を参照）．

・種々の手技に対するクリック音（僧帽弁逸脱症）の反応

　僧帽弁逸脱症は僧帽弁尖の一方，または両方が左心房側に落ち込む状態で僧帽弁逆流を伴うものが多い．左心室容量が収縮期に一定の臨界容量以下になると起こる（図17）．特徴的な所見は収縮中期クリックが聴取されたり，しなかったりする収縮後期雑音である．僧帽弁逸脱症の診断にはいろいろな手技で収縮中期クリックや収縮後期雑音の変化を観察することで確定できる．

　クリック雑音コンプレックスにおける聴診所見の変化は，種々の手技による血行動態に及ぼす影響を理解することで分類できる（表13）．ある一定の臨界左室容量に達し逸脱を起こすが，その時点は収縮初期の容量に依存する．僧帽弁逸脱の臨界容量は血圧，血管抵抗，心拍数，左心室の駆出速度で決まる．これらの要因は収縮期における雑音の強弱や，クリックのタイミングに影響を与える．よって，左室拡張期容量を変えるような手技は収縮期のクリックと雑音に影響を与える（表13）．Valsalva手技や，臥位から立位への変更は左心室容量を減少させるので臨界容量に達する時間は短くなり，クリックと雑音はS1に近づく．最大寸前のhandgripでは頻脈が起こり

所見 ▶ 診断

【亜硝酸アミルに対する反応】

収縮期雑音は減弱し，S3も減弱	▶ 僧帽弁逆流
収縮期雑音の増強	▶ 大動脈弁狭窄，肺動脈弁狭窄，閉塞性肥大型心筋症，三尖弁逆流
右→左シャントが増え，右室から肺動脈への血流が減り，収縮中期雑音は減弱	▶ Fallot四徴症
心拍出量の増加による拡張期雑音の増強	▶ 僧帽弁狭窄，三尖弁狭窄，肺動脈弁逆流
血圧低下による収縮期雑音の減弱	▶ 僧帽弁逆流，心室中隔欠損症
血圧低下による拡張期雑音の減弱	▶ 大動脈弁逆流
血圧低下によるAustin Flint雑音の減弱	▶ 大動脈弁逆流
血圧低下による連続性雑音の減弱	▶ 動脈管開存症，動静脈瘻

表12 薬物による雑音の変化

フェニレフリン	プロプラノロール	イソプロテレノール	亜硝酸アミル	
血圧 ↑	収縮性 ↓	収縮性 ↑	血圧 ↓	
心拍数 ↓	心拍数 ↓	心拍数 ↑	心拍数 ↑	
心拍出量/一回拍出量 ↓	流出路圧較差 ↓	流出路圧較差 ↑	心拍出量 ↑	
大動脈弁逆流 ↑	閉塞性肥大型心筋症 ↓	閉塞性肥大型心筋症 ↑	閉塞性肥大型心筋症 ↑	三尖弁逆流症 ↑
僧帽弁逆流 ↑			僧帽弁逆流 ↓	肺動脈弁狭窄 ↑
心室中隔欠損 ↑			心室中隔欠損症 ↓	大動脈弁狭窄 ↑
動脈管開存症 ↑			動脈管開存症 ↓	閉塞性肥大型心筋症 ↑
閉塞性肥大型心筋症 ↓			大動脈弁逆流 ↓	僧帽弁狭窄 ↑

↑増大，↓減少

表13 雑音の同定に役立つ手技

手技	雑音	反応
吸気	右心側	↑
呼気	右心側	↓
Muller	右心側	↑
Valsalva	閉塞性肥大型心筋症	↑
蹲踞→立位	閉塞性肥大型心筋症	↑
立位→蹲踞	閉塞性肥大型心筋症	↓
下肢挙上	閉塞性肥大型心筋症	↓
handgrip	閉塞性肥大型心筋症	↓
handgrip	僧帽弁逆流／心室中隔欠損症	↑
一過性動脈閉塞	僧帽弁逆流／心室中隔欠損症	↑
亜硝酸アミル	僧帽弁逆流／心室中隔欠損症	↓

↑増大，↓減少

　左室容量は減少するのでclickはS1に近づくが，収縮力は増加するので雑音は増強する．最大handgripでは後負荷を増加させ血管抵抗と血圧を上げ，クリックと雑音の変化を帳消しにするの

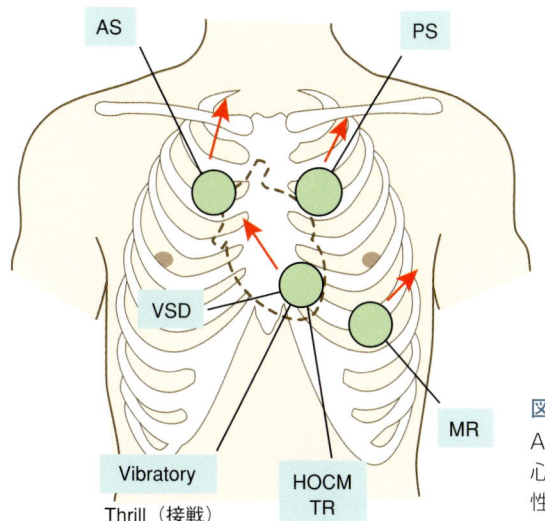

図33 心疾患と雑音の最強点と放散
AS＝大動脈弁狭窄，PS＝肺動脈弁狭窄症，VSD＝心室中隔欠損症，MR＝僧帽弁逆流，HOCM＝閉塞性肥大型心筋症，TR＝三尖弁逆流症

で強いhandgripは避けるべきである．

　亜硝酸アミルに対する反応は2通りある．吸入直後は血圧が低下し，駆出速度は増加するのでクリックと雑音はS1に近づく．血圧低下は僧帽弁逆流を長くするが雑音の強さは減弱し，聴取は困難となる．吸入からしばらくたつと反射性頻脈が起こり，収縮力は増加し血圧も正常に戻るので，雑音は増強する．

　左心室容量を増やすか，後負荷を増やす，または収縮力を減らす手技はクリックと雑音をS2に近づける．プロプラノロールは心拍数を減らし，左心室容量を増やし，収縮力を弱めるのでクリック雑音はS2に近づく．フェニレフリンの静脈内投与は血圧を上げ，反射性に心拍数を減らすのでクリック雑音をS2に近づける．

　急に蹲踞の姿勢をとると大動脈圧と後負荷を増加させ，静脈還流を増やすので左心室容量は増大しクリック雑音はS2に近づく．蹲踞姿勢から急に立位になると左室容量は急激に減りクリック雑音はS1に近づく．

　僧帽弁逸脱症ではクリックのみで雑音のないものや，クリックがなくて雑音のみのものまでいろいろあり，クリックと雑音のいろいろな手技に対する反応で他の雑音と区別するので重要である．閉塞性肥大型心筋症の収縮中期雑音との鑑別が難しいのは蹲踞・立位に対する反応が似ているが，Valsalva手技に対する反応が異なるので役に立つ鑑別点である．Strain相のValsalva手技では閉塞性肥大型心筋症の雑音は極端に増強し，僧帽弁逸脱症の雑音は長くはなるが雑音の強さは変わらないか減弱する．

　聴診中に心室性期外収縮（PVC）があればもっと役に立つ．閉塞性肥大型心筋症ではPVC後の心拍では雑音は極端に増強し，僧帽弁逸脱症では雑音に変化はない．一時的動脈閉塞は最も優れた方法で，僧帽弁逸脱症の僧帽弁逆流の雑音は増強するが，閉塞性肥大型心筋症では雑音はほとんど変化しない（図33）．

所見▶診断

血圧の上昇による拡張期雑音の増強	▶ 大動脈弁逆流
血圧の上昇による収縮期雑音の増強	▶ 心室中隔欠損症，Fallot四徴症
血圧の上昇による連続性雑音の増強	▶ 動脈管開存症，動静脈瘻
左心室サイズが増え収縮期雑音がソフトになる	▶ 閉塞性肥大型心筋症
収縮中期クリックや収縮後期雑音は遅延しS2に近づく	▶ 僧帽弁逸脱症
拡張期雑音は減弱	▶ 大動脈弁狭窄や機能性収縮期雑音，僧帽弁狭窄症
Austin Flint雑音の減弱	▶ 大動脈弁逆流
収縮中期クリックと聴取されたり，しなかったりする収縮後期雑音	▶ 僧帽弁逸脱症
flow rumbleの減弱	▶ 僧帽弁逆流

文　献

1) Physical examination of the heart and circulation; Braunwald E, Perloff J : the heart（電子版ACC），2007
2) Grewe K, et al. : Differentiation of Cardiac Murmurs by Dynamic Auscultation, Current problem in cardiology, year book, 1988
3) Pocket Guide to Clinical Examination 3rd edition (Epstein O, et al.), Mosby, 2004
4) Bed side cardiology, 3rd edition (Constant J), little Brown, 1985
5)「循環器学用語集　第3版」（日本循環器学会用語委員会，循環器学用語合同委員会/編），丹水社，2008
6) ステッドマン医学大辞典 改訂第6版（CD-ROM），メディカルビュー，2008
7)「医学書院 医学大辞典 電子版」，医学書院，2003
8) Sapira JD : The art and science of bedside diagnosis, Baltimore, Urban & Schwarzenberg, 1990
9) Lembo NJ, et al : NEJM 1988

各論●身体所見からの臨床診断

7　呼吸器のフィジカル診断

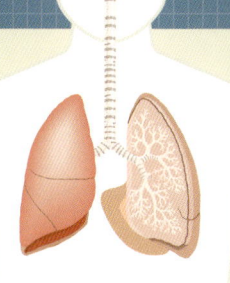

宮城征四郎

身体所見の重要性

　呼吸器は他臓器との関係が極めて密であり，呼吸器疾患の診断に胸郭外の身体所見が重要な手がかりとなることが少なくない．したがって呼吸器臨床といえども完璧な身体診察（Complete physical examination）が要求される由縁である．

呼吸器疾患にかかわる全身の身体所見

1）全身状態

①体重減少や痩痩
　慢性消耗性疾患を疑う．悪性腫瘍，慢性感染症（肺結核膿瘍，膿胸，放線菌症，慢性壊死アスペルギルス症など），過換気を伴う慢性呼吸不全（肺気腫，肺繊維症，肺結核後遺症）などに多い．
②肥満
　肺胞低換気を伴いやすく，末梢性の睡眠時無呼吸症候群の原因となる．粘液水腫や全身浮腫は呼吸筋機能障害の原因となるばかりでなく，内分泌学的，肺・循環生理学的障害による呼吸不全をもたらす．

所見▶診断

【全身状態】

体重減少やるい痩	▶ 慢性消耗性疾患
肥満	▶ 肺胞低換気を伴いやすく，末梢性の睡眠時無呼吸症候群の原因

2）皮膚病変と呼吸器

①頭髪の脱毛および皮膚硬化
　強皮症を示唆．間質性肺炎ないし線維症の合併率が高い．膠原病性皮疹および血管炎所見は

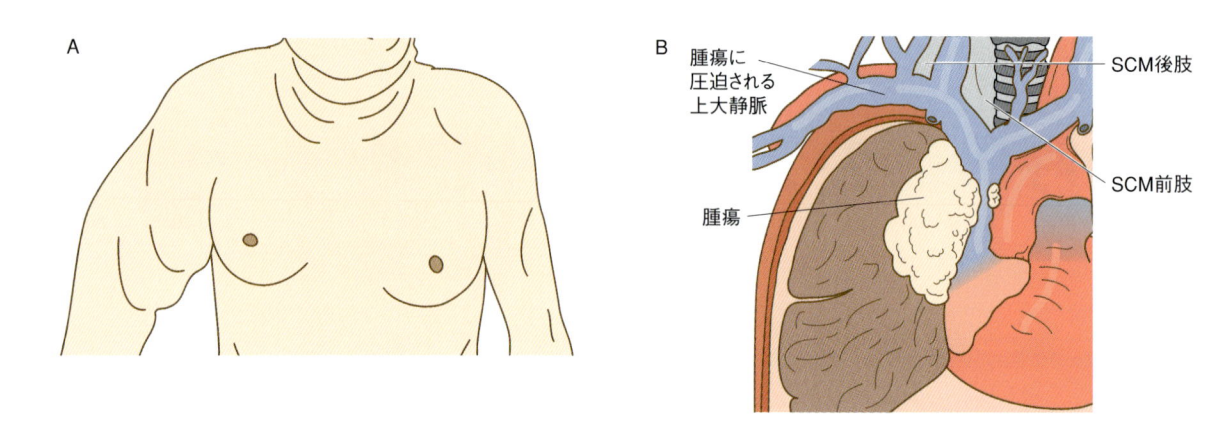

図1　SVC症候群
A）男性患者上半身．顔面，首，腕，胸部が腫脹．B）腫瘍に上大静脈が圧迫される

SLEその他に伴う間質性肺炎を疑う．

②多発性神経線維腫とカフェ・オレ斑

　肺線維症やブラ症，肋間神経線維腫などの合併がある．

③毛細血管拡張症，色素沈着，結節性紅斑

　毛細血管拡張症はRendu-Osler-Weber，色素沈着は小細胞癌，結節性紅斑はサルコイドーシス，コクシディオイドマイコーシス，肺結核に伴うことがある．

④前腋窩部の点状出血

　長管骨骨折患者における前腋窩部の点状出血は脂肪塞栓を強く示唆する．

⑤片側顔面の無汗症，顔面腫脹

　片側顔面の無汗症はホルネル症候群の一所見であり肺癌を疑うが，顔面腫脹は上大静脈症候群（SVC症候群：Superior vena cava syndrome）の部分現象としてとらえられる（図1）．

所見▶診断

所見	診断
頭髪の脱毛および皮膚硬化	強皮症 間質性肺炎ないし線維症
多発性神経線維腫，カフェ・オレ斑	肺線維症やブラ症，肋間神経線維腫
毛細血管拡張症	Rendu-Osler-Weber
色素沈着	小細胞癌
結節性紅斑	サルコイドーシス，コクシディオイドマイコーシス，肺結核
長管骨々折患者における前腋窩部の点状出血	脂肪塞栓
片側顔面の無汗症	Horner症候群の一所見
顔面腫脹	上大静脈症候群

3）耳

　耳介の変形または反復性軟骨炎は多発性骨軟骨炎（relapsing polychondritis：耳介・鼻軟骨，気管軟骨に多発）の徴候のことがある．

所見▶診断

耳介の変形または反復性軟骨炎　　▶　多発性骨軟骨炎の徴候

4）眼

①春季カタル（春季に起こる結膜炎）はアトピー性気管支喘息に合併することが多い
②葡萄膜炎はサルコイドーシスや肺結核，乾燥性角膜炎はSjögren症候群のリンパ球性間質性肺炎の診断の手がかりとなる
③Horner症候群（Horner症候群は頚髄の星状神経節が冒され，交感神経障害のため無汗症，眼裂狭小，縮瞳の症候群が起こることを言う）は特にPancoast型肺癌を強く疑う（図2）
④眼底検査によるうっ血乳頭は，呼吸不全患者ではPaCO$_2$が急激に基礎値より40Torr以上も上昇した時に発現し，そのほか肺癌の脳転移，気管支拡張症からの脳膿瘍などに基づく脳圧亢進．眼底に粟粒結節所見が粟粒結核で認められることがある

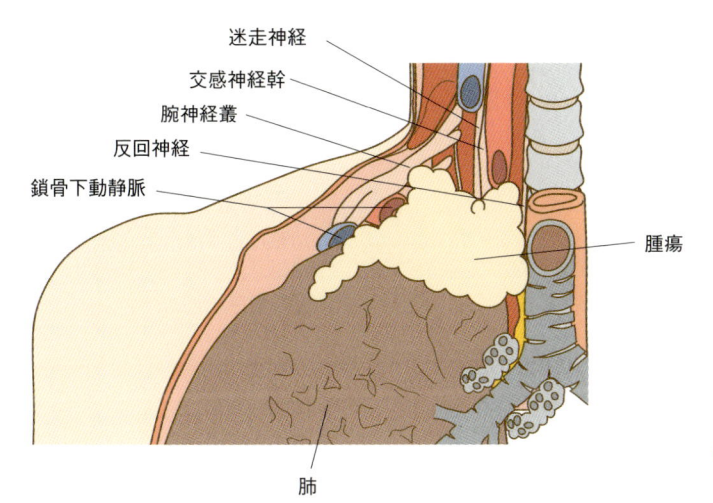

図2　**Pancoast症候群**
肺尖部にできる悪性腫瘍で発見されにくい

所見 ▶ 診断	
春季カタル	アトピー性気管支喘息に合併
葡萄膜炎	サルコイドーシス，肺結核
乾燥性角膜炎	Sjögren症候群のリンパ球性間質性肺炎
Horner症候群	Pancoast型肺癌
うっ血乳頭	脳圧亢進
眼底に粟粒結節所見	粟粒結核

5）鼻

①成人における鼻翼呼吸は急性間質性肺炎に伴うことが多い

②鞍鼻は反復性多発性軟骨炎，Wegener肉芽腫症などを示唆し，潰瘍性鼻炎も同様にWegener肉芽腫症の特徴的所見である

③アレルギー性鼻炎はアトピー性気管支喘息に，慢性副鼻腔炎は副鼻腔気管支症候群〔慢性副鼻腔気管支炎，気管支拡張症，びまん性汎細気管支炎（DPB）〕に伴う

④副鼻腔腫瘍をはじめ頭頸部の腫瘍（多くは偏平上皮癌）は空洞形成性転移性肺癌を合併することが多い

所見 ▶ 診断	
鼻翼呼吸	急性間質性肺炎
鞍鼻	反復性多発性軟骨炎，Wegener肉芽腫症
潰瘍性鼻炎	Wegener肉芽腫症
アレルギー性鼻炎	アトピー性気管支喘息
慢性副鼻腔炎	副鼻腔気管支症候群〔慢性副鼻腔気管支炎，気管支拡張症，びまん性汎細気管支炎(DPB)〕
副鼻腔腫瘍をはじめ頭頸部の腫瘍（多くは偏平上皮癌）	空洞形成性転移性肺癌を合併

6）口　腔

①口唇および舌のチアノーゼは中心性であることが多い

②口すぼめ呼吸は肺気腫に特徴的である

③不潔な口腔衛生や歯周炎は嫌気性菌による呼吸器感染症の基礎となる

④口内乾燥症はSjögren症候群の症状の一つであり，リンパ球性間質性肺炎の合併を示唆する

⑤下顎骨・皮膚瘻はアクチノマイコーシスの可能性を考え，肺異常影の鑑別診断に本症を挙げる

所見 ▶ 診断	
口唇および舌のチアノーゼ	▶ 中心性チアノーゼ
口すぼめ呼吸	▶ 肺気腫
不潔な口腔衛生や歯周炎	▶ 嫌気性菌による呼吸器感染症
口内乾燥症	▶ Sjögren症候群，リンパ球性間質性肺炎の合併
下顎骨・皮膚瘻	▶ アクチノマイコーシス

7）頸　部

　頸部身体所見は呼吸器と極めて密接な関係があり，呼吸器疾患の診断上，極めて有意義な情報源である[1]．

①気管の偏移は胸腔内肺気量変化の反映であり，気管短縮（胸骨頭部上縁より甲状軟骨下縁までの距離が1～2横指以内）は慢性閉塞性肺疾患，特に肺気腫の徴候である

②甲状腺腫は胸腔内甲状腺腫合併の可能性があり，上縦隔腫瘍の鑑別診断に資する

③頸動脈の躍動性拍動は1回心拍出量増大を意味し，呼吸器とのかかわりでは慢性貧血を伴う肺疾患や高二酸化炭素血症，および肺内動静脈瘤の存在などを鑑別する

④頸静脈の怒張は緊張性気胸，肺癌に伴う心タンポナーデ，大量肺血栓症による肺高血圧や上大静脈症候群を鑑別する．呼気時にのみ怒張し吸気時には虚脱する頸静脈の動態は1秒量が700 mL以下の閉塞性肺疾患の所見である

⑤胸鎖乳突筋の活動性の亢進は1秒量＜1Lの気流障害の指標とされており，その肥大は同障害の慢性化を意味する

⑥中斜角筋の活動性亢進は努力肺活量＜1Lの拘束性肺機能障害の指標とされ，またその肥大は慢性閉塞性肺疾患の徴候である

⑦吸気時に鎖骨上窩が陥凹する所見は1秒量＜700 mLの閉塞性肺機能障害を示唆する

所見 ▶ 診断	
気管短縮	慢性閉塞性肺疾患，特に肺気腫
甲状腺腫	胸腔内甲状腺腫合併
頸動脈の躍動性拍動	慢性貧血を伴う肺疾患，高二酸化炭素血症，肺内動静脈瘤
頸静脈の怒張	緊張性気胸，肺癌に伴う心タンポナーデ，大量肺血栓症による肺高血圧や上大静脈症候群
呼気時にのみ怒張し吸気時には虚脱する頸静脈の動態	1秒量が700mL以下の閉塞性肺疾患の所見

所見▶診断	
胸鎖乳突筋肥大	▶気流障害の慢性化
中斜角筋肥大	▶慢性拘束性肺疾患
吸気時に鎖骨上窩が陥凹	▶閉塞性肺機能障害

8) 腹　部

①A群β溶連菌呼吸器感染，特に胸膜炎では，時に急性腹症の症状を呈することがあり，鑑別上，注意を要する[2, 3)]
②横隔膜神経麻痺に際し，吸気時に腹壁臍部が罹患側へ移動する
③下行性腹壁静脈怒張は奇静脈より中枢側で閉塞した上大静脈症候群で認められる
④悪性リンパ腫やサルコイドーシス，その他の呼吸器疾患で時に肝脾腫を触れる
⑤食道または胃気管支瘻の存在は飲水時に咳発作を伴い，また反復性下気道感染の原因となる
⑥腹水の存在は胸水貯留をもたらすことがある
⑦横隔膜下膿瘍は胸水や膿胸を併発しやすく，また，気管支・胸膜・腹腔瘻の原因となり得る
⑧急性壊死性膵炎は胸膜炎だけでなく時にARDSを併発する
⑨腹腔臓器腫瘍は肺転移を起こしやすい

所見▶診断	
急性腹症	▶胸膜炎
吸気時に腹壁臍部が罹患側へ移動	▶横隔膜神経麻痺
下行性腹壁静脈怒張	▶上大静脈症候群
肝脾腫	▶悪性リンパ腫やサルコイドーシス
飲水時に咳発作	▶食道または胃気管支瘻
腹水	▶胸水貯留
横隔膜下膿瘍	▶胸水や膿胸 気管支・胸膜・腹腔瘻
急性壊死性膵炎	▶胸膜炎，急性呼吸促迫症候群（ARDS）
腹腔臓器腫瘍	▶肺転移を起こしやすい

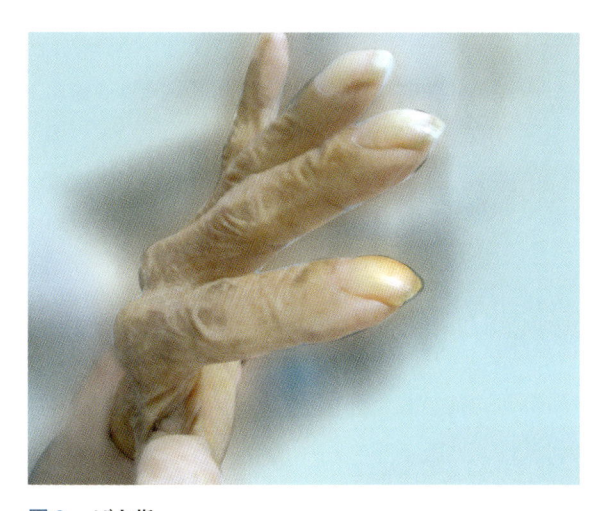

図3　ばち指
（撮影：入江聰五郎）

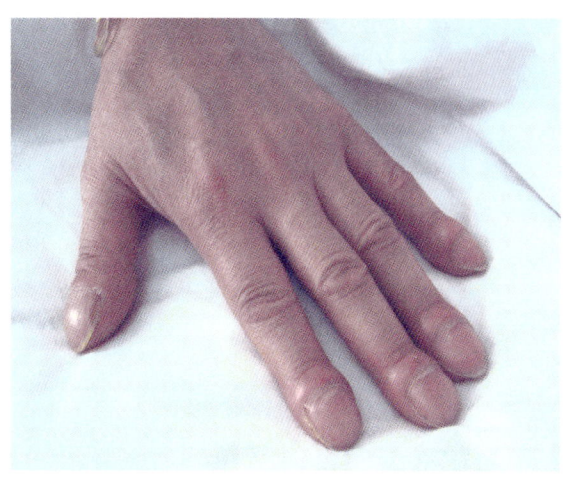

図4　ばち指②
（撮影：入江聰五郎）

9) 四　肢

①長管骨骨折は肺の脂肪塞栓と関係が深く，深部血栓性静脈炎は肺塞栓症とかかわりが深い
②感染性静脈炎や四肢深部膿瘍は，敗血症性肺塞栓症を起こすことがある
③肥大性骨関節症は肺癌，胸膜腫瘍，気管支拡張症などに合併し，ばち指（図3，4）は特発性および膠原病性間質性肺疾患，肺癌，気管支拡張症，慢性呼吸器感染症，DPB，肺内動静脈瘻などに伴う（各論6「循環器のフィジカル診断」参照）
④レイノー現象や毛細血管炎所見などの膠原病徴候も四肢で認められる
⑤四肢筋麻痺は肺癌によるEaton-Lambert症候群（肺癌に伴う重症筋無力症様麻痺をいう）や胸腺腫を伴う重症筋無力症，慢性呼吸不全を伴うmyotonia dystrophica（先天性の筋肉疾患で筋緊張症を特徴とする）などを鑑別する
⑥急激な高二酸化炭素血症の発現は四肢の羽ばたき振戦を誘発する．また，慢性化すると下腿の浮腫を伴う

所見▶診断

長管骨骨折	肺の脂肪塞栓
深部血栓性静脈炎	肺塞栓症
感染性静脈炎，四肢深部膿瘍	敗血症性肺塞栓症
肥大性骨関節症	肺癌，胸膜腫瘍，気管支拡張症などに合併
ばち指	特発性および膠原病性間質性肺疾患，肺癌，気管支拡張症，慢性呼吸器感染症，DPB，肺内動静脈瘻など

所見▶診断	
四肢筋麻痺	▶Eaton-Lambert症候群，胸腺腫を伴う重症筋無力症，慢性呼吸不全を伴うmyotonia dystrophica
四肢の羽ばたき振戦	▶急激な高二酸化炭素血症
下腿の浮腫	▶慢性化した低酸素血症および高二酸化炭素血症

呼吸器疾患の身体所見

　胸部理学検査は嗅，視，触，打，聴の五感を駆使し，患者の状況に応じ臨機応変に組み合わせながら行なうのが一般的である．

1）嗅　診

①喀痰や胸水の悪臭は嫌気性感染症を示唆する
②吐息のアセトン臭（糖尿病性クスマウル大呼吸）やアンモニア臭（尿毒症性肺臓炎）が時に特

所見▶診断	
喀痰や胸水の悪臭	▶嫌気性感染症

異的な病態を示唆することがある

2）視　診

①胸部皮膚所見

　前胸部皮膚には種々の特徴的な所見が認められ，時として疾患のオリエンテーションを提供してくれる．

①蜘蛛状血管腫を伴う女性化乳房は肝硬変を疑わしめるが，肺癌（特に大細胞性）や睾丸腫瘍，薬物（治療用女性ホルモン，ジギタリス，アルダクトン，その他）でも女性化乳房をきたすことがある
②ニキビ様皮疹はサルコイドーシスを，頸部から前胸部に分布する出血斑はアミロイドーシス，前腋窩部の点状出血は脂肪塞栓を強く示唆する
③前胸壁の静脈の怒張・蛇行は上大静脈その他の静脈閉塞を意味し，その走行により解剖学閉塞部位の推定が可能である

②胸郭変形所見

　鳩胸，ピラミッド胸，漏斗胸などの先天性胸郭変形，肺の容積変化に基づく胸壁陥没や樽状胸（図5），カリエスなどによる胸椎変形などの胸郭変形は視診により容易に診断される．

所見▶診断

女性化乳房	肝硬変，肺癌（特に大細胞性），睾丸腫瘍，薬物
ニキビ様皮疹	サルコイドーシス
頸部から前胸部に分布する出血斑	アミロイドーシス
前腋窩部の点状出血	脂肪塞栓
前胸壁の静脈の怒張・蛇行	上大静脈その他の静脈閉塞

③胸郭の呼吸性運動[4]

　正常な胸郭呼吸運動は，吸気に際し肋間腔は開大し，前胸郭は鎖骨および第１肋骨・胸骨接合部を支点としてポンプの把っ手様に動き，また，季肋部では外・上方に開大する．腹部と胸郭の動きは常に，協調的であることが原則である．

①奇異運動

　多発性肋骨骨折や横隔膜神経麻痺では左右胸郭の協調運動が失われ，呼吸筋疲労に際しては胸郭と腹部の呼吸性協調運動を欠く

②ポンプの把っ手運動の消失

　胸郭を側方から観察すると，正常人では吸気時に鎖骨および第１肋骨の胸骨との接合部を支点とした胸郭のポンプの把っ手様の運動が認められる．重篤な閉塞性肺疾患ではこの呼吸性胸郭運動が消失する

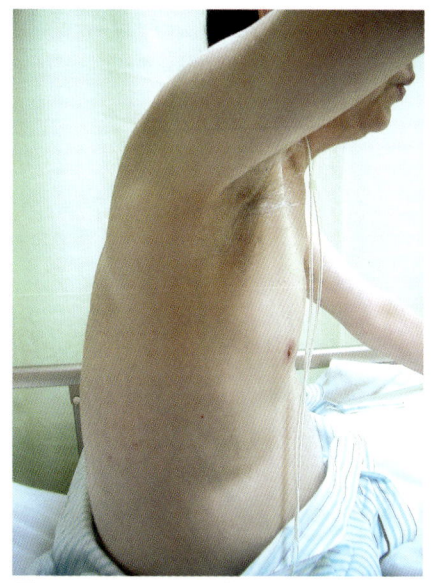

図5　COPDにおける樽状胸
（撮影：入江聰五郎）

　この所見はFEV1.0＜0.7L，％FEV1.0＜40％，PFR＜２Lの気流障害の指標となる

③バケツの把っ手運動の消失

　胸郭の呼吸性運動を正面から観察すると，季肋部は外・上方に拡大するがFEV1.0＜0.7Lの閉塞性肺疾患ではこの動きが消失する

④Hooverの徴候

　さらに気道閉塞が重篤化すると，季肋部は吸気時に内方へ陥没し，これをHooverの徴候とよぶ．同様にFEV1.0＜0.7Lの気流障害の指標である

所見 ▶ 診断	
奇異運動	▶ 多発性肋骨骨折や横隔膜神経麻痺 呼吸筋疲労
ポンプの把っ手運動の消失	▶ 重篤な閉塞性肺疾患
バケツの把っ手運動の消失	▶ 閉塞性肺疾患
Hooverの徴候	▶ 重篤化した気道閉塞 気流障害

3）触　診

①胸郭の触診により，軟部組織や骨組織の腫瘤や圧痛を探り，肋間腔の開大・膨隆（緊張性気胸，大量胸水，高度の気腫性変化）や狭小化および陥没（無気肺，繊維性肺萎縮，気管支拡張性萎縮など），皮下気腫，怒張静脈の走行などを知る

②心拍最強点（PMI：Point of Maximum Impulseまたは心尖拍動）の位置を確認する

通常左心室が作る心尖拍動は，肺性心を有する慢性呼吸器疾患患者では，右室により作り出される．

その位置は慢性閉塞性肺疾患患者では心窩部に存在し，$FEV1.0<1.0L$，$\%FEV1.0<50\%$，$FVC<2L$，$PFR<3L$の気流障害の指標である．

また，慢性拘束性肺疾患の患者群では，病態によりその位置が異なり，例えば無気肺では罹患部位に偏移し，両側びまん性肺線維症などでは傍胸骨域に偏移することが多い．

所見 ▶ 診断	
右室により作り出される心尖拍動	▶ 肺性心
心窩部に心拍最強点	▶ 慢性閉塞性肺疾患
罹患部位に心拍最強点	▶ 無気肺
傍胸骨域に心拍最強点	▶ 両側びまん性肺線維

4）打　診

打診法は胸部X線と同様に，水と空気の含有量を頼りに行なわれる．

肺尖部の打診は直接鎖骨を叩打する（直接打診法）．その他については指背部を間接的に叩き（間接打診法），音の響きと被打指腹に伝わる感触を参考に判断する（図6）．

胸郭の場合，胸壁から5cmの深さ以内の病態の診断にのみ応用されるのであって，それより深部の病変については限界があることを明記する．

①鼓音

気胸，巨大空洞，ブラや肺気腫，横隔膜ヘルニアなど空気含量の増加した病態で認められる．

②濁音

水分含量の多い病態を反映し，完全濁音と半濁音に区別される．

①完全濁音：胸水や胸壁に接する巨大腫瘍などで認められるが，胸水の場合にはその直上部にSkoda域とよばれる半濁音を伴う気管支音聴取域を有する

②半濁音：胸膜腔に隣接する塊状肺炎や腫瘍，無気肺，萎縮肺および胸膜肥厚などに認められるがSkoda域を伴わない

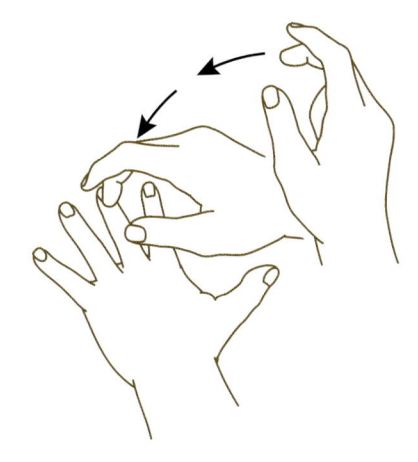

図6　打診法
中指の先端を肋骨に強くあてる．ほかの部分は触れないようにする．きき手の中指で遠位関節部分をすばやくノックして離す

所見▶診断

【打診】

鼓音	▶気胸，巨大空洞，ブラや肺気腫，横隔膜ヘルニア
完全濁音	▶胸水や胸壁に接する巨大腫瘍
半濁音	▶塊状肺炎，腫瘍，無気肺，萎縮肺，胸膜肥厚

5）聴　診

最近の肺音図の導入により，諸種の呼吸副雑音に科学的なメスが加えられ，その生理学的意義が解明されようとしている．心雑音の存在が収縮期と拡張期では，その器質的・生理解剖学的意義に違いがあるように，呼吸副雑音についても呼気・吸気相における副雑音の病態・生理学的相違が判明しつつある[5, 6]．

①正常呼吸音

・気管音

頸部気管直上に聴診器を当てると，呼気相で音の高さと長さが，吸気相に比し大きい気管音を聴取する．この種の音が気管以外の部位で聴取されると，異常呼吸音である．

・気管支音

傍胸骨部および背部の肩甲骨間において，呼気・吸気における呼吸音の高さと長さがほぼ同程度に聞こえる気管支音が聴取される．この種の音がほかの部位に聴取されると異常であり，塊状肺炎，萎縮肺，無気肺，巨大空洞および肺葉切除，または肺切除部位などを鑑別する．

・肺胞呼吸音

　通常の肺野において聴取される正常呼吸音であり，原則として吸気相の音の高さと長さが呼気相を圧倒する．肺胞呼吸音の減弱ないし消失は気胸，巨大ブラ，大量胸水，高度の肺気腫などを考える．

②異常呼吸音

・呼吸副雑音

　呼吸副雑音は断続性の副雑音・ラ音（crackles）と連続性副雑音すなわち喘鳴（Wheezes）とに大別され，さらに特殊な副雑音を区別する．

・ラ音（crackles）

①ralesやcrepitants，その他，種々の表現法で混乱していた断続性呼吸副雑音は，今日，"crackles"で統一される

②ATS（American Thoracic Society）の分類によればcoarse cracklesとfine cracklesに分けられる[7]

③英国学派文献[4,5]によればラ音には呼気性と吸気性があり，前者は気道内の分泌物の存在を，また後者は気道の開口音（opening sounds）を反映するとされる．吸気性ラ音はさらに吸気初期（early inspiratory），吸気初期・中期（early to midinspiratory），吸気終末期（late inspiratory）および全吸気（paninspiratory）に分けられ，それぞれ閉塞性肺疾患，気管支拡張症，間質性病態および肺胞性病変を反映する[5,6]

④吸気初期・中期ラ音の特徴は吸気終末に向かうに従いdecrescendoに消退していくのに対し，吸気終末期ラ音は逆にcrescendoに増大する

⑤皮下気腫に際して聴取されるラ音は，聴診器を軽く圧すと音が増大することにより鑑別される

所見▶診断

【異常呼吸音，ラ音】

吸気初期	▶ 閉塞性肺疾患
吸気初期・中期	▶ 気管支拡張症
吸気末期	▶ 間質性病態，乾性肺胞性病変
聴診器を軽く圧すとラ音が聴取	▶ 皮下気腫

・喘鳴（Wheezes）

①ATSは基本周波数に基づいて，400Hz以上の連続性呼吸雑音をWheezes，200Hz以下の場合をRhonchusと分類している[7]

②連続性呼吸副雑音は基本的には呼気に聴取されるが，喘息発作時に聴取される喘鳴の強度をJonnsonら[8]は表1のように分類した

③吸気時に聴取される喘鳴は重篤な気道攣縮の徴候であるが，同時に気道内の器質的病変（分泌物貯留，浮腫，狭窄，異物または腫瘍など）の存在を鑑別する

表1　喘鳴の強度分類[8]

0	：喘鳴を全く聴取しない
Ⅰ	：強制呼気のみに喘鳴を聴取する
Ⅱ	：平静呼吸下で呼気時のみに喘鳴を聴取
Ⅲ	：平静呼吸下で吸気，呼気ともに喘鳴を聴取
Ⅳ	：平静呼吸下で吸気，呼気ともに喘鳴をするが弱い．呼吸音そのものも弱く，いわゆる"silent chest"

・特殊な呼吸副雑音

①縦隔気腫や左気胸に際し，傍胸骨域に心音に連動して聴取されるラ音を，Hamman's crunchとよぶ

②胸膜摩擦音は耳に近い低音の鈍い連続性呼吸副雑音として聴取される

③高度の湿性気管支拡張症では吸気・呼気両相性のラ音に混じって革がきしむような連続性副雑音が聴かれ，Leathery crepitationと表現される

④横隔膜ヘルニアでは時として肺野に腸雑音を聴取することがある

所見▶診断

Hamman's crunch	▶ 縦隔気腫や左気胸
Leathery crepitation	▶ 高度の湿性気管支拡張症
肺野に腸雑音	▶ 横隔膜ヘルニア

・その他の異常呼吸音

音声振盪，胸郭振盪およびEgophony（ヤギ声）：塊状肺炎，萎縮肺，胸水直上部（Skoda帯）などに聴診器や手掌を置いて患者に発声させると，音声が増幅して伝達されることをいい，この時"e"と発声させると"a"と変音して聞こえる現象をEgophonyという．

文　献

1) 宮城征四郎ら：肺機能障害における前，中，後斜角筋の動向．厚生省特定疾患呼吸不全調査研究班昭和61年度業績集：129-131, 1987
2) Jassy LN：Staphylococcal and streptpcoccal pneumonia. Manual of Clinical Problems in Pulmonary Medicine, 2nd ed. Little Brown, pp24, 1985
3) Purcell TB：Nonsurgical and extraperitoneal causes of abdominal pain. Emerg Med Clin North Am, 7（3）：721-740, 1989
4) 宮城征四郎：COPDにおける理学所見と肺機能検査値との関係．臨床病理, 38：415-419, 1990
5) Nath AR, et al.：Inspiratory crackles-early and late, Thorax, 29：223, 1974
6) Nath AR & Capel LH：Lung crackles in bronchiectasis, Thorax, 35：694, 1980
7) Report of the ATS-ACCP Ad. Hoc, Subcommittee on Nomenculature：ATS news, 3：5, 1979
8) Jonnson S, et al.：Comparison of the oral and intravenous routes for treating asthma with Methylprednisolone and theophylline. Chest, 94：723, 1988

各論●身体所見からの臨床診断

8　腹部のフィジカル診断

徳田　安春

身体所見の重要性

　主要な腹部症状には**腹痛，下血，吐血，嘔気，嘔吐，下痢**，そして**黄疸**などがあり，多くは腹部臓器に関連する疾患が原因であるが，腹部臓器以外の疾患が原因となることもある．そのため腹部症状を有する患者を診察する際には，腹部以外の全身の所見についても注意しながら身体診察をすすめることが重要である．

　腹部の身体診察において特に重要な位置を占める場面としては，「**急性腹症**」の疑い患者を診察する場合が挙げられる．消化管穿孔や諸臓器炎症の波及による腹膜炎や腸閉塞，腸管虚血などの急性腹症疑い患者においては，腹部の身体診察所見は最も重要な臨床所見となる．とくに，反跳痛，筋性防御，腹壁硬直などを有するかどうかは非常に重要である．

　腹部を診察した所見を表現する場合には，10領域に分けたほうがよい．すなわち，**腹部全体，右上腹部（RUQ），左上腹部（LUQ），右下腹部（RLQ），左下腹部（LLQ），心窩部（Epigastric），臍部（Umbilical），恥骨上部（Suprapubic），右側腹部（Right flank），左側腹部（Left flank）**とする（図1）．このような症状・所見における部位の特定により，病変部位の局在化を行う場合に役に立つ．ただし，腸管虚血などのように，発生時から腹部全体の痛みを呈する病態もあり，10番目の領域としての「**腹部全体**」も表現法として入れておくこと．

　本章において他の項では，疾患群の身体所見について臓器を超えた視点で記述する構成を採用した．本項の腹部の身体所見については，診察方法の枠組みで解説していく．なぜなら，腹部臓器の疾患の鑑別診断は臓器別の縦割

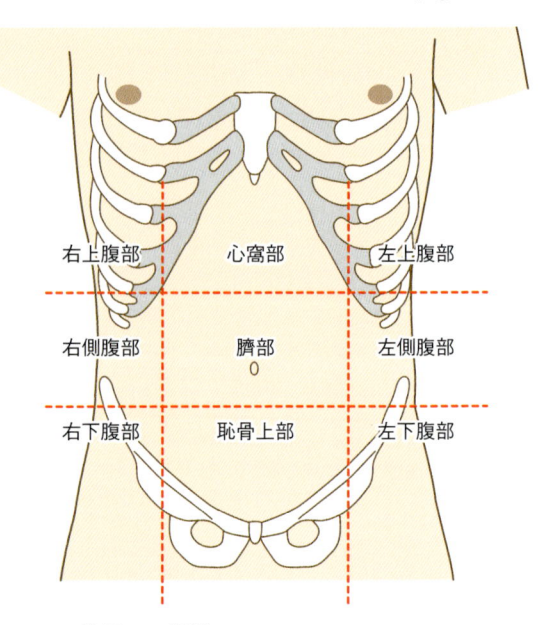

図1　腹部の10領域
上記9領域に「腹部全体」を加え，10領域とする
（文献2より改変）

り発想ではなく，病歴と身体所見をありのままに捉えて考えることが必要だからである．

腹部の身体所見

1）視　診

・腹部膨隆

腹部の診察は視診から始め，まず膨隆の有無に注意する．

腹部全体の膨瘤→5Fを考える：腸管ガス（Flatus）・糞便（Feces）・胎児（Fetus）・脂肪（Fat）・腹水（Fluid）

限局した腹部膨隆では部位により以下の病態を考える．

① 心窩部　　→胃拡張（幽門閉塞や機能性胃拡張）
② 右上腹部　→肝腫大・胆のう腫大
③ 左上腹部　→脾腫・巨大腎腫瘍
④ 恥骨上部　→膀胱緊満・妊娠子宮・巨大子宮筋腫・巨大卵巣嚢腫

Valsalva手技（声門を閉鎖しながら呼気努力を行わせる）で限局した腹部膨隆（図2）を証明することにより，下記の病変を明らかにすることもできる．

① 腹壁瘢痕ヘルニア
② 鼠径ヘルニア（図3）
③ 腹腔内腫瘤
④ 臍ヘルニア

腹壁手術創瘢痕があれば注意深く観察する．

① 不規則な形状・縮小・皺形成　　→術後感染の既往を示唆
② 著明な色素沈着　　　　　　　　→慢性原発性副腎機能低下

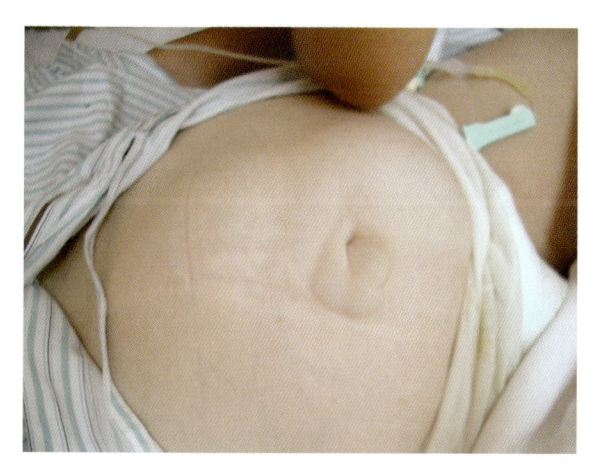

図2　臍ヘルニア
Valsalva手技にて臍部の膨隆を認める
（撮影：入江聰五郎）

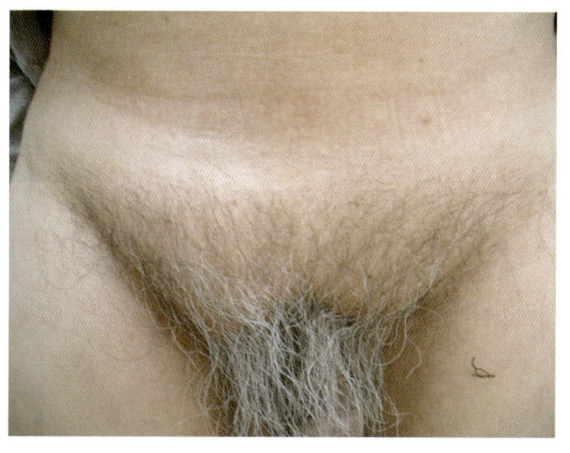

図3　鼠径ヘルニア
Valsalva手技にて鼠径部にヘルニアを認める
（撮影：入江聰五郎）

③ Valsalva手技で限局した腹部膨隆　　→腹壁瘢痕ヘルニア

・**静脈怒張**

静脈の怒張ではその分布状態に注目する（図4）．
① 頸部の静脈怒張　　　　　　　　　　　　→**上大静脈の閉塞**
② 頸部の静脈怒張＋胸部・腹部の下行性静脈怒張→奇静脈合流部より中枢側の**上大静脈閉塞**
③ 両下肢の静脈怒張＋背部の上行性静脈怒張　→**下大静脈閉塞**
④ 臍から放射状に遠心性の静脈怒張　　　　→**門脈圧亢進**（背部や下肢の静脈怒張はみられない）

所見▶診断

【静脈の怒張での分布状態】	
頸部の静脈怒張	▶ 上大静脈の閉塞
頸部の静脈怒張＋胸部・腹部の下行性静脈怒張	▶ 奇静脈合流部より中枢側の上大静脈閉塞
両下肢の静脈怒張＋背部の上行性静脈怒張	▶ 下大静脈閉塞
臍から放射状に遠心性の静脈怒張	▶ 門脈圧亢進（背部や下肢の静脈怒張はみられない）

・**下腹部の皮膚線状**

下腹部の皮膚線状では色を確認する．
① 赤色　　→**新妊娠線**
② 白色　　→**旧妊娠線**
③ 紫色　　→**長期ステロイド投与，Cushing症候群**

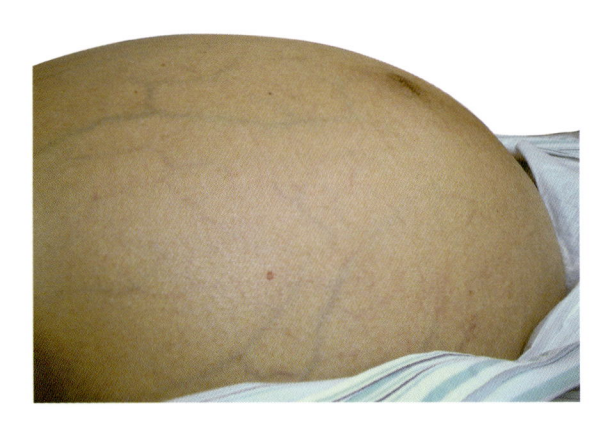

図4　静脈怒張：メズサの頭
（撮影：入江聰五郎）

8 腹部のフィジカル診断

・斑状皮下出血

　腹痛患者に**斑状皮下出血**を認めた場合には，腹腔内で出血が起きていることを示唆しており，青紫色から黄色に変化することが多い．**斑状皮下出血**の部位に注目して以下に分類する．

　・左側腹部：**Grey-Turner徴候**（後腹膜出血が皮下組織へ波及）
　　　　　　　　→急性出血性膵炎
　・臍周囲：**Cullen徴候**（腹腔内出血が円靱帯により臍周囲へ上行波及）
　　　　　　　　→急性出血性膵炎，子宮外妊娠，肝癌破裂，十二指腸潰瘍穿孔

所見▶診断

【斑状皮下出血の部位】

左側腹部：Grey-Turner徴候 （後腹膜出血が皮下組織へ波及）	▶ 急性出血性膵炎
臍周囲：Cullen徴候 （腹腔内出血が円靱帯により臍周囲へ上行波及）	▶ 急性出血性膵炎，子宮外妊娠，肝癌破裂，十二指腸潰瘍穿孔

・臍

　臍の観察も重要

　① 臍が裏返り突出　　　→脂肪，腹水，臍ヘルニア（腸管や大網が臍輪をこえて脱出）（図5）
　② 血性嚢胞　　　　　　**→子宮内膜症**
　③ 腫瘍：**Sister Mary Joseph nodule**（図6）
　　　　　　　　→腹腔内悪性腫瘍（胃癌や膵癌）の臍転移

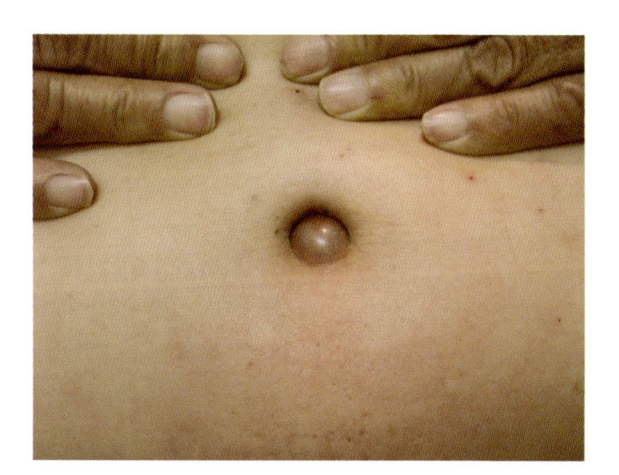

図5　臍ヘルニア
（撮影：入江聰五郎）

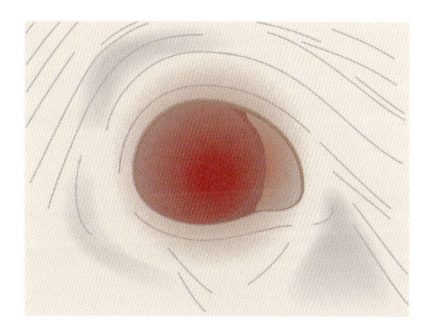

図6　Sister Mary Joseph nodule

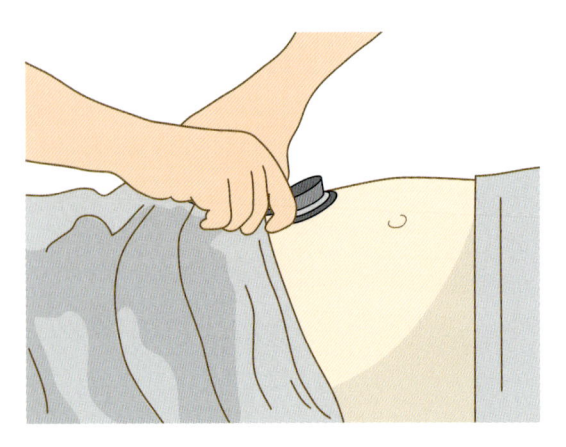

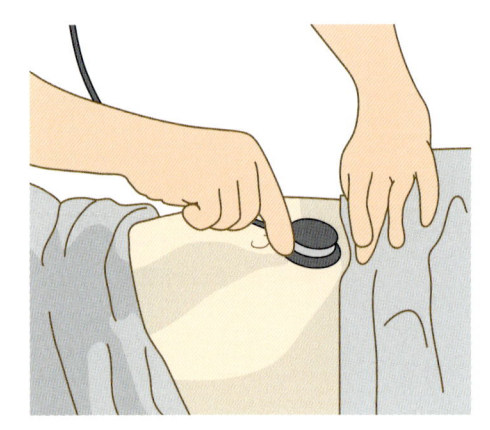

図7　腹部聴診における聴診器の使い方

・**蠕動運動**

　蠕動運動が視診にて観察される場合（visible peristalsis）
　① 正常（痩せた人で認めることあり）
　② 小腸における機械的（部分的）腸閉塞（大腸閉塞では蠕動運動は観察されない）

2）聴　診

　視診のあとは聴診に移る．これは，打診や触診による腸管の運動への影響を受ける前の状態で，腸管の蠕動音を評価するためである．触診により腸管が刺激されて，腸管のグル音が変化してしまうからである．

①腹部聴診における聴診器の使い方
　・聴診器の膜型の面を腹部に軽く当てて聴く（図7）
　・腸管の収縮蠕動音（腸音：グル音）は聴診器を当てる場所には関係なく同様な音が聴かれる．そのため，グル音のみを聴く際には，聴診器を当てる位置を移動させる必要はない
　・血管雑音は聴診器を当てる場所によって音が聞こえやすくもなり，聞こえにくくもなる

②血管雑音

　血管雑音（図8）には動脈雑音（bruit）と静脈コマ音の2種類がある．
　動脈雑音（bruit）は，心雑音に似た音で，やや粗く，楽曲様である．心雑音が上腹部で聴かれることがあるが，心雑音は心臓の位置で最強音となる．腎動脈の雑音は，収縮期のみに聴かれるときより，「収縮期＋拡張期」の両期で聴かれる場合に，腎血管の狭窄をより疑う根拠となる．

　・大動脈雑音　　　　　　　：腹部の中心線に沿って上下に分布
　・左腎動脈・脾動脈　　　　：左上腹部から左側腹部へ放散
　・右腎動脈・肝動脈　　　　：右上腹部から右側腹部へ放散
　・腸骨動脈・大腿動脈　　　：鼠径部

8 腹部のフィジカル診断

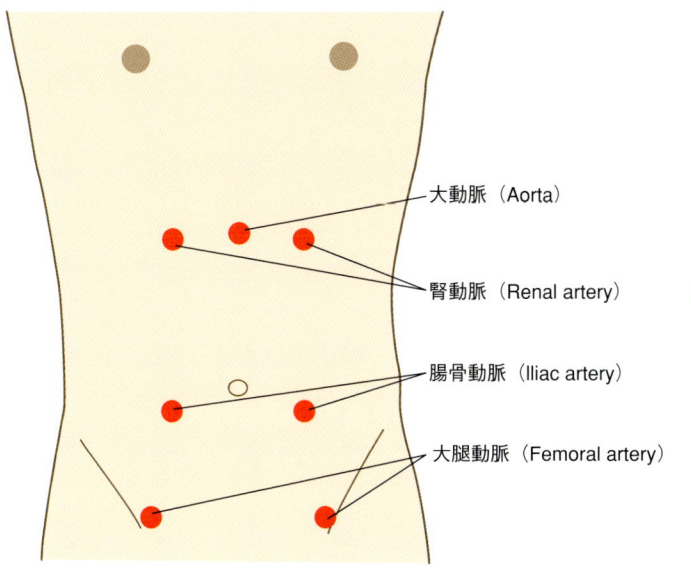

図8 腹部の血管雑音（文献2より改変）
聴診部位と動脈領域
- 大動脈雑音：腹部の中心線に沿って上下に分布
- 左腎動脈・脾動脈：左上腹部から左側腹部へ放散
- 右腎動脈・肝動脈：右上腹部から右側腹部へ放散
- 腸骨動脈・大腿動脈：鼠径部

大動脈（Aorta）
腎動脈（Renal artery）
腸骨動脈（Iliac artery）
大腿動脈（Femoral artery）

静脈コマ音：連続性でソフトな低音
　→門脈系シャント・アルコール性肝炎（肝臓とその付近で聴かれる）

③腸管の収縮蠕動音（腸音：グル音）

- 腸音の亢進（30秒以内にグル音が聴取される場合）（hyppractive）＋間欠的腹痛＋腹部膨満
　　　　　　　　　　　　　　　　　　　　　　　　　　　　　　　　→腸閉塞を疑う
- 金属音（metallic sound）（長い無音状態に短時間聴取）　　　　　→腸閉塞
- 腸音の欠如（3分以上聴診してもグル音を認めない場合）（hypoactive）→麻痺性イレウス・腸管アトニー

所見▶診断

【腸管の収縮蠕動音（腸音：グル音）】

腸音の亢進＋間欠的腹痛＋腹部膨満	▶腸閉塞を疑う
金属音（metallic sound）（長い無音状態に短時間聴取）	▶腸閉塞
腸音の欠如（5分以上聴診）	▶麻痺性イレウス・腸管アトニー

④食後4時間経過したあとの振水音〔succussion splash（ヒポクラテス振盪音）〕

患者の体を左右に揺らし，腹部に耳を接近させて聴かれるピチャピチャ音
　→胃幽門狭窄（pyloric stenosis）

各論　身体所見からの臨床診断

⑤**腹膜摩擦音（peritoneal friction rub）**
　限局性腹膜炎や浸出液が貯留した部位で聴かれることがある．
　おもな原因→脾梗塞・肝膿瘍・肝生検後・肝周囲炎

⑥**その他**
　肝臓で聴かれる動脈性の雑音→原発性肝癌

⑦**スクラッチテスト（Scratch test）**
・肝臓の下縁や上縁を決定する場合に行う
・聴診器の膜面を肝臓（または剣状突起）の上に当てて聴診をしながら，肝臓から離れた位置から，身体の横方向に軽く指でこすりながら，肝臓に向かって指を進めていく．肝臓の辺縁に指が到達したところで，擦る音の大きさと高さが変化し，肝臓部になると，大きくて高い音が聞こえるようになる

3) 触　診

　触診を行う際には，まず患者を仰臥位（図9）にしてその右側に座り，ゆっくりと開始する．患者に口呼吸をさせるとリラックスできる．診察にあたっては手指を暖めてから行う．触診はまず表面を診るために「浅め」とし，病巣と思われる場所から離れた部位より始めて，最後に病巣に至るようにする（図10）．

　続いて「深め」の触診を両手重ねで行う．その場合，患者の呼気終末に合わせて行うとよい（図11）．

　腎臓などの遊走性の臓器の触診では，一方の手で触診可能な位置まで持ち上げるようにして動かし，片方の手は動かさずに固定したうえで触診する（バロットマン手技：Ballottement）．

　身体転換性障害（いわゆるヒステリー）の患者の場合，腹部のどの部位を触れても痛がるが，さらに胸部や四肢を触診しても痛がることで鑑別がつくことが多い．

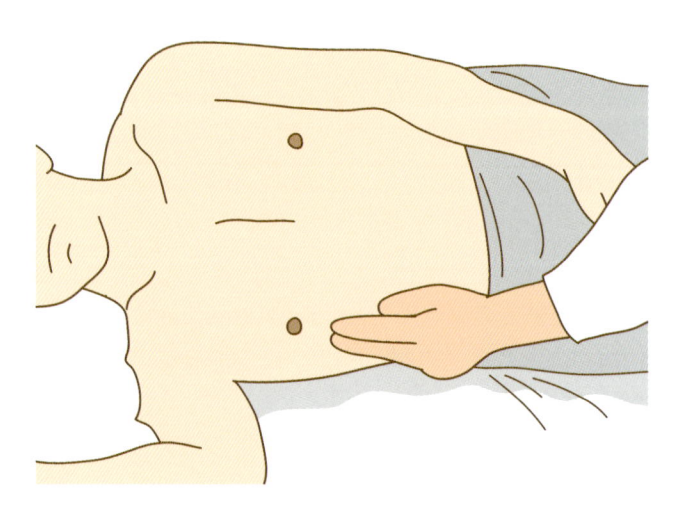

図9　側臥位での触診

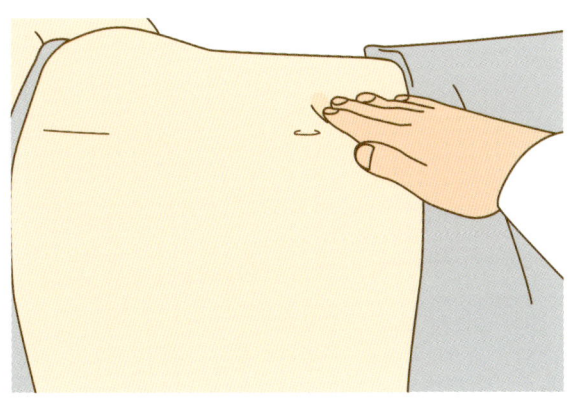

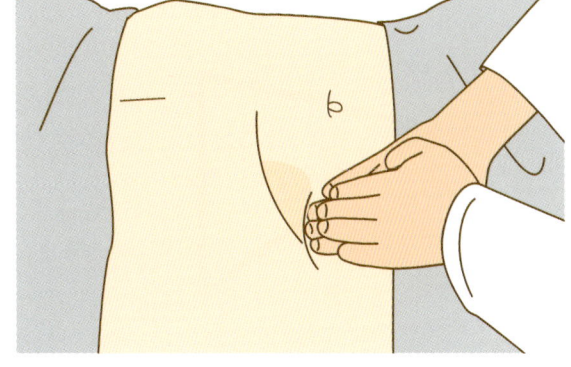

図10 腹部の触診（浅め）（文献2より改変）　　図11 腹部の触診（深め）（文献2より改変）

①筋性防御（muscle guarding）

- 軽い触診で，腹部10領域の全てに対し筋性防御の有無を確認する
- 患者が緊張している場合には随意的な筋性防御をみることがあり，患者をリラックスさせることが必要で，口呼吸で深呼吸をさせ，全身の力を抜いてもらうようにする．前腕と手を水平にまっすぐ伸ばし，指を閉じて腹部の表面に対して水平に置いて軽くやさしく触診する
- 不随意的な筋性防御がある場合→腹膜炎の存在を示唆する
- 腹部10領域の全てが硬く，不随意的な筋性防御がある場合は，硬直（rigidity）とよび，汎腹膜炎（panperitonitis）を示唆する

所見▶診断

【筋性防御】

不随意的な筋性防御	▶腹膜炎
腹部10領域の全てが硬く不随意的な筋性防御がある	▶汎腹膜炎

②圧痛（tenderness）

- 圧痛の有無についての評価は患者の性格も踏まえて判断する
- 正常でも圧痛が認められる部位に注意する→腹部大動脈・盲腸・S状結腸
- 腫瘍や慢性臓器腫大（非炎症性）の場合には，圧痛がないか軽度のみのことが多い（ただし急性の臓器腫大では著明な圧痛を認めることがある．例：急性のうっ血肝など）
- 腹部圧痛が「腹壁由来」か「腹腔内臓器由来」のいずれかについて鑑別する際に有用な方法としては，患者の頭部と両下肢を同時に挙上させて触診を行うやり方がある．腹腔内臓器由来であれば，この手技により腹部圧痛は軽減または消失する．声門を閉じさせて呼気努力を行なう（Valsalva手技）ことにより，腹壁痛（腹壁血腫など）は増悪する．また腹圧を上げる呼吸法で痛みが増強する．

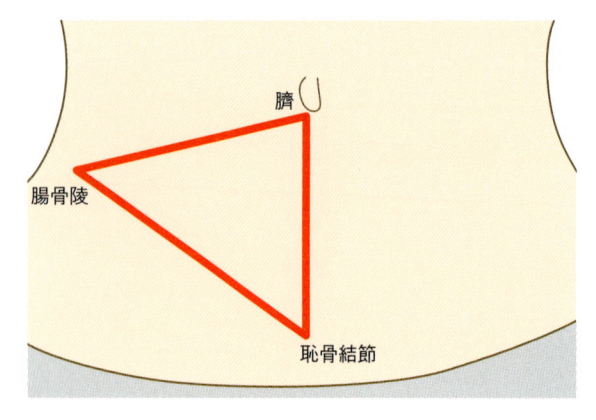

図12　Sherrenの三角
図の三角領域の皮膚知覚過敏を急性虫垂炎で認める

・腹部表面を軽くこすったときに痛みが生じる場合→限局性皮膚知覚過敏
　多くは神経根炎や帯状疱疹によるものであるが，急性虫垂炎による限局性腹膜炎でも診られることがある（Sherrenの三角：腸骨稜・恥骨結節・臍からなる三角）（図12）

③反跳圧痛（rebound tenderness）

・腹膜刺激症状の一種
・手順：検者は手首を約90度掌屈し，さらに人差し指と中指の2本をいっぱいに進展させた状態で，その「2本指」でゆっくりと患部に中等度の痛みが生じるくらいの圧迫を加え，少しの間その状態を持続したあと，すばやくその指を離して圧迫を除去し，患者の表情を観察して「**わずかに遅れて生じる痛み**」の有無を確かめる
・**注意点**
　①「除圧時痛＞加圧時痛」が成立していることが通常．
　②指を離すときに余分な圧迫を加えないこと．
・上腹部に強い反跳圧痛を呈する病態　→**十二指腸潰瘍穿孔**による腹膜炎（胃液・膵液・胆汁により腹膜炎症状が増強する）
・広範囲の反跳圧痛を呈する病態　　　→**汎腹膜炎**（panperitonitis）

④ヘルニア疑いの場合の触診

・ヘルニア開口部に注意→鼠径・大腿・臍部・手術創
　（高齢女性では大腿ヘルニアに注意し，必ず大腿まで観察すること）
・患者に咳をさせて触診中の指に衝撃が伝わるかでヘルニア開口部を確認
・ヘルニアを認めた場合には以下の2点に注意
　①還納可能かどうか→還納不能であれば**嵌頓ヘルニア**（incarceration hernia）を意味する
　②圧痛の有無　　　→強い圧痛を呈する場合には**絞扼性イレウス**（strangulation hernia）を意味し，緊急手術の適応である（用手的な還納は避ける）

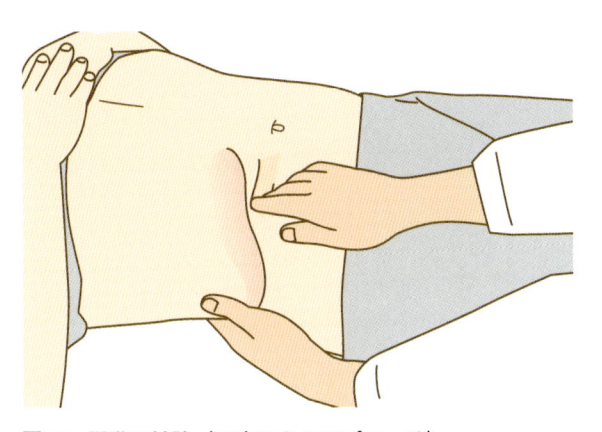

図13 肝臓の触診（下方からのアプローチ）
（文献2より改変）

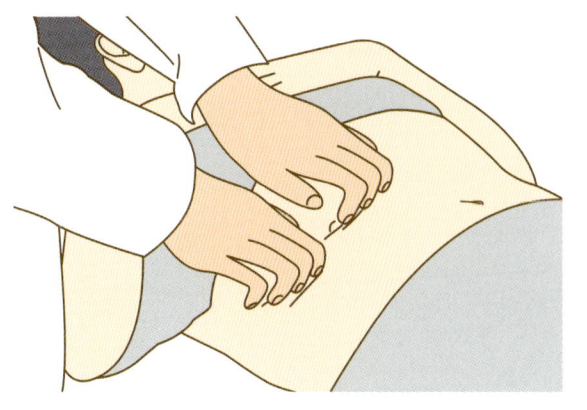

図14 肝臓の触診（上方からのアプローチ）
（文献2より改変）

⑤肝臓の触診

- まず，肝臓の下縁を触診で触れるかどうか確認する．深呼吸をさせて，深吸気の終末に触診できるかを診る．2種の方法あり；
  ① 下方からのアプローチ：右下腹部から検者のそろえた指先を徐々に進める（図13）
  ② 上方からのアプローチ：検者の指を約90度屈曲させて鉤形にして触診する（図14）
- 肝腫大の評価では，肝臓の位置が下降しているだけのことがあり（**肺気腫**などで横隔膜が平低化している場合など），かならず上縁の位置を打診やスクラッチテスト（Scratch test）で確認すること
- 辺縁の硬さの評価
  ① 鋭角でソフト　　　→正常
  ② 鈍角・丸めで硬め →**肝硬変，肝腫瘍，びまん性肝疾患**（うっ血・炎症・脂肪浸潤）
  肝臓の圧痛→**肝膿瘍**（細菌・アメーバ性），**肝細胞癌，うっ血肝，肝炎**であり．
- まず肝臓を覆う領域において打診上の圧痛（percussion tenderness）の有無を診る
- 打診圧痛が陽性であれば，その領域の肋間隙を指先で軽くつつく（圧痛点）
- 圧痛点不明であれば，検者の左手手掌を胸壁に当てて右手でその上を叩き，圧痛の有無を診る（**パンチテスト**：punch test）

⑥胆嚢の触診

- **Courvoisier徴候** ＝胆道の閉塞により緊満した胆嚢を触知する→**胆管癌，膵頭部癌，Vater乳頭部癌**など
- **Murphy徴候**　　＝右季肋下を押した状態で深吸気をした際に痛みが生じ深吸気が止まる→**胆嚢炎**を疑う

> **所見▶診断**
>
> 【胆嚢の触診】
>
> | | |
> |---|---|
> | 胆道の閉塞により緊満した胆嚢を触知する（Courvoisier徴候） | ▶ 胆管癌，膵頭部癌，Vater乳頭部癌など |
> | 右季肋下を押した状態で深吸気をした際に痛みが生じ深吸気が止まる（Murphy徴候） | ▶ 胆嚢炎 |

⑦脾臓の触診

- 患者の左肋骨下部を背部から検者の左手で支持し前方に持ち上げる．検者の右手は肋骨下縁に添えて，脾臓に向けて突き挿すように固定しておく（図15）．そこで患者に深呼吸してもらい，深吸気時に脾臓の内側下縁を感じるかどうかをみる
- さらに感度を上げる手法として，患者を右側臥位として触診を行う方法がある．これにより重力の作用で脾臓が右内側へ移動して触れやすくなる．この体勢で同様に，患者の左肋骨下部を背部から検者の左手で支持し前方に持ち上げ，検者の右手は肋骨下縁に添えて脾臓に向けて突き挿すように固定しておく．そこで患者の深吸気時に脾臓の内側下縁を感じるかをみる
- 正常人では数％しか触知されないため，触れた場合には**脾腫**（splenomegaly）の可能性が高い

⑧腎臓の触診

- 検者の一方の手を患者の背側腰部にあて，もう一方の手を患者の腹側の肋骨下縁にあてた状態で患者に深呼吸してもらい，深吸気時に腎臓の下極を触れるかどうかをみる（図16）
- 健康人でも痩せている場合には右腎の下極を触れることがあるが，通常左腎は触れない
- 腎腫大をきたす疾患→**多発性嚢胞腎，腎腫瘍，水腎症，腎膿瘍，腎周囲膿瘍**

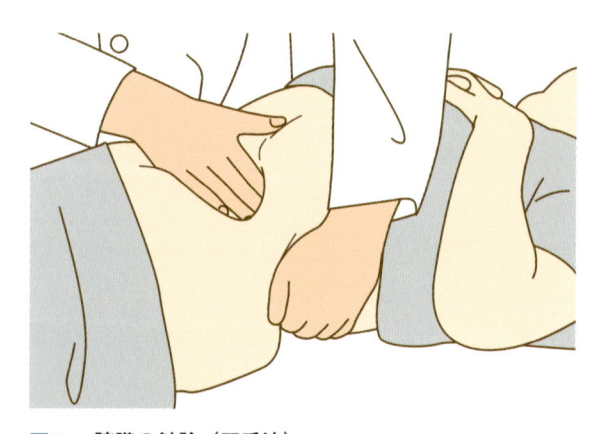

図15 脾臓の触診（双手法）
患者の左肋骨下部を背部から検者の左手で支持し前方に持ち上げる．検者の右手は肋骨下縁に添えて，脾臓に向けて突き挿すように固定しておく（文献2より改変）

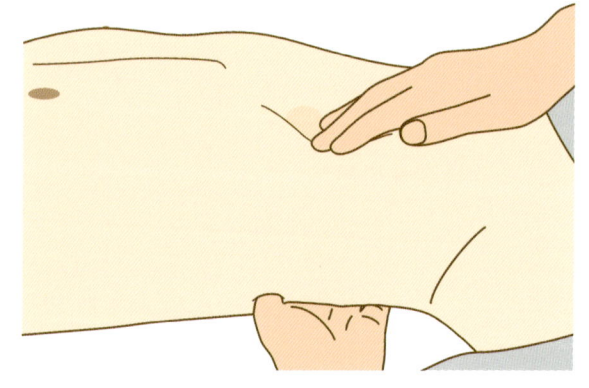

図16 腎臓の触診（双手法）
検者の一方の手を患者の背側腰部にあて，もう一方の手を患者の腹側の肋骨下縁にあてる（文献2より改変）

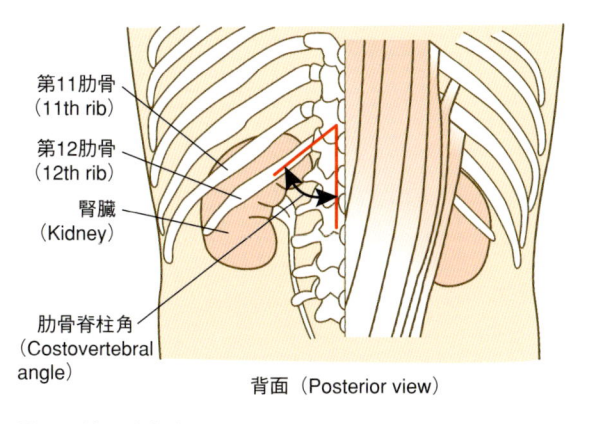

図17　肋骨脊柱角（文献2より改変）

図18　腹部大動脈の触診（文献2より改変）

⑨腎臓の圧痛

- 患者の背部にて肋骨脊柱角付近（図17）に検者の母指をあて，数回軽く突いてみる
- 腎に圧痛を認める場合→**腎盂腎炎，腎膿瘍，腎周囲膿瘍**（腎周囲膿瘍では患側の反対側へ上体を曲げると痛みが増強する）

⑩動脈の触診

- 腹部大動脈の径：検者の両手指で同時に触診し計測した長さから腹壁の皮下組織厚の長さを差し引くことによって求められる（図18）

4）打　診

①打診の所見

以下の種類がある．

- ・平坦音（flat）　　　　　　　　：筋肉
- ・濁音（dull）　　　　　　　　　：肝臓・腹水
- ・共鳴音（resonant）　　　　　　：腸管
- ・過共鳴音（hyperresonant）　　　：腸管の拡張（腸閉塞，麻痺性イレウスなど）
- ・鼓音（tympanic）　　　　　　　：胃泡

②打診による圧痛

- 軽い打診時（図19）に圧痛をみる場合：**打診圧痛**（percussion tenderness）
  →局所の腹膜炎（peritonitis）を示唆する．反跳痛よりも感度は低いが特異度は高い
- 上記に近い所見として，**咳圧痛**（cough tenderness）がある．咳をさせて，局所の腹痛が出現するかをみる
  →局所の腹膜炎（peritonitis）を示唆する

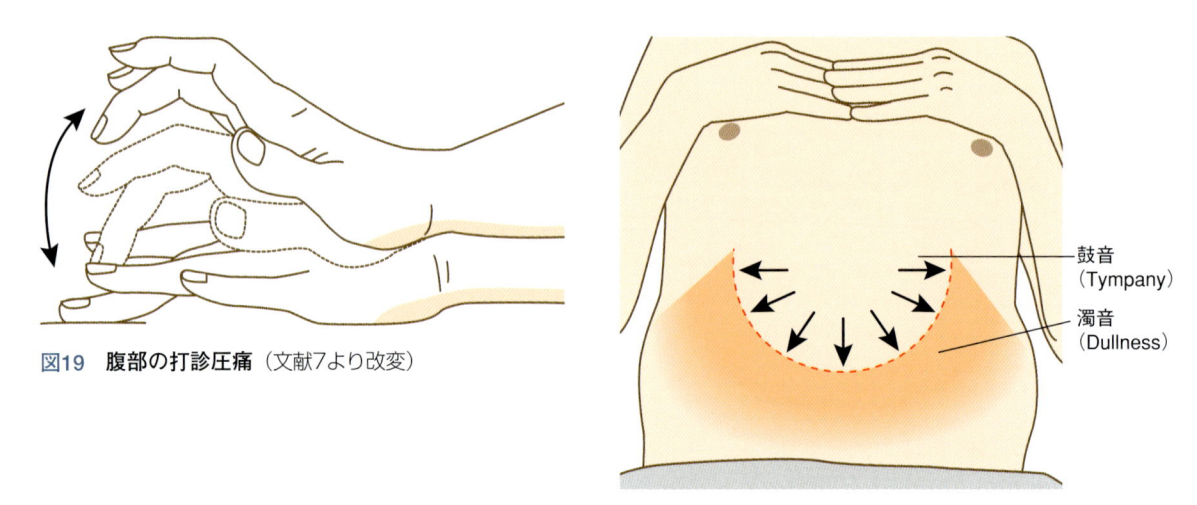

図19　腹部の打診圧痛（文献7より改変）

図20　側腹部の濁音（文献2より改変）

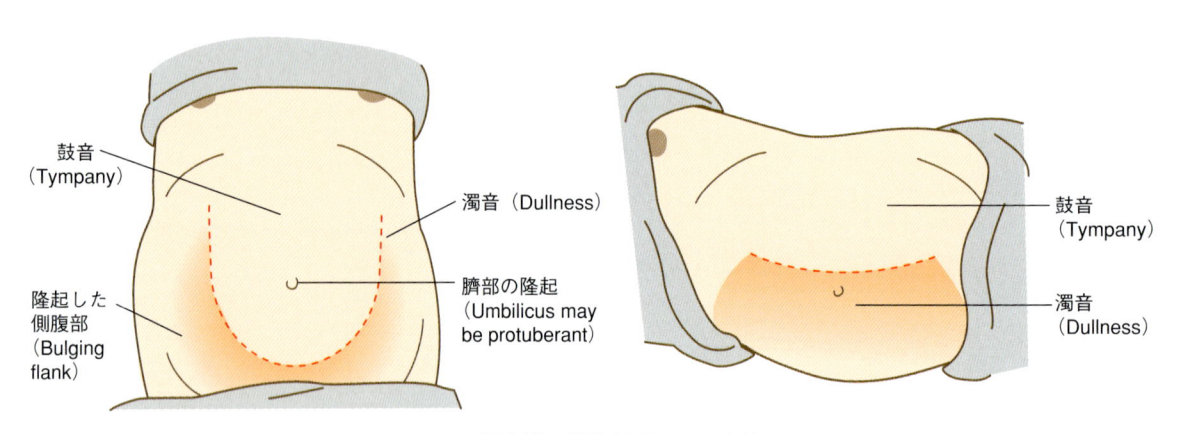

図21　濁音界の移動（文献2より改変）

③腹水の所見

- **盲腸共鳴音**（cecal resonance）の消失：盲腸は後腹膜にあるため，腹水は盲腸前面に貯留する．そのため，正常で診られる盲腸共鳴音が消失する
- **側腹部の濁音**（flank dullness）：腹水腸管境界を両側側腹部に認める（図20）
- **濁音界の移動**（shifting dullness）：体位変換で腹水腸管境界が移動するため濁音界が移動し，重力方向側が濁音で重力方向の反対側が鼓音となる（図21）
- **波動**（fluid wave）：検者の一方の手を患者の側腹部にあて，もう一方の手の中指で患者の反対側の側腹部を直接軽く打診（タップ）し，反対側の手に腹水による波を感じるかどうかをみる（図22）

④肝臓の打診（図23）

- 右鎖骨中線上で肝臓の濁音界の幅を測定する．正常は，身長に依存するが，通常6〜12cmの範囲である．肝臓のドーム状になっている部分では，濁音とならないため，肝臓の濁音界の幅

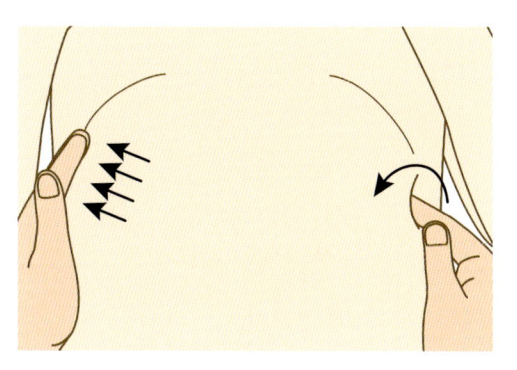

図22　腹水による波動（文献2より改変）

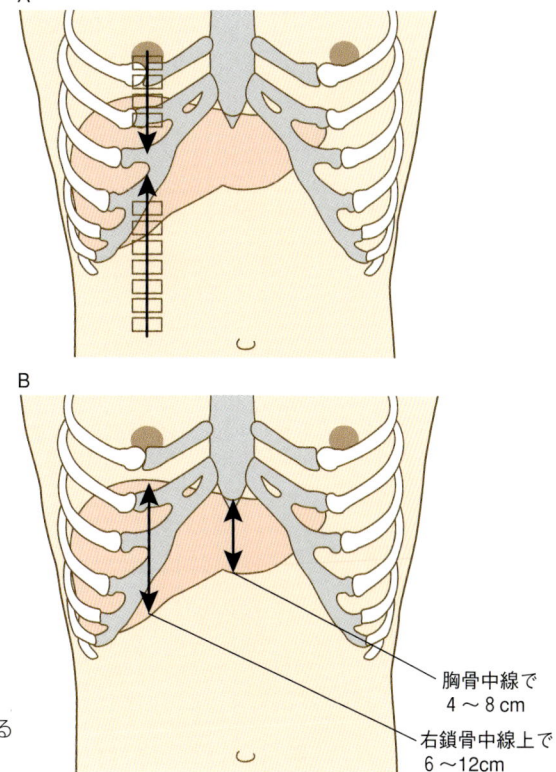

図23　肝臓の打診（文献2より改変）
A) 図中の矢印と四角マスは打診による肝サイズの評価を示す
B) 矢印は打診上濁音の正常範囲を示す

胸骨中線で4～8cm
右鎖骨中線上で6～12cm
正常季肋部肝臓長

は，実際の肝臓の幅よりも小さくなっている
- 肝臓の腫大によって肝臓濁音界が増大するが，これが正常化するまでフォローすることにより，**急性肝炎**や**うっ血性心不全**の改善をモニタすることもできることがある
- 逆に**劇症肝炎**では肝臓濁音界が縮小する

⑤脾臓の打診（図24）

- 左の前腋窩線上で最も低い位置にある肋間を打診する．通常この部分は**鼓音**（tympanic）であり，患者の深吸気時に再度打診しても，通常は鼓音のままである．
- 深吸気時に，鼓音が濁音に変化した場合→脾腫が疑われる〔**脾臓の打診徴候陽性**（splenic percussion test positive）〕

5）直腸診

多くの患者にとって**直腸診**は不快と思われるが，上手に施行すれば苦痛は少ない．腹部症状を訴える患者や消化管出血を疑う患者，特に慢性貧血や前立腺疾患を疑う患者では必須の検査であ

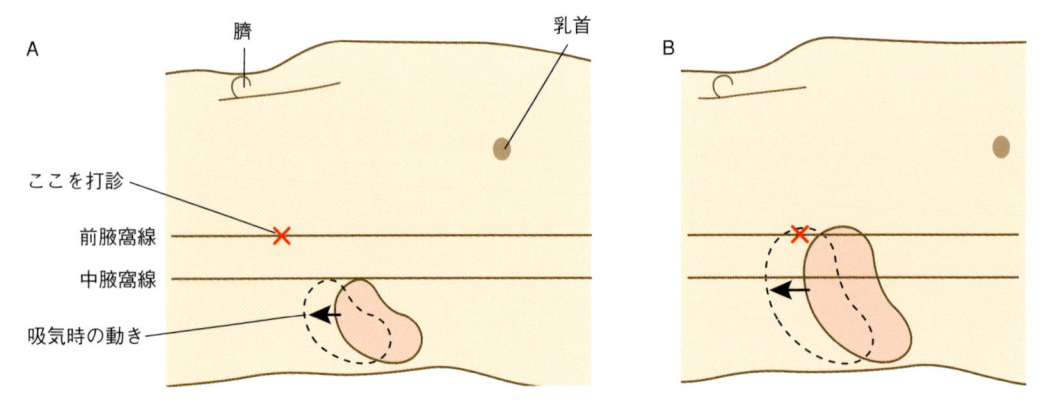

図24 脾臓の打診（文献2より改変）
A）打診徴候は陰性，B）打診徴候は陽性

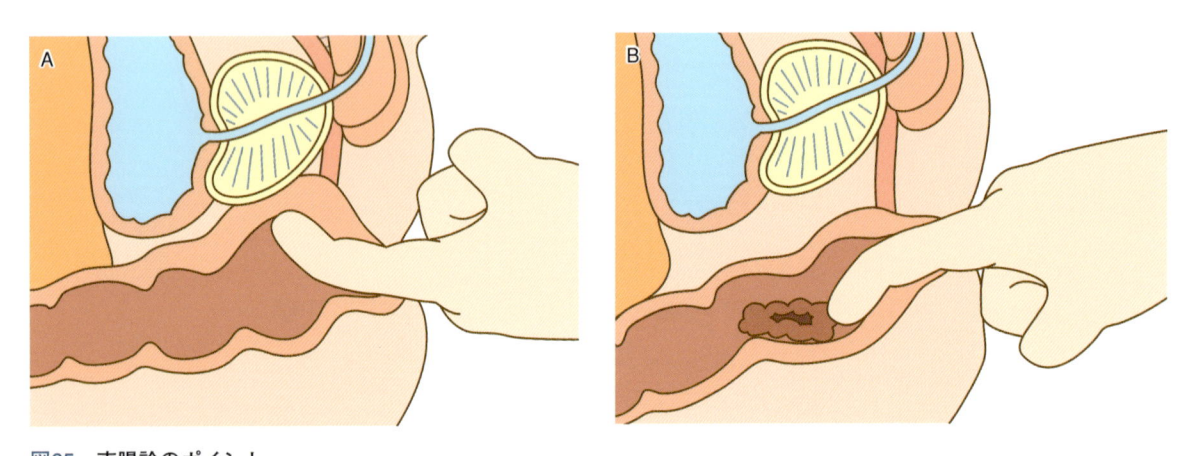

図25 直腸診のポイント
A）前立腺の癌の触診では「硬い表面」に注意する．B）直腸腫瘍の触診では「不規則な辺縁」に注意する

る．特に，下部直腸がんの診断は直腸診でまず行われるべきである．

・**手順と所見のポイント**（図25）
- 患者を左側臥位とし，患者に腰と膝を曲げさせるようにする
- 検者の右手に手袋をはめ，リドカインゼリーを十分量塗布する
- 患者をリラックスさせるため，口呼吸をしてもらう
- 肛門周囲の皮膚の観察を行う（瘻孔・腫瘍・分泌・皮疹などに注意）
- 右手の人差し指をゆっくりと肛門内に挿入する
- 男性では前立腺のサイズ・硬さ（図25A），女性では子宮頸部の圧痛や腫瘍の有無に注意する
- 直腸腫瘍があれば，位置，サイズ，硬さ，圧痛などに注意して所見をとる（図25B）
- 抜いた後，人差し指の先端に付着した便の色と性状を確認したあと，**便潜血**をチェックする

若い女性の下腹部痛では，急性虫垂炎と骨盤腹膜炎の鑑別が問題となることが多いが直腸診による「子宮頸部の圧痛（cervical motion tenderness）」は骨盤腹膜炎を疑う所見として重要である．

文献

1) 「Dr. ウィリス ベッドサイド診断―病歴と身体診察でここまでわかる!」(クリストファー・ウィリス 著, 松村理司 監訳), 医学書院, 2008
2) 「ベイツ診察法」(リン・ビックリー, ピーター・G・シラギ 著, 徳田安春ら 監訳), メディカル・サイエンス・インターナショナル, 2008
3) 「急性腹症の早期診断―病歴と身体所見による診断技能をみがく」(ウィリアム・サイレン 著, 小関一英 訳), メディカル・サイエンス・インターナショナル, 2004
4) 「Sapira's Art & Science Of Bedside Diagnosis 第3版」(Orient JM, et al.), Lippincott Williams & Wilkins, 2005
5) 「Bates' Guide to Physical Examination & History Taking 第10版」(Bickley LS, et al.) Lippincott Williams & Wilkins, Philladerphia, 2008
6) Joseph C Sherren : "sherrems pf the World", http://www.islandregister.com/sherren/pg1_25.html
7) Wrong Diagnosis.com : http://www.wrongdiagnosis.com/symptoms/abdominal_rebound_tenderness/book-causes-8e.htm

各論●身体所見からの臨床診断

9 筋骨格系のフィジカル診断
―リウマチ膠原病大原則

岸本　暢将

身体所見の重要性～シャーロックホームズの勧め～

　プライマリケアでよく遭遇するにもかかわらず，リウマチ性疾患の診断は，難しいと考える医師が多い．実際，同じ膠原病でも一人として全く同じ症候あるいは訴えであるということはなく，これがまた診断を難しくしている．診断への近道は，まずは患者さんの訴えに謙虚に耳を傾けることである．何気なく言っていた情報が実は診断に直結する情報であることもある．診断する過程でもうひとつ重要なのが今回フォーカスする身体所見である．不明熱患者で下腿にできた2～3 mmの小さな紫斑で診断がつく場合もあり，詳細な身体診察が必須である．

　また，われわれ臨床医は診断を行っていく過程で以下のような作業を行っている．
　経験と疾患それぞれの持つ疫学をふまえ，病歴，身体診察，検査所見より，
　① 身体所見から見た目
　② 一定の決まったルール
　③ 診断基準

を当てはめ，鑑別診断を考え最終診断を行っている．いわばシャーロックホームズが行う作業と似ている．この3つの要素についてもう少し詳しく述べてみたい．

　①の「見た目」で"一発診断"，非常にかっこいい．皮膚科の先生は非常に得意である．しかし，落とし穴（"わな"）もある．例えば鞍鼻とくれば，見た目で一発診断"Wegener肉芽腫症"と答える医師も多い．エンドキサンとステロイドパルス療法がゴールドスタンダード．よし行け～！っと．ところが，実は先天性梅毒，ハンセン氏病，コクシジオイデスなどの感染症による鞍鼻変化であった場合，われわれが行った治療が命取りになることもある．しかし，知っておくべきClinical pearlはこの「見た目」にはたくさんあり，いくつかご紹介する．

　②の「一定の決まったルール」とは，例えば"指圧で消退しなければ紫斑，消えれば紅斑"といったルールが当てはまり，臨床家に知られているルールのことである．しかし，これも不明熱などルールに当てはまらない場合には通用しない．

　③の「診断基準」では，診断に役立つ情報を効率よく引き出し，検査を選択するために参考になるが，いくつもの診察所見や検査法が載っていて覚えづらい．また，ひとつひとつ診断基準に載っている項目をこなしていくと時間がかかり過ぎ，患者さんの状態が悪化してしまったり，いくつかの疾患がオーバーラップしていると，どれがメインなのか決断するのには経験も必要になる．

このような3つの要素とともに疾患それぞれの持つ疫学的背景も考慮して診断をつけていく．疫学的背景とは，例えば，25歳の男性の多関節炎では全身性エリテマトーデス（SLE：Systemic lupus eryhtematosus）はあまり鑑別の上位には挙がらないが（SLEは一般的に10：1で女性に好発する疾患），女性では上位に挙がる（総論3「臨床疫学に基づく診断推論」参照）．高齢者ではどうか．関節炎患者をみたらリウマチ性多発筋痛症，偽痛風，変形性関節症，高齢発症の関節リウマチ（RA：Rheumatoid Arthritis）などが挙がってくるであろう．

リウマチ性疾患に関わる全身の身体所見

1）全身の皮膚所見（粘膜・爪を含む）を見逃すな

血管炎症候群は，タンパク尿や血尿，皮疹などが疑うきっかけとなるが，みなさんご存じの抗好中球細胞質抗体（ANCA）の診断感度はそれほど高くなく，診断には組織生検が必要である．皮疹は侵襲も少なく生検アプローチがしやすく，診断の重要な糸口となるので，1mm大の紫斑でも見逃さないように，毎日注意深く診察する．また生検を依頼する際は中型血管を侵す結節性多発動脈炎を疑う場合にはPunch生検ではなく，中型血管を含むよう生検を依頼し，免疫複合体の沈着をみる蛍光抗体染色も依頼するようにする（免疫複合体の沈着するSLEや特にIgAの沈着をみるアレルギー性紫斑病などの診断につながる）（図1）．

図1は70歳男性で，不明熱と血尿以外の症状のない患者の下肢の紫斑である．皮膚生検にて「白血球破砕性血管炎，leukocytoclastic vasculitis：LCV」の所見を認め，MPO-ANCA陽性より血管炎と診断した．ただし，LCVは病理所見でよく遭遇するが，**LCV＝全身性血管炎の診断ではない**ことは覚えておかなければならない．LCVの原因としては，特発性が多く，その他あらゆるリウマチ性疾患，多くの薬剤や感染症，悪性腫瘍関連などでもみられることがあるので，他の臨床所見と総合的に判断する必要がある（表1）．

皮疹は全身性エリテマトーデス（SLE）の診断でも非常に重要である．全身症状として体重減少，発熱，倦怠感を呈することが多いが，発症時にはそれぞれ21%，36%，50%しか存在しないため全身症状がないからといってSLEは否定できない．一方，皮膚の炎症は発症時に70%以上の

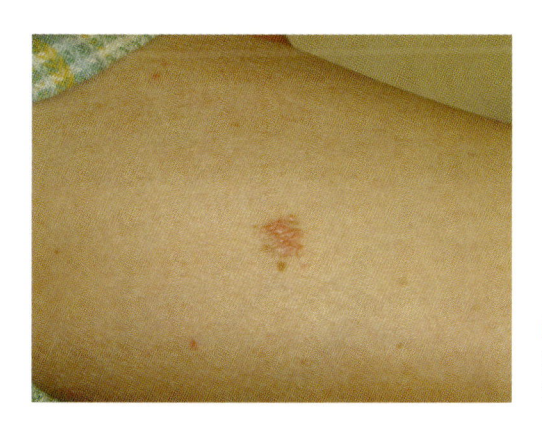

図1　紫斑
診察のポイント：指圧で消退しない（紅斑は指圧で消退する）

表1　白血球破砕性血管炎の原因疾患

原因	具体例
特発性（最も高頻度50%）	——
感染症	ウイルス性（HBV，HCV，HIV，EBV，CMV，パルボウイルスB19），細菌性，抗酸菌，真菌
薬剤	アスピリン，ペニシリン，サルファ剤，キノロン系，テトラサイキリン系，ヨード，レチノイド，G-CSF，フェノチアジン，その他多くの薬剤
リウマチ性疾患 変，亜急	SLE，RA，Sjögren症候群，ANCA関連血管炎，Henoch-Schonlein紫斑病*，クリオグロブリン血症Goodpasture症候群，潰瘍性大腸炎，原発性胆汁性肝硬性心内膜炎
悪性腫瘍	白血病，多発性骨髄腫などの過粘稠症候群
長時間の運動	——
心バイパス術後	——
造影剤使用後	——
化学薬品	

＊生検で蛍光抗体染色も行いIgAの沈着をみる

表2　アメリカリウマチ学会SLE分類基準（1997年改定）＊

診断基準	定義	頻度(%)
① 蝶形（頬部）紅斑	固定した頬部顔面の紅斑，表面は平坦あるいは隆起する	50
② 円板状紅斑	紅斑性表面隆起した斑で，鱗屑や毛包（毛囊）栓（follicular plugging）を伴う；瘢痕性萎縮が旧病変にみられる	25
③ 光線過敏症	日光に異常な反応をする皮疹が，患者の病歴あるいは医師により観察される	50
④ 口腔内潰瘍	口腔内あるいは鼻咽頭潰瘍，通常無痛性で医師により観察される	25
⑤ 関節炎	2ヵ所以上の末梢関節に，非びらん性関節炎	88
⑥ 漿膜炎	胸膜炎（胸膜性胸痛の病歴，医師による胸膜摩擦音聴取，あるいは，胸水の証明） または	50
	心膜炎（心電図異常，心膜摩擦音聴取，あるいは，心囊液の証明）	30
⑦ 神経障害	痙攣（痙攣を起こす他の原因なし）	15
	精神病（精神病を起こす他の原因なし）	15
⑧ 腎障害	持続するタンパク尿（1日0.5g以上あるいは3+以上）あるいは，細胞性円柱（赤血球，顆粒，尿細管円柱）	50
⑨ 血液障害	溶血性貧血	15
	白血球減少症（白血球数4,000/mm^{3}未満が2回以上の場合）	42
	リンパ球減少症（リンパ球数1,500/mm^{3}未満が2回以上の場合）＊＊	10
	血小板減少症（血小板減少をきたす薬剤なしに，100,000/mm^{3}未満）	10
⑩ 免疫学的異常	抗二本鎖（ds）DNA抗体陽性	40
	抗Sm抗体陽性	25
	抗リン脂質抗体陽性（以下のいずれかによる） ・血清IgGあるいはIgM抗カルジオリピン抗体価異常値 ・抗β2GPI抗体 ・ループス抗凝固因子試験陽性（標準的検査法による）	40
⑪ 抗核抗体陽性	DILをきたす薬剤なしに，免疫蛍光抗体法あるいはそれと同等の方法で異常抗体価を認める	>99

＊診断には11項目中4項目以上が必要で，その感度は97%で特異度は98%である
＊＊リンパ球減少症は白血球数正常でも起こりえるので分画を必ずチェックする

患者で認められ全身の皮膚診察は必須であり，実際表2のSLEの分類基準でも①〜④までが皮膚粘膜症状であり，診断時重要な所見であることがわかる．SLEに良くみられる皮膚所見としては，蝶形紅斑，レイノー現象，脱毛，凍瘡様紅斑，円板状紅斑，リベドー，光線過敏，口内炎などは重要な所見となる．特にSLEの分類基準を満たす患者にみられる初発皮膚所見は蝶形紅斑，レイノー現象，脱毛，凍瘡様紅斑，円板状紅斑である（表2）．

表3と以下にその他の皮膚および粘膜病変から考えられる疾患を示す．

所見▶診断

【皮膚および粘膜病変】

伝染性紅斑：レース状紅斑や顔面紅斑（slapped cheek）	▶パルボウイルスB19感染（成人では80％で皮疹がみられない）
蝶形（頬部）紅斑（図2）	▶SLE，パルボウイルスB19感染，HIVに伴う脂漏性皮膚筋炎，ライム病
鱗屑を伴って肥厚した局面・丘疹（図3）	▶乾癬性関節炎，掌蹠膿疱症（SAPHO症候群）
ヘリオトロープ疹，ゴットロン徴候および丘疹（図4）	▶皮膚筋炎，MCTD*

＊Mixed connective Tissue disease：混合性結合組織病

2）頭部・耳鼻咽喉部

側頭動脈炎では，頭部の所見がみられるとされる．頭痛の既往がない患者が新たに頭痛を訴えたり，頭痛持ちであればその性質が変わった場合，陽性所見とする．その他頭部のしびれ感，触ると痛いなどの症状を訴える患者もいる．下記に頭部・耳鼻咽喉部の身体所見から考える鑑別疾患を示す．

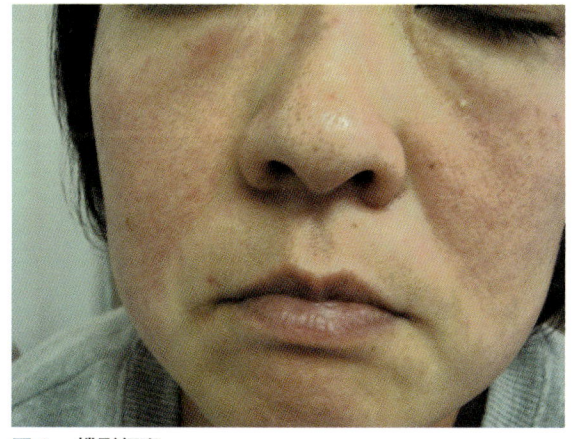

図2　蝶形紅斑

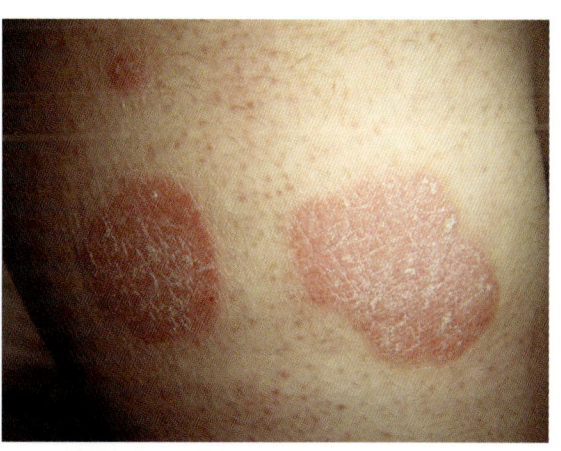

図3　鱗屑を伴って肥厚した局面・丘疹

慢性遊走性紅斑	▶ライム病
輪状紅斑	▶急性リウマチ熱
結節性紅斑（図5）	▶特発性，溶連菌後，結核性，サルコイドーシス，クローン病，Behçet病
壊疽性膿皮症	▶炎症性腸疾患，RA，SLE（特に抗リン脂質抗体症候群），Behçet病，強直性脊椎炎，サルコイドーシス，Wegener肉芽腫症
紫斑	▶過敏性血管炎，Henoch-Schonlein紫斑病（HSP），結節性多発動脈炎，クリオグロブリン血症性血管炎，白血球破砕性血管炎（p163参照）
網状皮斑（図6）	▶抗リン脂質抗体症候群，結節性多発動脈炎等の血管炎，コレステロール塞栓
膿漏性角皮症	▶反応性関節炎，HIV感染，梅毒
円板状紅斑（図7）	▶円板状エリテマトーデス，SLE，サルコイドーシス
紅斑内に膿疱性水疱	▶淋菌性関節炎

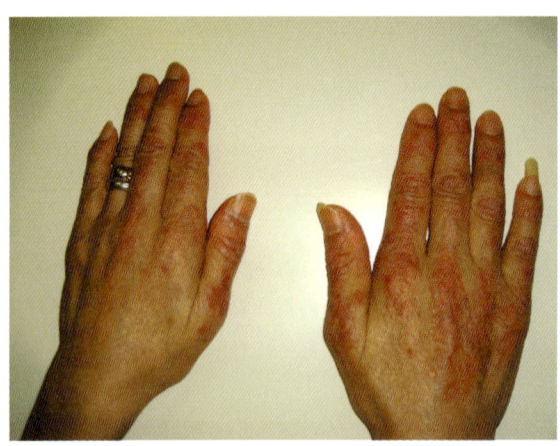

図4　ゴットロン徴候

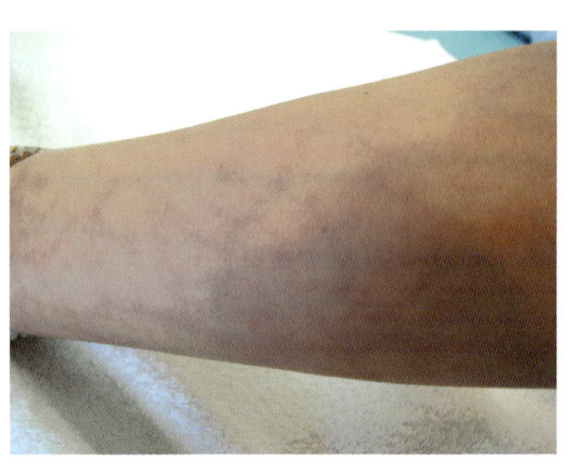

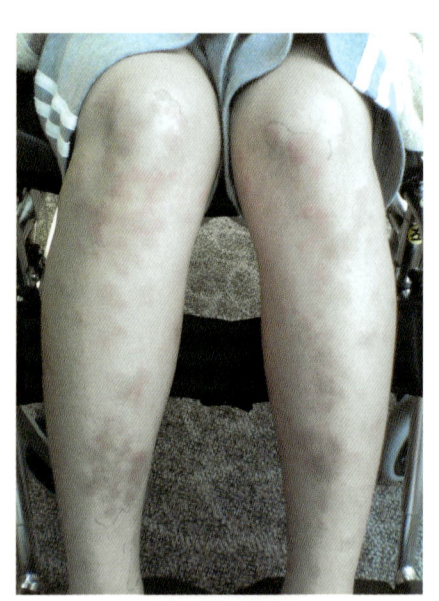

図5　結節性紅斑（溶連菌感染後）

図6　網状皮斑

口内炎（図8）	▶SLE，Behçet病，炎症性腸疾患，反応性関節炎，Wegener肉芽腫症，HIV感染症，カンジダ症
皮膚潰瘍	▶血管炎症候群，RA
蕁麻疹	▶蕁麻疹様血管炎，SLE，成人発症スチル病（四肢末梢にも出る）
毛細血管拡張	▶全身性強皮症
皮膚硬化	▶全身性強皮症，アミロイドーシス，好酸球性筋膜炎
脱毛	▶SLE，甲状腺機能低下症
レイノー現象	▶強皮症，SLE，MCTD，RA，PM/DM*，Sjögren症候群等
【爪】	
爪甲剥離症（図9）	▶乾癬性関節炎，甲状腺機能亢進症
点状陥凹	▶乾癬性関節炎
ばち指	▶肥厚性肺性骨関節症，炎症性腸疾患，甲状腺機能亢進症，Whipple病

＊Polymyositis/Dermatomyositis：多発性筋炎／皮膚筋炎

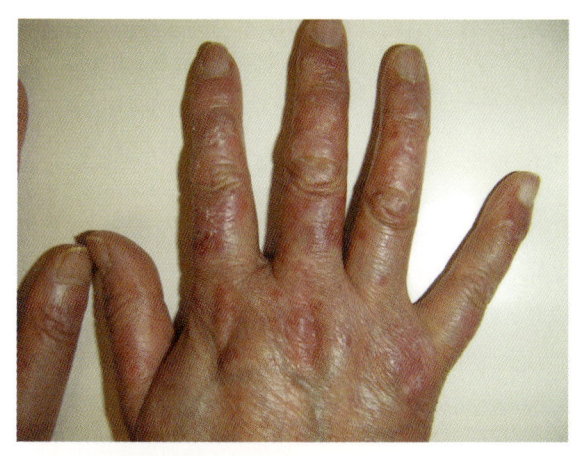

図7 円板状紅斑

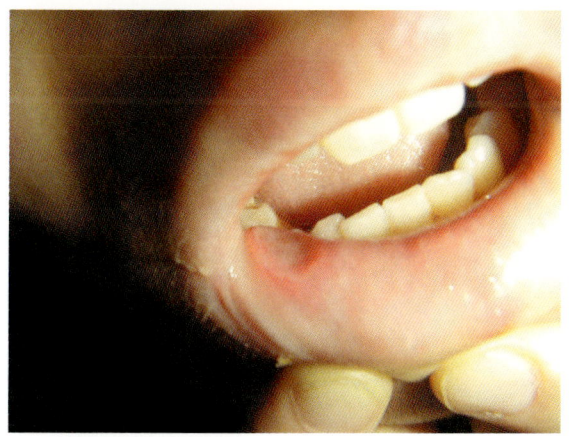

図8 SLEによる口内炎

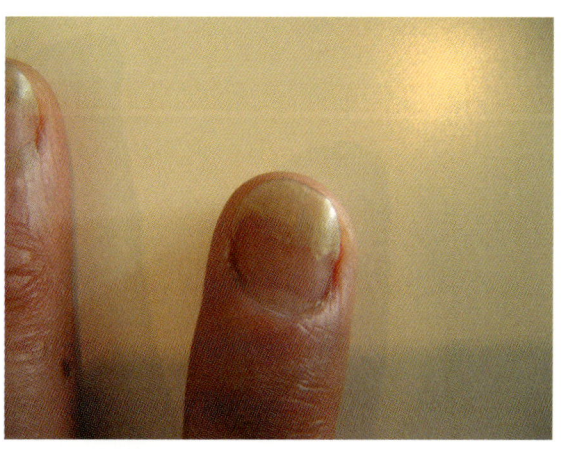

図9 爪甲剥離症

所見▶診断

【頭部，耳鼻咽頭部】

耳下腺腫脹	Sjögren症候群，サルコイドーシス
巨舌	アミロイドーシス
頭皮圧痛やしびれ感（側頭動脈），頭痛	側頭動脈炎
血性鼻汁・重度副鼻腔炎	Wegener肉芽腫症
耳垂を除く耳介の発赤（図10）	再発性多発軟骨炎

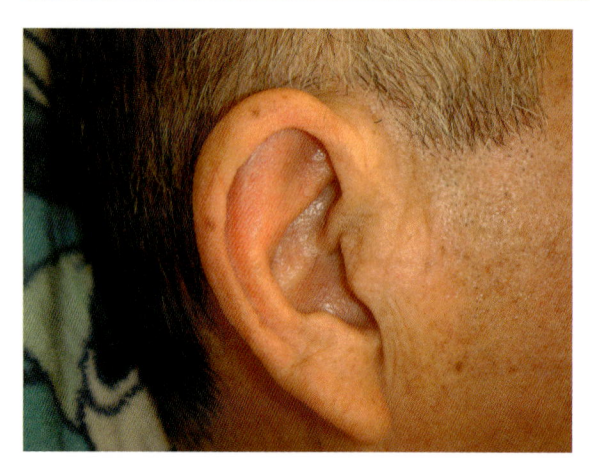

図10 再発生多発軟骨炎耳垂を除く耳介の発赤

3) 目

　目の充血＝結膜炎と片づけてしまってはいけない．特に羞明感，眼痛，視力低下を伴う場合，上強膜，強膜，ぶどう膜，網膜と深部の疾患の可能性がある．**眼後極部に行けば行くほど疾患の原因として全身疾患（膠原病等）がある危険度が増す**といわれている．特に強膜炎やブドウ膜炎ではその約50％が全身疾患が原因と言われているため要注意である．また，膠原病に高率に合併するSjogren症候群を考え，乾燥症状を聴取する際「目は乾きますか？」ではなく「目が乾いてごろごろしたりしますか？」などと問診する．下記に目の身体所見から考える鑑別疾患を示す．

所見▶診断

【眼病変】

ブドウ膜炎（虹彩炎含む）	血清反応陰性脊椎関節症，サルコイドーシス，Wegener肉芽腫症，HIV感染，梅毒，反応性関節炎，若年性特発性関節炎（JIA）
結膜炎	血清反応陰性脊椎関節症，SLE，反応性関節炎，Wegener肉芽腫症
網膜病変（軟性白斑，浸出像）	SLE（特に抗リン脂質抗体症候群合併例）
強膜炎	RA，再発性多発軟骨炎，Wegener肉芽腫症
虚血性視神経炎	側頭動脈炎，SLE，Sjögren症候群，Wegener肉芽腫症

4）循環器系の身体所見

顎の痛みといって，実は頸動脈痛で高安病や側頭動脈炎である可能性も考慮する．以下循環器系の身体所見から考える鑑別疾患を示す．

所見▶診断

【循環器系】

僧帽弁閉鎖不全，狭窄	▶ 急性リウマチ熱
徐脈	▶ 甲状腺機能低下症
大動脈弁閉鎖不全	▶ 強直性脊椎炎，急性リウマチ熱，再発性多発軟骨炎，反応性関節炎，Marfan症候群，高安病
心筋症	▶ ウイルス感染症，アミロイドーシス，サルコイドーシス，SLE，多発性筋炎，特発性，急性心筋梗塞の既往
新たな心雑音と発熱	▶ 感染性心内膜炎，急性リウマチ熱，SLE（抗リン脂質抗体症候群合併多い：Libman-Sacks心内膜炎）
末梢動脈の拍動の減弱や消失	▶ 高安病，側頭動脈炎
頸動脈圧痛	▶ 高安病，側頭動脈炎

5）呼吸器系の身体所見

肺胞出血では中等症〜重症では低酸素血症を呈するが，必ずしも血痰を呈するわけではない．しかし，血痰や喀血に呼吸困難を伴えば，肺胞出血をまず考える．肺胞出血により貧血の進行がみられることが多く，血痰がなくても聴診で異常所見があり，低酸素血症を認めるケースでは胸部CTを迷わず行う．重症の疾患であり見逃さないようにしたい．

所見▶診断

【呼吸器系】

Fineクラックル（late insp. crackle）	▶ RA，PM/DM，強皮症，MCTD，Sjögren症候群，血管炎等に伴う間質性肺炎
胸水	▶ RA，SLE，MCTD，成人発症スチル病
血痰＋呼吸困難	▶ 肺胞出血による血痰（血管炎症候群，SLE）
ストライダー	▶ 再発性多発軟骨炎，RAによる上気道閉塞
喘鳴	▶ アレルギー性肉芽腫性血管炎（Churg-Strauss Syndrome）に先行する喘息

6）消化器系の身体所見

　SLEでは最大で40%の患者に脾腫がみられるとされる．血管炎では消化管病変は予後不良因子の一つであり血便の有無を必ずチェックする．以下に消化器系の身体所見から考える鑑別疾患を示す．

所見▶診断

【消化器系】

脾腫	▶ Felty症候群（RA），成人発症スチル病，SLE，腫瘍関連関節炎（悪性リンパ腫，白血病含む）
肝腫大	▶ 成人発症スチル病，ヘモクロマトーシス，アミロイドーシス，Wilson病，Whipple病
グアヤック陽性（血便）	▶ 炎症性腸疾患，細菌性腸炎に伴う反応性関節炎，血管炎，Behçet病

7）泌尿生殖器系の身体所見

　多関節炎の鑑別で忘れていけないのがクラミジア感染症などによる反応性関節炎である．疑わなかったら絶対に診断がつかない．関節リウマチと誤診し，抗リウマチ薬が漫然と開始されているケースもあるであろう．下肢優位の多関節炎，不特定多数の性交渉パートナー，尿道炎の所見，検査では白血球尿などが疑うきっかけになるが見逃さないようにする．下記に泌尿生殖器系の身体所見から考える鑑別疾患を示す．

所見▶診断

【泌尿生殖器】

前立腺炎	▶ 反応性関節炎，強直性脊椎炎
尿道炎，頸管炎	▶ 反応性関節炎，淋菌性関節炎
副睾丸炎	▶ Behçet病
睾丸炎	▶ 結節性多発動脈炎
陰部潰瘍	▶ Behçet病
性腺機能低下症	▶ ヘモクロマトーシス
亀頭炎	▶ 反応性関節炎

8) 神経系の身体所見

　関節リウマチ患者で手関節炎による手根管症候群，手が不自由なため肘をつくことが多くなり起こった肘部管症候群などの絞扼性ニューロパチーは，しばしば見かける．血管炎症候群による末梢ニューロパチーや多発単神経炎の所見も見逃さないようにする．下記に神経系の身体所見から考える鑑別疾患を示す．

所見▶診断

【神経系】

絞扼性ニューロパチー	RA，甲状腺機能低下症，副甲状腺機能亢進症，多発性骨髄腫
顔面神経麻痺	サルコイドーシス，ライム病
末梢性ニューロパチー	SLE，アミロイドーシス，血管炎症候群，Sjögren症候群
舞踏病	抗リン脂質抗体症候群，SLE，急性リウマチ熱
多発性単神経炎	RA，SLE，血管炎症候群，Sjögren症候群，ライム病
痙攣	SLE
筋力低下	PM/DM，オーバーラップ症候群，MCTDなどの筋炎，上記神経障害による筋力低下もある

リウマチ性疾患に関わる関節所見

炎症性多関節炎の鑑別疾患

　急性発症の場合は，多関節であれまず感染症の除外が重要になる．特に見逃されやすいのがパルボウイルスB19感染に伴う関節炎である．しかし，この場合6週間以上持続することはまれで，**6週間以上多関節炎が持続する場合**は，リウマチ性疾患である可能性が高くなる．多関節炎で代表的な疾患に関節リウマチがあるが，これは人口の約1％，つまり100人に1人の疾患で日常診療で必ず遭遇する．その発症は，緩徐に発症することがほとんどで，発症関節はその発症割合ごとに少関節44％＞多関節35％＞単関節21％でさまざまであるが，数週〜数ヵ月の経過で付加的に多関節に広がっていく．その他，多関節炎の代表疾患を表3に示す．鑑別時のポイントは，通常，SLEやSjogren症候群など関節リウマチ以外の膠原病では関節炎以外の症候が先行することがほとんどで，全身の注意深い観察が重要となる．

・**関節炎の分布はどうか**

　多関節炎患者の鑑別診断を考えるとき，関節炎の分布も診断に役立つ．例えば下肢優位の左右非対称性の多発関節炎患者をみたら，必ず全身の皮膚を観察して乾癬病変がないか，クラミジア感染の危険がないか，下痢や血便など炎症性腸炎を示す所見がないか等，血清反応陰性脊椎関節症を考えた診察を行う．また，感染性心内膜炎を疑い感染症徴候や心雑音がないかチェックも行

表3　代表的な炎症性多関節炎

リウマチ膠原病疾患	関節リウマチ，SLE，Sjögren症候群，強皮症，混合性結合組織病，Behçet病，血清陰性脊椎関節症＊，血管炎，リウマチ性多発筋痛症，成人発症スチル病
感染症	パルボウイルスB19，HBV，HCV，HIV，感染性心内膜炎，リウマチ熱，まれだが細菌性関節炎および淋菌性関節炎
結晶性関節炎	痛風，偽痛風，アパタイト結晶性関節炎
薬剤	薬剤誘発性ループス
その他	サルコイドーシス，溶連菌感染後反応性関節炎，Whipple病

＊乾癬性・反応性・強直性・腸炎性関節炎を含む

う．以下に関節炎の分布による鑑別疾患を示す．

所見▶診断

下肢の関節優位	血清陰性脊椎関節症，変形性関節症，サルコイドーシス，淋菌性関節炎，感染性心内膜炎
手指DIP関節	変形性関節症（Heberden結節）＊，乾癬性関節炎，MRH＊＊
PIP/MCP/手関節	関節リウマチ（90％以上が発症時PIP/MCP侵す），SLE
MTP関節	変形性関節症（第一MTPのみ），結晶性関節炎，血清陰性脊椎関節症，関節リウマチ
左右対称性	関節リウマチ，SLE，ウイルス性，Sjögren症候群，リウマチ熱，サルコイドーシス，リウマチ性多発筋痛症，変形性関節症
軸関節（仙腸関節や脊椎）	血清陰性脊椎関節症，Whipple病

＊変形性手指関節症では他にPIP関節（bouchard結節），第一CMC関節も侵す
＊＊Multicentric reticulohistiocytosis：多中心性細網組織球症

・**関節炎の広がりはどうか**

多関節炎の罹患関節の経時的広がり方にも診断的ヒントが隠されている．例えば，ある関節の病変が治ってから他の関節に病変がでてくる関節炎を**移動性関節炎**（migratory arthritis）といい，一方，ある関節の病変が治らず他の関節の病変が加わってくる関節炎を**付加的関節炎**（additive arthritis）といいそれぞれ以下のような鑑別が挙げられる．

所見▶診断

移動性関節炎	淋菌，リウマチ熱　ライム病　ウイルス性（風疹，HBV，エコー・コクサッキー），亜急性感染性心内膜炎，サルコイドーシス，回帰性リウマチ，SLEの一部，Whipple病
付加的関節炎	関節リウマチ，SLEの一部，血清陰性脊椎関節症（SpA）などの炎症性関節炎

図11〜13はいずれも中指と薬指のPIP関節に腫れと痛みを訴えて来た患者である．まず，図11のPIP関節の腫脹は関節リウマチでみられる紡錘形（fusiform）の腫脹で，関節包（滑膜が裏打ち）に沿って炎症が起こっている．触診ではパン生地のような腫脹であり，これが多関節に及び6週間以上続けばまず関節リウマチの診断が確実である．

図12でみられるPIP関節腫脹は，DIP関節腫脹とともに変形性関節症の好発部位（それぞれブシャール結節とヘバーデン結節）であるが，変形性関節症ではRAの腫脹とは異なり骨棘による骨ばった（触診でごつごつしている）腫脹であり，まず除外することができる．

図13のPIP関節腫脹は解剖学的な関節包の位置を越え指全体が腫れて太くなっている．このような腫脹した指をソーセージ指：sausage fingerとよぶ．明らかな病態は不明だが，炎症が滑膜のみならず，近傍の腱・靭帯（Tenosynovitis腱滑膜炎），およびその付着部（Enthesitis付着部炎），骨膜（Periostitis骨膜炎）にも及んでいるためと推測されている．図13は乾癬性関節炎患者であるが，ソーセージ指を診たら，他に鑑別として反応性関節炎（Reiter症候群），クローン病や潰瘍性大腸炎に伴う腸炎性関節炎，強直性脊椎炎，未分化血清陰性脊椎関節症があり，これらは総称して血清反応陰性脊椎関節症（Seronegative spondyloarthropathy：SpA）とよばれている．

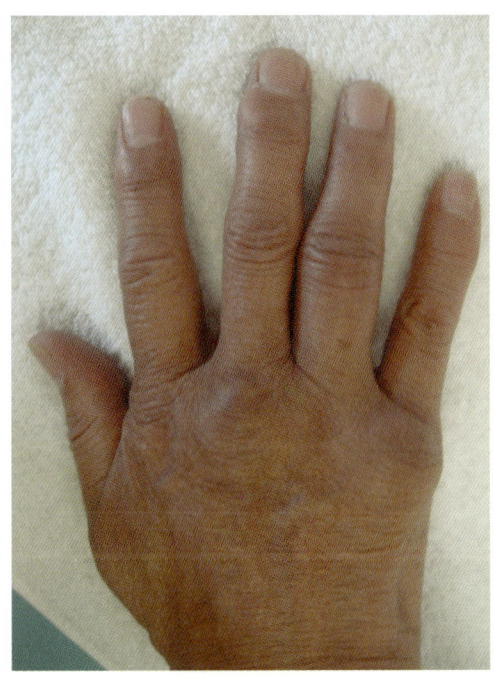

図11　手指関節の腫脹の具体例
関節リウマチによる触診でパン生地のような紡錘状関節腫脹

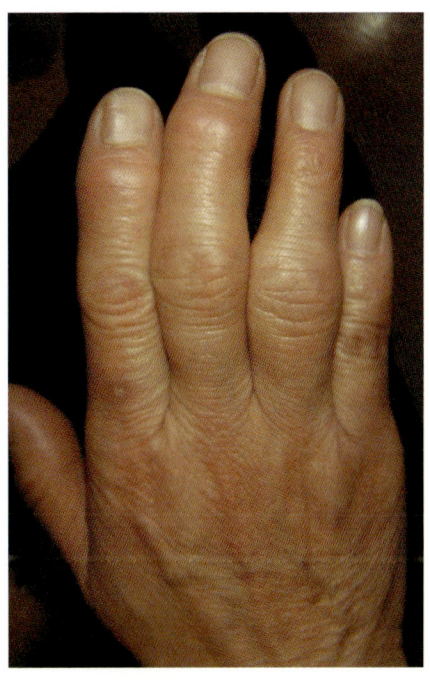

図12　変形性関節症
触診では骨棘によるごつごつした関節腫脹

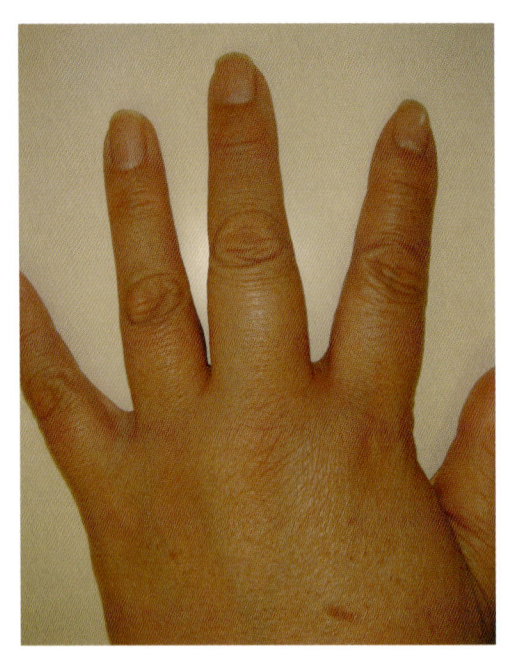

図13 乾癬性関節炎によるソーセージ指

> **コラム1** 最近話題の抗CCP抗体

　関節リウマチの診断といえばご存じリウマトイド因子とすぐに出てくる．しかし，その診断特異度は約70％と低く，感染症，悪性疾患，他のリウマチ膠原病疾患でも陽性となり（例：Sjögren症候群の約70％，クリオグロブリン血症性血管炎の約90％で陽性），陽性だからといってすぐに関節リウマチに飛びつけない．また，健常高齢者でも最大約25％で陽性になるともいわれておりその診断特異度に問題がある．ここで抗CCP抗体（2007年から日本でも保険適応）の登場である．これは，環状シトルリン化ペプチド（cyclic citrullinated peptide）に対する抗体で，その特異度の高さ（95％以上）が注目を集めている．研究によれば関節リウマチと診断された患者をさかのぼってみてみると，関節所見が出る数年前から抗CCP抗体が陽性になることもあるといい，早期関節リウマチの診断においては，リウマトイド因子の陽性率が50％以下であるのに比べ，抗CCP抗体では60〜70％が陽性になるといわれている．

・ポイント
① 多関節炎があり関節リウマチを疑い，抗CCP抗体が陽性なら，ほぼ関節リウマチで間違いない
② 関節リウマチ患者の中では，リウマトイド因子と同様に抗CCP抗体陽性者は陰性者に比べて関節破壊の進行が早く"予後不良因子"とされている

コラム2　関節リウマチ：DAS28を使った治療目標〜Treat To Target〜

　みなさん，糖尿病の治療評価に何を使いますか？「HbA1c」とすぐに答えられるでしょう．高血圧の治療評価はどうでしょう？「血圧値に決まってるじゃないか」とお答えになるでしょう．では，関節リウマチの治療目標はどうでしょう？「患者さんの痛みの度合いとか，見た目でしょうか…」．

　関節リウマチの活動性の評価基準として登場したのが1990年van der Heijde医師らにより提唱されたDisease Activity Score（DAS）[5]である．"ダス"と発音する．オリジナルでは44関節の評価を行うが時間の限られた日常診療では28関節を評価して行うDAS28が使用されている（DAS28の計算式および28関節部位は図14参照）[6]．図14脚注のようにDAS28は，医師の診察（圧痛関節痛，腫脹関節数），患者の評価（患者の疾患活動性全般評価）および炎症反応（ESRあるいはCRP）を総合的に評価した数値である．その数値により低〜高疾患活動性から寛解（表4）といった関節リウマチの疾患活動性を評価することができる．このDAS28値を継続してモニターし活動性を抑えるように治療調節を行うことで長期の身体機能障害やX線学的進行を抑えるというエビデンスも蓄積されており，現在のところ「関節リウマチの治療目標は？」と聞かれたら「DAS28で3.2以下（低疾患活動性），理想的には2.6未満（寛解）」と答えるのが正解である．日常診療に是非役立てていただきたい．

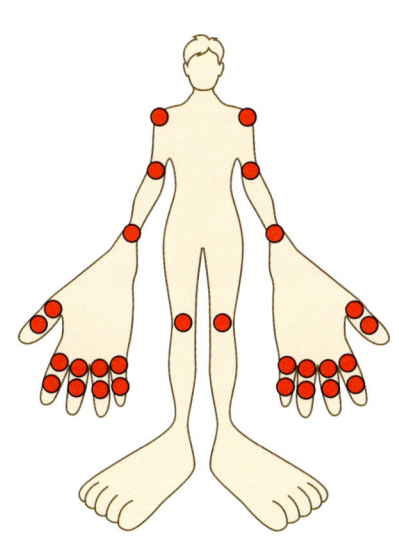

図14　DAS28の評価関節

注1：指はPIPおよびIP，MCP関節
注2：44関節評価するDASをDAS28に変換する変換式：
　　　DAS28＝（1,072×DAS）＋0.938

DAS28計算法：

DAS28＝$0.56 \times \sqrt{圧痛関節（28）} + 0.28 \times \sqrt{腫脹関節（28）} + 0.70 \times \ln(赤沈1時間値) + 0.014 \times [患者の疾患活動性全般評価（VASにて0〜100）]$

DAS28（CRP）＝$0.56 \times \sqrt{圧痛関節（28）} + 0.28 \times \sqrt{腫脹関節（28）} + 0.36 \times \ln[CRP(mg/dL)+1] + 0.014 \times [患者の疾患活動性全般評価（VASにて0〜100）] + 0.96$

ln：自然対数
CRPの単位はmg/dLであることに注意
三菱製薬，エーザイ，中外製薬，武田薬品工業からDAS Calculatorが配布されている．
計算式・CalculatorはDASホームページからダウンロード可能：http://www.das-score.nl/

表4　DAS，DAS28を使用した疾患活動性評価判定

指標	低疾患活動性	中等度疾患活動性	高度疾患活動性	寛解
DAS	2.4以下	>2.4, 3.7以下	>3.7	1.6>
DAS28	3.2以下	>3.2, 5.1以下	>5.1	2.6>
DAS28-CRP	2.7以下	—	>4.1	2.3>

DAS28-CRPの疾患活動性，寛解基準に関してはInoue E.らによる本邦からの研究に基づく[7]

・ポイント
- RAの活動性は何かひとつの検査（例えばRFとか）で示せるものではなく，疼痛・腫脹や医師および患者の疾患活動性全般評価などの問診・身体所見を中心とした総合評価（DAS）によって示される
- RAの疾患活動性をできる限り低く抑えることにより，疾患転帰である関節破壊，身体機能障害を予防することができる
- 日常診療でも最低3ヵ月ごとにはDAS28等を使用し疾患活動性を定量しモニターを行い，治療目標である低疾患活動性（DAS28≦3.2）を達成していなければ治療を再検討する

コラム3　あちこち痛い患者の落とし穴

「線維筋痛症」，いやだな～～と感じる先生もいらっしゃるかもしれない．日本人の1.6%が罹患しているといわれており日常診療で遭遇する機会が多い疾患である．その発症は，middle socioeconomic statusの女性のほうが男性よりも6倍多い．比較的Intelligenceの高い患者に多い印象もあり，心配でいろいろ聞かれるというのも事実である．また，何かしらの精神的受傷（例：家族の死），または身体的受傷（例：ウイルス感染）後に発症することも多く，うつ病や慢性疲労症候群を合併することもあり，総合的な評価が必要になる．以下図15に診断の助けとなる米国リウマチ学会が定める線維筋痛症の分類基準を示す．

ただ，線維筋痛症の診断はあくまで除外診断であることを忘れてはいけない．全身の関節痛，筋痛

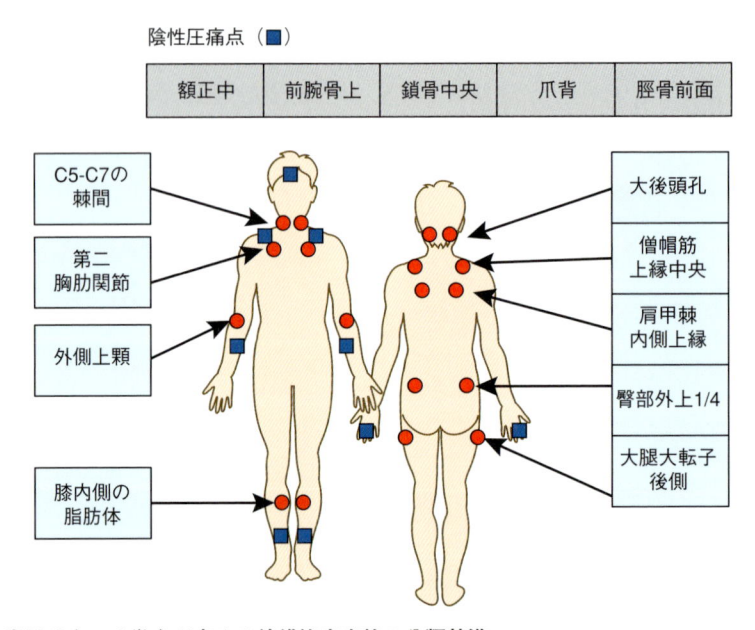

図15　米国リウマチ学会が定める線維筋痛症状の分類基準
・18カ所中11カ所の圧痛点（●）が陽性
・症状が3カ月以上
・からだを4領域（ウエストから上下，体左右）に分けて4領域すべてで痛みがある

をきたす器質的疾患を除外する必要があり詳細な問診，検査を合わせて評価を行う．例えば，診察で関節炎があれば関節リウマチ，全身性エリテマトーデス，血管炎，Sjögren症候群，等の膠原病疾患やウイルス性関節炎（特にパルボウイルスB19感染やウイルス性肝炎）などを疑うし，筋力低下があれば筋炎の除外も必要になってくる．神経症状があれば脱随性疾患なども鑑別が必要である．また，甲状腺疾患は全身の筋痛をきたすことも多く，線維筋痛症と同様の症状をきたすので必ずTSHをチェックする．高齢者ではリウマチ性多発筋痛症（PMR）も鑑別に挙がるが，PMRでは炎症反応（CRPや血沈）が上昇する点や軽度の滑膜炎を伴うことも多いが，線維筋痛症では炎症所見はなく，関節炎もない．また，高齢ではなく中年患者に多い点などからも鑑別することができる．精神疾患でも痛みをおこすことがあるがこのときは陰性圧痛点も陽性になることで線維筋痛症と見分けられることもある．

文献

1) 「すぐに使えるリウマチ・膠原病診療マニュアル」（岸本暢将 編），羊土社，2009
2) American College of Rheumatology Ad Hoc Committee on clinical guidelines. Guidelines for the initial evaluation of the adult patient with acute musculoskeletal symptoms. Arthritis Rheum, 39 : 1-8, 1996
3) Pinals RS : Polyarthritis and fever. N Engl J Med, 310 : 769-774, 1994
4) Richie AM, et al. : Diagnosis approach to polyarticular joint pain. Am Fam Physician, 68 : 1151-1160, 2003
5) van der Heijde DM, et al. : Judging disease activity in clinical practice in rheumatoid arthritis : first step in the development of a disease activity score. Ann Rheum Dis 49 : 916-920, 1990
6) Van Gestel AM, et al. : Validation of rheumatoid arthritis improvement criteria that include simplified joint counts. Arthritis Rheum 41 : 1845-1850, 1998
7) Inoue E, et al. : Comparison of Disease Activity Score (DAS) 28- erythrocyte sedimentation rate and DAS 28 - C-reactive protein threshold values. Ann Rheum Dis, 66 : 407-409, 2007

各論●身体所見からの臨床診断

10　皮膚のフィジカル診断

鶴田雄一郎

身体所見の重要性

　皮膚を病変の主体として受診する患者のほとんどは発疹と搔痒を主訴とする．

　皮膚に現れる病変は，患者自身にとっても見えるところの病変であることから，皮膚科医だけでなく診療科を問わず相談される機会も多いと思われる．

　皮膚の診療においても医療面接の重要性はいうまでもないが，内科診療との一番の相違は，主訴が見えるものなので，**視診を主とした身体所見→医療面接の順で診察をすすめる**点である．

　多くの皮膚病変はありふれた疾患ではあるが，ときに**内因により出現する皮膚病変**が内因疾患の診断および病勢の理解を助けるものとなり得，身体所見により得られる情報が病歴以上に重要となることがある．

　これらのことを勘案すると，皮膚の身体所見に馴染み理解を深めることは皮膚科医以外の医療従事者，とりわけ第一線医療従事者にとって意義あることと考える．

　なお本書では皮膚科医以外を対象としていることを考慮し，内容を簡素化し実地診療の概略と考え方を中心に話を進めていき，臨床写真は参考程度の掲載にとどめる．正確な皮膚科学の知識と用語や臨床所見は成書もしくは実地診療にて皮膚科医に学んでほしいが，皮膚の身体所見に慣れ親しむ一助となれば幸いである．

皮膚の身体所見

1）発疹のみかたと記載・記録

　皮膚に現われる病変（身体所見）の総称を発疹といい，個々の病変にそれぞれの用語がある．

　その用語は見た目の表現だけでなく，病理学的な奥行きを意味に含んでおり，的確に使い分けるには皮膚病理学を含む皮膚科学の十分な研鑽を積む必要がある．

　しかしその一方で，不十分な理解で表現した用語がしばしば本来意味するところと異なる表記で混乱することがあり，はじめのうちは皮膚病臨床診断の手順（図1，表1）[1]に示すように，病変の確認作業と表現を平易にして理解し記載していくことを勧める．

10 皮膚のフィジカル診断

```
個疹（発疹）─┬─→ A 液疱性
　　　　　　　│　　├─ a（内容）透明液性　　　　　→ 水疱性疾患
　　　　　　　│　　└─ b（内容）膿性　　　　　　　→ 膿疱性疾患
　　　　　　　└─→ 非液疱性（充実性）─┬─→ B 非紅色性
　　　　　　　　　　　　　　　　　　　│　　├─ a 正常色　　→ 常色性丘疹ならびに結節群
　　　　　　　　　　　　　　　　　　　│　　├─ b 白色　　　→ 白色病変群
　　　　　　　　　　　　　　　　　　　│　　├─ c 黒（褐）色 → 黒（褐）色病変群
　　　　　　　　　　　　　　　　　　　│　　└─ d 黄色　　　→ 黄色病変群
　　　　　　　　　　　　　　　　　　　└─→ 紅色性─┬─→ C 非鱗屑性
　　　　　　　　　　　　　　　　　　　　　　　　　│　　├─ a 半球状　　　→ 紅色丘疹ならびに結節群
　　　　　　　　　　　　　　　　　　　　　　　　　│　　└─ b 扁平障害性　→ 炎症性紅斑群
　　　　　　　　　　　　　　　　　　　　　　　　　└─→ D 鱗屑性
　　　　　　　　　　　　　　　　　　　　　　　　　　　　├─ a 非表皮障害性 → 丘疹鱗屑性病変群
　　　　　　　　　　　　　　　　　　　　　　　　　　　　└─ b 表皮障害性　 → 湿疹様病変群
```

図1　皮膚病臨床診断の手順
表1と対応

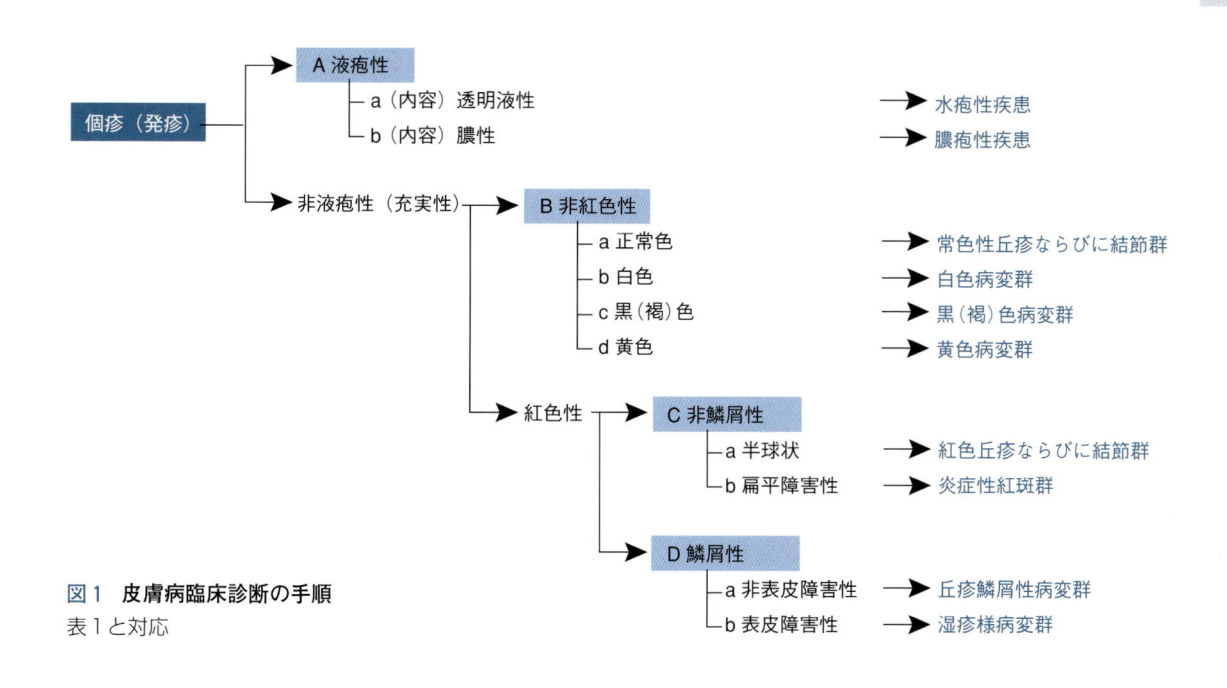

表1　皮膚病臨床診断の手順：鑑別診断

A-a	水疱性疾患群		
		1. 小水疱性疾患群	ヘルペス感染症 （小水疱を伴った）白癬 （小水疱を伴った）疥癬 汗疱 疱疹状皮膚炎　　　　　　　　　　　　など
		2. 水疱性疾患群	天疱瘡・類天疱瘡 多型（滲出性）紅斑（Stevens-Johnson症候群） （程度の激しい）接触性皮膚炎 （水疱を伴った）膿痂疹 外傷に伴う水疱（熱傷など）　　　　　　など
A-b	膿疱性疾患群		
		1. 真性膿疱性疾患群	尋常性痤瘡とその類縁疾患（毛嚢炎など） 酒皶 カンジダ症　　　　　　　　　　　　　　など
		2. 偽性膿疱性疾患群 （＝B-b-2. 白色結節群）	
B-a	常色性丘疹ならびに結節群		
		1. 表皮粗造（角化性）病変群	尋常性疣贅 日光角化症　　　　　　　　　　　　　　など
		2. 表面平滑（非角化性）病変群	有棘細胞癌（日光誘発性） （鶏眼・胼胝） 扁平疣贅 有棘細胞癌（粘膜，非日光誘発性） 基底細胞癌 （類）表皮嚢腫 脂肪腫　　　　　　　　　　　　　　　　など
B-b	白色病変群		
		1. 白色斑／局面群	白色癜風 単純性粃糠疹 尋常性白斑とその類縁疾患
		2. 白色結節群	稗粒腫 毛孔性角化症 伝染性軟属腫　　　　　　　　　　　　　など
B-c	黒（褐）色病変群		
		1. 黒（褐）色斑点／丘疹／結節群	悪性黒色種 基底細胞癌 （有棘細胞癌） 肝斑・雀卵斑

		黒子	
		母斑細胞母斑	
		脂漏性角化症	
		皮膚線維腫	
		褐色癜風	など
	2. 黒（褐）色斑／局面群 　　（全身性）	神経線維腫症 巨大色素性母斑 続発性色素沈着（薬剤性や内因疾患に伴う） （例えばアジソン病，ヘモクロマトーシス，Cushing症候群，甲状腺機能亢進症，慢性肝不全，慢性腎不全，晩発性皮膚ポルフィリン症，銀皮症，5-FU，テトラサイクリン，クロルプロマジンによる色素沈着など）	など
B-d　黄色病変群			
	1. 黄色丘疹／局面群	黄色腫 若年性黄色肉芽腫症 弾力線維性仮性黄色腫 脂腺母斑 老人性脂腺増殖症 フォアダイス状態	など
	2. 黄色斑群	糖尿病性リポイド壊死症 黄疸 全身性アミロイドーシス 柑皮症 yellow nail症候群	など
C-a　紅色丘疹ならびに結節群			
	1. 紅色斑／丘疹群	虫刺し症 老人性血管腫 クモ状血管腫 毛細血管拡張性肉芽腫（ボトリオミコーゼ） 環状肉芽腫 ウイルス性発疹症（非水疱形成性）	など
	2. 紅色結節群	癤（図2）・癰 炎症性表皮嚢腫 汗腺膿瘍（化膿性汗腺炎） 蜂窩織炎 （結節性紅斑）	など
C-b　炎症性紅斑群			
	1. 非紫斑性病変群	一過性で単調な紅斑（潮紅反応） 持続性で単調な紅斑 　蕁麻疹・血管浮腫 　環状・旋回性紅斑 　多型（滲出性）紅斑 　結節性紅斑	など
	2. 紫斑性病変群	単純な点状紫斑（毛細血管脆弱性による） 点状紫斑と斑状紫斑（出血素因による） 紫斑性結節（血管炎） 潰瘍を伴った点状紫斑（血管性潰瘍）	など
D-a　丘疹性鱗屑性病変群			
	1. 斑点／丘疹優位病変群	バラ色粃糠疹 扁平苔癬 続発性梅毒 （滴状乾癬）	など
	2. 斑／局面優位病変群	乾癬 体部白癬 DLE 類乾癬と菌状息肉症	など
D-b　湿疹様病変群			
	1. 隆起性／掻爬性／苔癬化病変群	アトピー性皮膚炎 発汗障害性湿疹（汗疹） うっ滞性皮膚炎 疥癬（性湿疹）	など
	2. 掻爬の少ない病変群	脂漏性皮膚炎 乾癬（性湿疹） 接触性皮膚炎 貨幣状湿疹・自家感作性皮膚炎	など

（文献1より改変）

筆者はこのように個々を順序立てて表現しながら，成書もしくは対診した皮膚科医より用語としてどのように表現しているかを学びながら知識を深めていけばよいと考えている．

なお情報伝達の混乱を避けるためには，臨床写真の撮影・記録・共有も有用である．近年はデジタルカメラ機器の進歩により臨床写真が容易に撮影・記録できるようになったことから，可能な限り撮影・記録し，対診医と情報共有するとよい．

ただし，X線等の診断画像同様に患者同意が必要であることはいうまでもなく，データの保管や取り扱いにも留意しなければならない．

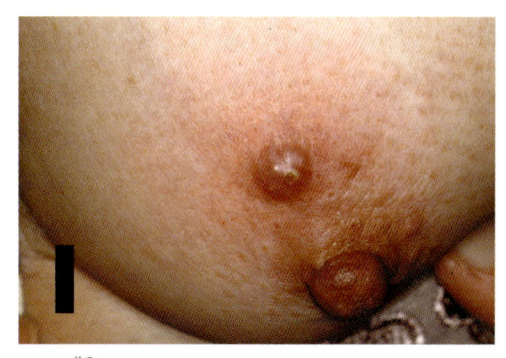

図2 癤
乳輪に近接した部位に生じたもの．中央に膿栓を認める．毛嚢一致の腫瘍

2）発疹とは

発疹（個疹）には**原発疹**と**続発疹**とある．
これらは病理・病態的な意味も含んでいることに留意してほしい．
・原発疹：健常皮膚に一時的に生じる発疹
・続発疹：原発疹もしくは続発疹に続いて二次的に生じる発疹

コツ

① 病因が内因性なのか外因性なのかを意識して診察する
② 炎症性（もしくは反応性）か腫瘍性かには特に注意する
③ 視診所見に加え触診による所見（硬さ・熱感・表面性状・圧痛の有無など）も重要である

3）実地診療の流れ

実際に発疹をみるにあたっては，患者の主訴をなす部分の個診をよく観察し，その分布・配列をみていく．

分布・配列においては，図3のような特徴がないかを注意しながらみる．

そして，その**時間経過による変化**に注意しながら全体像を把握していく（急性病変なのか慢性病変なのか，増悪傾向なのか治癒傾向なのかなど）．

記載にあたっては，図1の上記皮膚病臨床診断の手順の表現に加え，形・大きさ・境界および触診所見を記載する．

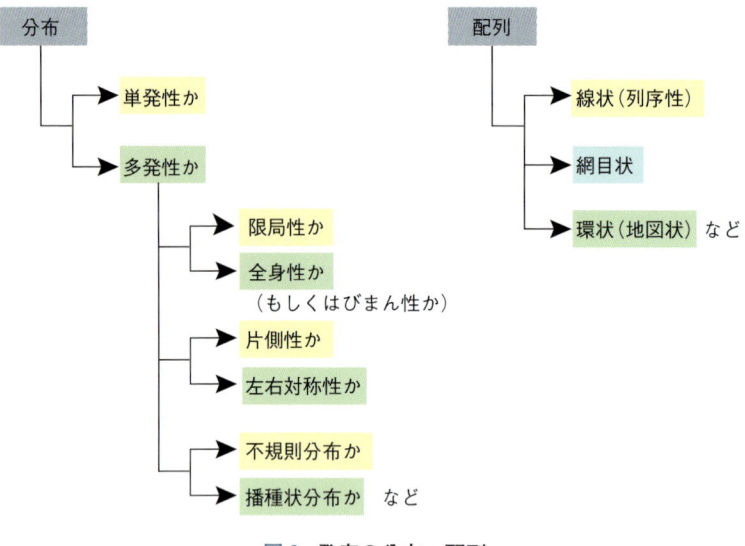

```
分布 ─┬→ 単発性か
      └→ 多発性か ─┬→ 限局性か
                    │  全身性か
                    │  （もしくはびまん性か）
                    ├→ 片側性か
                    │  左右対称性か
                    ├→ 不規則分布か
                    └→ 播種状分布か　など

配列 ─┬→ 線状（列序性）
      ├→ 網目状
      └→ 環状（地図状）　など
```

図3　発疹の分布・配列

コツ

① 病因・病態の手懸かりとなる**原発疹を探すように努める**

　主訴をなす部位に原発疹を確認できない場合は，他に同様の病変はないかを聞きながら全身の分布を確認していき，主訴以外の部位に一元的に説明のできる原発疹を探すよう努める

② 個疹のみにとらわれず，**全体像を把握**することも重要である

③ 発疹の色調においては，対象患者毎に肌の色が異なることや，光源により色調は異なって見えることから，**自然光のもとで診察**するよう心がけること．またアトラスとの単純比較に終始しないことに留意する

④ 病態意義の異なるよく似た発疹は的確にわける．

　例：紅斑と紫斑

　紅斑は圧迫消退するが，紫斑は圧迫消退しない．

⑤ 同じ個疹が多発していても，緩徐に出現したのか，突発的に出現したのかにより意義が異なる点に留意する[2]．

　例：個疹は脂漏性角化症

　緩徐出現病変→（多発性）老人性疣贅

　突発出現病変→Laser-Trélat徴候（諸臓器悪性腫瘍の存在に注意）

各皮膚疾患の診断と治療

1) 蕁麻疹 (図4)

本稿では初期臨床研修項目に準拠した疾患のみを取り上げる.

蕁麻疹は診察時に発疹がなくとも病歴にて診断しうる皮膚疾患である. 24時間以内に出現と消退を繰り返す膨疹を確認すると診断できる. 受診時に発疹があるとは限らないため, 病歴も大事である. 原因は中毒を含み内因性だが, 発症時期より時間が経過するほど追求は困難となる.

急性(および急性増悪)であれば病因を同定できることもあり, アレルギー検査に先立ち詳細な病歴聴取で病因を探る. 病因除去できれば治癒を望める.

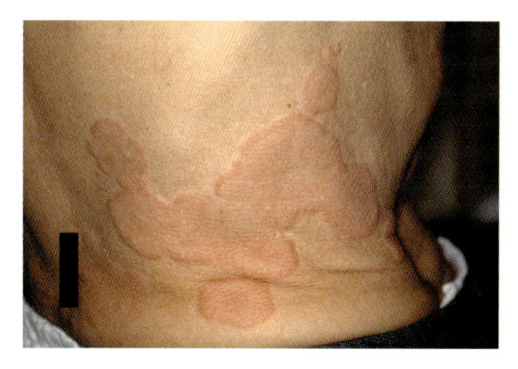

図4 蕁麻疹
融合傾向のある膨疹

慢性であれば病因同定と除去が困難であるが, 抗ヒスタミン剤内服によく反応し, 病態のコントロールは難しくない.

治療は抗ヒスタミン剤内服が主体.

コツ
① 患者にデジタルカメラで発疹を撮影してきてもらうのも参考になる
② 慢性に経過する蕁麻疹において急性増悪する場合や, 治療抵抗性(しばしばステロイド内服併用・増量でも症状コントロールできない)となる場合は, 病因追求を再考すること.
以下に示す蕁麻疹様紅斑と同様, 悪性腫瘍や中毒物質の持続摂取が病因として内在することがあるからである
③ 24時間を超えて持続するものは蕁麻疹様紅斑として区別する

2) 湿疹・皮膚炎

湿疹と皮膚炎は同義語である. 湿疹・皮膚炎様に見えるものは, 6つの「か」のつく病変にわける.

かぶれ(湿疹・皮膚炎), かのう(皮膚細菌感染症), かび(皮膚真菌症), かぽじ(皮膚ウイルス感染症), かいせん(皮膚寄生虫感染症), からだの中から(肝炎・癌・外傷など)
上記を鑑別するのにグラム染色, Tzanck試験, KOH直接検鏡などの検鏡検査が有用である.
湿疹・皮膚炎にはステロイド外用剤が著効するが, 他の疾患には効果に乏しい.

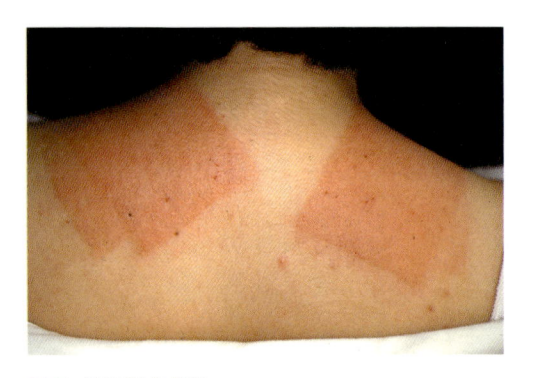

図5 接触性皮膚炎
貼付部に一致した境界明瞭な（浮腫性）紅斑

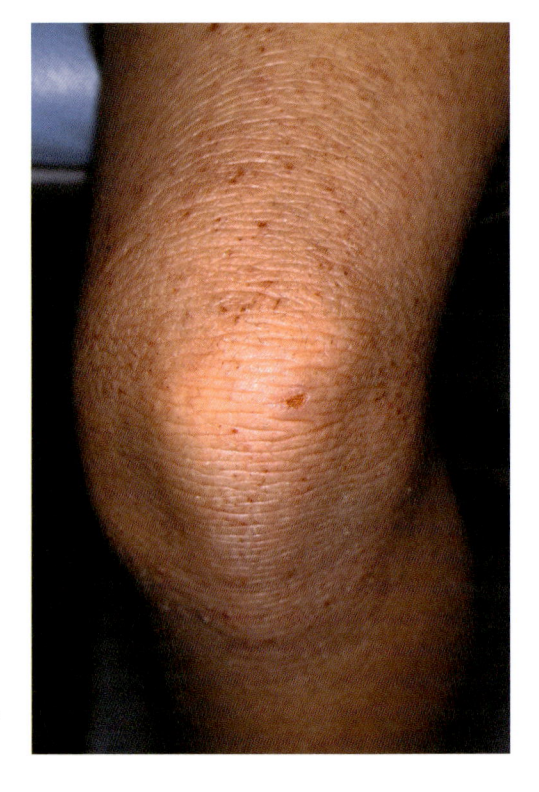

図6 アトピー性皮膚炎
苔癬化を伴う湿疹（慢性湿疹）局面．
掻把痕を伴う

①接触性皮膚炎（図5）

　　接触源を同定しうる皮膚炎で，接触源の同定には医療面接が重要．医療面接後の疑い接触源を確定するのに貼付試験が有用．

　　治療はステロイド外用が主体であり，接触源の除去が重要．

②アトピー性皮膚炎（図6）

　　角層（と表皮）の乾燥とバリアー機能の異常を持った皮膚が本態である．その皮膚に特異的・非特異的を問わず刺激が加わり，炎症が惹起され慢性（増悪・寛解の繰り返し）の経過をとる皮膚炎．

　　個疹は皮膚炎（程度は問わない）で，分布に特徴があり，診断に除外項目がある．

　　診断と治療の詳細は日本皮膚科学会のガイドラインを参照[3]．

コツ

　「アトピー」という用語に商用の意味を含まないよう留意すること（いたずらに患者の不安をあおらないこと）．

　用語や病名に執着することなく，個々の患者に対してそれぞれ病因・病態をケアしながら治療するよう心がけてほしい．

表2　皮膚感染症

細菌感染症
急性膿皮症（蜂窩織炎ほか）
図7〜9参照
慢性膿皮症
化膿性汗腺炎 　頭部乳頭状皮膚炎 　臀部慢性膿皮症 　炎症性表皮嚢腫（図10）など
全身性の症状を呈する感染症
ブドウ球菌性熱傷様皮膚症候群 　トキシックショック症候群 　溶連菌感染症（猩紅熱） 　壊死性筋膜炎 　ガス壊疽
（その他特殊な細菌感染症）
皮膚真菌症
潜在性皮膚真菌症（表皮より上に限局するもの）
白癬 　皮膚カンジダ症 　癜風
深在性皮膚真菌症（真皮以下を寄生の主座とするもの）
スポロトリコーシス，クロモミコーシスなど
皮膚ウイルス感染症
表皮細胞に変性をきたし水泡を生じるもの
ヘルペス感染症 　手足口病
表皮細胞の腫瘍性変化をきたすもの
疣贅 　伝染性軟属腫
アレルギー反応により全身に発疹をきたすもの
麻疹，風疹など
昆虫・原虫などによる皮膚疾患
病変が皮膚にとどまるもの
疥癬 　しらみ症 　ダニ刺し症，ノミ刺し症
全身性の症状を呈するもの （そのほとんどがダニ等を媒介し感染するもの）
ツツガ虫病，ライム病など

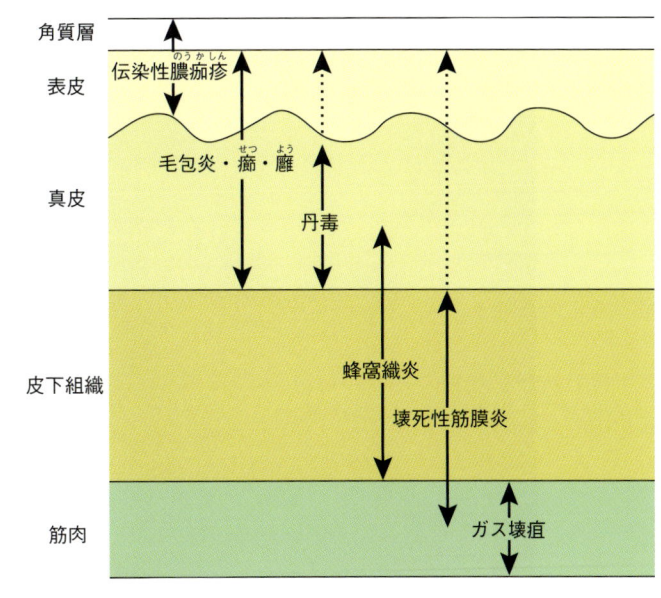

図7　急性膿皮症の深さによる分類（文献4より改変）

3）皮膚感染症

　皮膚感染症も原因および程度によりさまざまである．
　表2に一覧を示し，図7に急性膿皮症の深さによる分類を提示する[4]．

・**急性膿皮症（蜂窩織炎など）**（図8，9）

　原因となる細菌が，皮膚バリアー機能の低下した部位（毛包や汗腺）や創部から侵入して感染が成立したもの．
　治療は抗菌剤の全身投与が主体となるが，時に切開・排膿を要す．

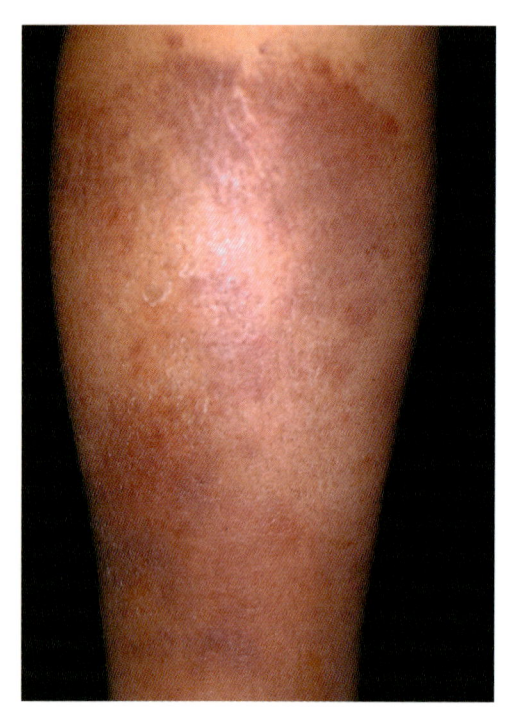

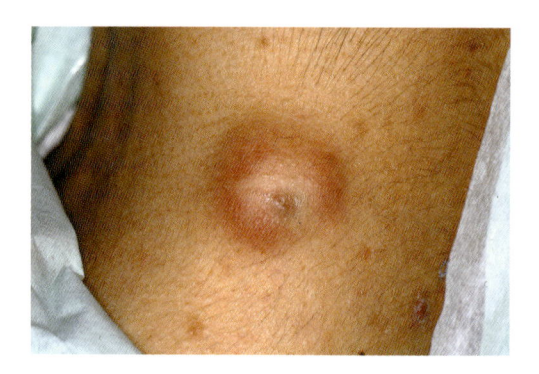

図9 炎症性表皮嚢腫
表皮嚢腫に二次感染したもの

図8 蜂窩織炎
境界不明瞭な紅斑（紫斑も伴う）腫脹．局所熱感および圧痛を伴う

4) 薬　疹（表3，図10, 11）

投与薬剤により引き起こされた皮膚の有害事象．発疹は多彩で，あらゆる原発疹の形態をとりうる．多くみられるのは，播種状紅斑丘疹型や多形（滲出性）紅斑型．重症型薬疹は，その生命予後と機能障害から特に注意を要する．

治療は原則，原因薬剤の中止・変更および発疹掻痒への対処（ステロイド内服，外服等）．原因薬剤の中止・変更にあたっては，投与主治医との連携のもとにおこなうが，原疾患治療のため時に中止困難な薬剤もあるので注意を要す．

表3　薬疹の表現型

重症型
中毒性皮膚壊死症（TEN）型
Stevens-Johnson型
紅皮症型
アナフィラキシー・ショック型*
薬剤過敏性症候群*
その他の型
播種状紅斑丘疹型
多形（滲出性）紅斑型
蕁麻疹型
扁平苔癬型
水疱型
湿疹型
光線過敏症型*
紫斑型
固定薬疹

＊は特定の発疹型を呈しないもの

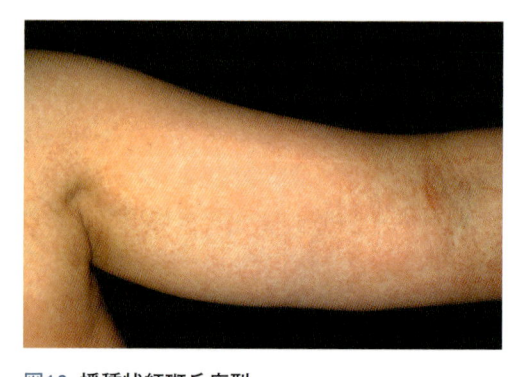

図10　播種状紅斑丘疹型
麻疹，風疹類似の粟粒ほどの紅斑ないし丘疹

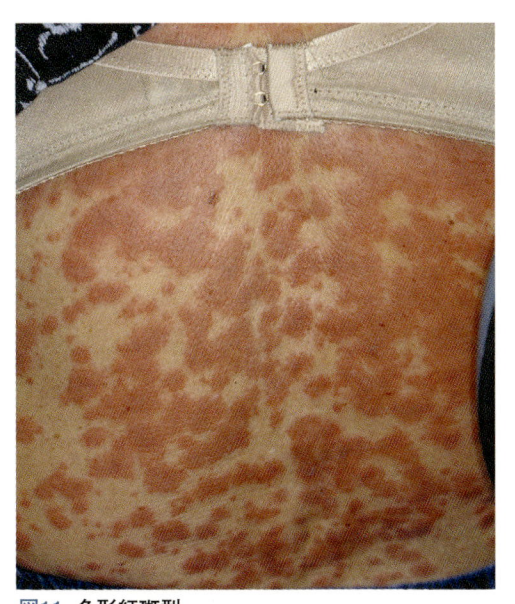

図11 多形紅斑型
融合傾向のある環状浮腫性紅斑．退色傾向を認め，やや時間が経過したもの

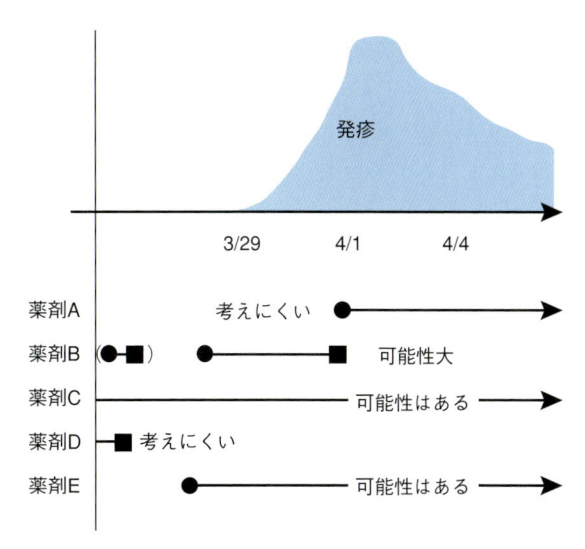

図12 薬疹経過表の例
●：使用開始点．■：使用中止点．➡：使用継続．
この場合，薬剤の使用開始時期が発疹発現（直）前であり，中止により軽快傾向にある薬剤Bが最も可能性が高い．なお以前に薬剤Bの断続的使用が明確であれば，より可能性は高い

コツ

① 薬疹をみた場合は発疹のみにとらわれず，投与薬剤により全身に障害が引き起こされた部分症状（発疹）と認識して診療にあたることが重要である
② 掻痒を伴うことが多いが特異的ではない
③ すべての薬剤が薬疹を起こしうると理解すること
④ 原因薬剤を絞り込むためには医療面接が必要不可欠である
⑤ 把握しやすいように，経時変化を表す経過表を作成することを勧める（図12）

・その他注意点

　　原因薬剤を追求する場合の検査に関して，ほとんどの検査は患者に身体的負荷を強いることを理解し，リスク・ベネフィットを熟考した上で，患者同意のもとに行うべきである．
　　検査を要すると判断する場合は，それぞれの検査意義を十分に把握し，医療面接による絞り込みをした上で行うこと．
　　ただし，重症薬疹における検査は，重症薬疹を誘発するリスクを考慮し原則控えるべきである．なお，原因薬剤の追及に絶対の信頼がおける検査はない．

文献

1）"Dermatology for the House Officer, 2nd ed.."（Lynch PJ），Williams & Wilkins, Baltimore, 1982
2）「図解皮膚病診療ノート～病者と先人と僚友から学んだこと～」（井上勝平 著），田辺三菱製薬株式会社, 1991
3）日本皮膚科学会アトピー性皮膚炎診療ガイドライン作成委員会：日本皮膚科学会アトピー性皮膚炎診療ガイドライン，日本皮膚科学会雑誌, 118：p325-342, 2008
4）「あたらしい皮膚科学」（清水宏 著），中山書店, 2005

各論 ● 身体所見からの臨床診断

11 神経のフィジカル診断

城之園 学

身体所見の重要性

　神経内科領域疾患の微小な病変あるいは超急性期の病変などは，身体所見に異常が現れているにもかかわらず画像所見に現れていないことがしばしばあるため，身体診察は非常に重要である．
　たとえば超急性期脳梗塞血栓溶解療法の現場では画像に現れていない情報を身体所見で得られたことが治療を決断するための重要な鍵となる．CT画像に脳梗塞の徴候が現れてしまったらアルテプラーゼ（t-PA）による治療の機会はすでにないからである．
　また，Parkinson病の診断においてはパーキンソニズムという身体所見上の所見があるのに画像上異常所見がみられないということが診断上重要である．もし画像上異常所見があればパーキンソニズムをきたす他の疾患を考慮しなければならない．
　また，画像とのコンビネーションによる診断を考えるとき，身体所見によって撮影すべき正しい部位をオーダーする必要がある．
　例えば，頸髄の硬膜下血腫の患者は，片麻痺を呈するので脳卒中との鑑別を要する．このとき脊髄半側症状（後述）を呈していることに気づかなければ，CTなりMRIなり見当外れの部位（頭蓋内）を撮影して異常所見がないと考えてしまう．場合によってはこの出血性疾患に対して血栓溶解療法を行ってしまうという事態になりかねないので，身体所見が特に重要となるケースである．身体所見は疾患の原因となる病変の局在を考える上で重要となるので，見当外れの部位のMRIをオーダーしないように，しっかりとした神経学的身体所見の取り方を身につけてほしい．
　さらに，身体所見から病変部位を推定するとき，もともとある異常所見と新しく出現した所見とを明確に区別する必要があるが，実際に身体所見を取るときはどれが以前からのものか区別できないことが多い．病歴上のエピソードを類推しながら取った所見に新旧の解釈を加え病変部位がどこかを推定していくことになるが，もし以前の身体所見の記録があればそれを参考にすべきである．

コラム1　関節の拘縮

　麻痺に関節の拘縮が伴っている場合その麻痺は新しいものではない．既往症の中に神経疾患が存在すると新しく出現した神経症状がどれで以前からの症状がどれなのか判別困難なことがよくある．関節拘縮があるとずいぶん前から麻痺が続いていたことを示唆するので大変参考になる．

神経疾患にかかわる全身の身体所見

1）外　観

①診察方法

ベッドサイドに近づいて声を掛ける前に，肢位，自発的な動きと左右差，呼吸，周囲の刺激に対する反応などを観察する．

②さまざまな所見と疑われる疾患

所見▶診断

【肢位】

除脳硬直（図1A）	▶中脳・橋の両側性病変（出血，大きな梗塞，圧迫）
除皮質硬直（図1B）	▶大脳半球のかなり広範な障害
急性期片麻痺の肢位（図2）	▶急性期の片麻痺
Wernicke-mannの肢位（図3）	▶陳旧性の片麻痺

【呼吸】

過呼吸	▶中脳・橋病変，代謝性アシドーシス
Cheyne-Stokes呼吸	▶両側大脳半球や間脳の広範な障害
失調呼吸	▶延髄の重篤な障害

③病態生理

中脳，橋が広範に障害を受けると，錐体路からのシグナルが断たれ上下肢とも伸筋群が優位となり図1のような除脳硬直の状態となる．筋トーヌスは高く「突っ張っている」状態である．通

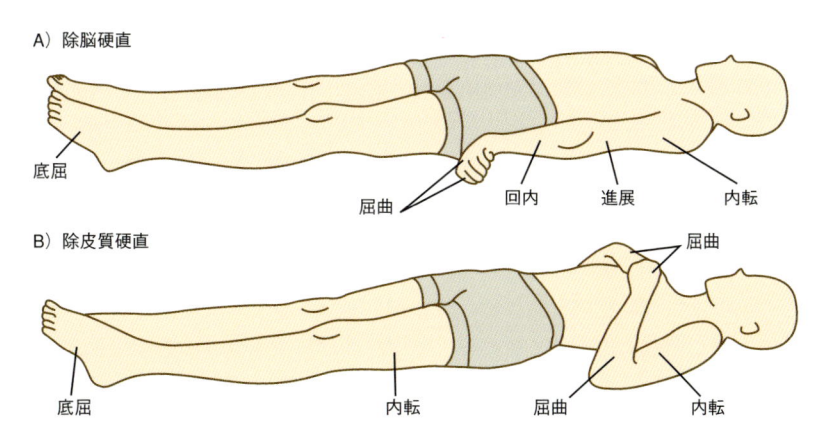

図1　除脳硬直と除皮質硬直
A）両上肢は肩，肘で伸展，前腕は回内，手関節は軽度屈曲する．両下肢は股関節で内転，膝関節で伸展し，足関節は底屈する．B）両上肢は内転，肘で屈曲，前腕は回内，手関節と手指は屈曲する．両下肢は伸展し，足関節は底屈する（文献1より改変）

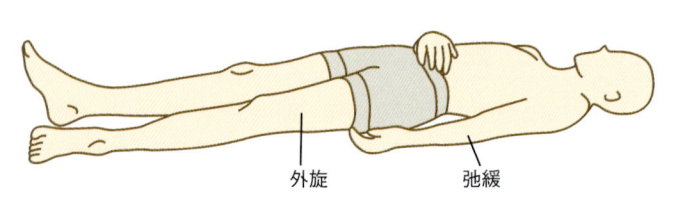

図2　急性期の片麻痺（文献1より改変）

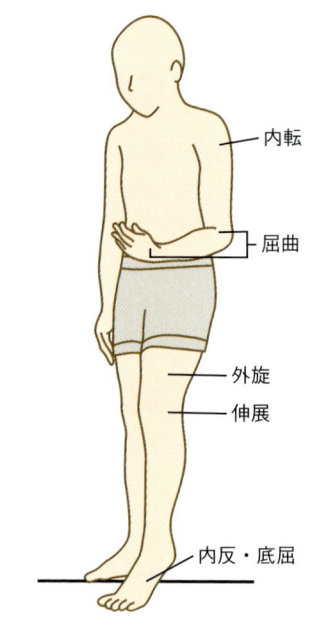

図3　Wernicke-mannの肢位（文献2より改変）
上肢は内転・屈曲位，下肢は伸展位で固まった状態．陳旧性の左片麻痺を示唆している

常昏睡状態であることが多いが，意識が保たれたまま完全四肢麻痺の状態になること（Locked-in症候群）もある．

呼吸パターンは延髄障害時の失調呼吸以外，過呼吸もCheyne-Stokes呼吸も脳の障害に特異的というわけではない．しかし脳ヘルニアが進行するとき病変の広がりを推定する情報となりうる．**除脳硬直と過呼吸は障害が中脳―橋に及んでいることを示唆する**．このころには瞳孔不同や散瞳を合併することもある．**失調呼吸が出現するとすでに呼吸中枢（延髄）に障害が及んでいること**を意味し呼吸停止が近いということを示唆する．

2) 頭部・顔

①診察方法

頭部，顔面の診察は，脳神経の評価を密接に関連しており重要なので後述する（神経の身体所見：B. 脳神経）．それ以外の点について取り上げる．

視診では眼底，眼球の充血や流涙の有無，耳介の水疱の有無をチェックする．

触診では外傷，皮下水腫の有無，頭皮下に走行する神経や血管の圧痛の有無，上顎洞や前頭洞の打腱器による叩打痛などを診る．頭部外傷の確認は頭痛患者では必須，意識障害患者を診るときも重要である．

項部硬直は仰臥位の患者の頭の下に片手を入れ，首の力を抜くように指示する．そして頭を持ち上げるように首を屈曲させたり伸展させたりして，項部の筋トーヌスを診る．伸展時より屈曲時の抵抗が高い場合，下顎が胸につかない場合は項部硬直ありとする．首を振るように左右に動かしたときにも抵抗が高い場合は頸部の筋強剛を示唆し（パーキンソニズムの一症状），項部硬直の有無は評価できない．

神経のフィジカル診断 11

②さまざまな所見と疑われる疾患

所見▶診断

【外傷，皮下水腫】
視診，触診による頭部外傷，皮下水腫　　▶頭部打撲

【眼球充血，流涙】
頭痛患者の眼球結膜の充血や流涙　　▶群発頭痛，緑内障

【圧痛点の有無】（各論4「HEENTのフィジカル診断」を参照）
大後頭神経　　▶大後頭神経痛・頸椎症
三叉神経　　▶三叉神経痛
側頭動脈　　▶側頭動脈炎

【打撲の有無】
前額部，上顎部　　▶急性副鼻腔炎
顎関節　　▶顎関節症

【耳介の水疱】
顔面神経麻痺患者の耳介周囲の水疱　　▶ヘルペスウイルス感染，Ramsay Hunt症候群

【頸部のトーヌス】
頭痛患者における項部硬直　　▶くも膜下出血，髄膜炎

③病態生理

　頭部の触診や打診で得られる情報は意外と多い．意識障害患者，頭痛の診察では特に頭部の視診や触診は大事である．外傷の既往を見落とさないことは，救急室ではとても重要である．また頭部に圧痛点を見つけるとそれだけで診断に近づくだけでなく，固い頭蓋骨の中にある脳の病気ではないという安心感を得ることができ，不要な検査を減らすことができる．

コラム2　眼底の見かた（図4）

　①眼底鏡は光量が十分なものを使用する．部屋は電灯を消して暗くしたほうが瞳孔が開くので見やすい．
　②患者の右眼は検者の右眼で，患者の左眼は検者の左眼で観察する．
　③観察する前に手のひらに近づけて自分の視力に合わせてレンズを選択する．近視の検者は赤い番号のほうへ，遠視の検者は緑のほうへリングを回す．
　④患者の正面の壁の一点を注視させ視線を動かさないように指示する．
　⑤検者の左手の親指を患者の観察するほうの眼の眉毛の上に置き，親指の上に眼底鏡の上端を当てて固定する．

⑥正面から光が瞳孔に当たっているのを横から確認し，観察孔をのぞく．
⑦まず血管が見える．患者の視力によって焦点が変わるのでレンズを選択する．
⑧焦点が合ったら血管が集まっている中心に向かい，視神経乳頭を見つける．
⑨視神経乳頭，血管，網膜を観察する．

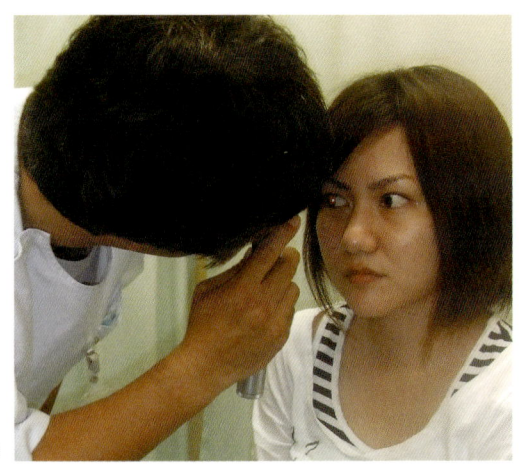

図4　眼底の見かた

神経の身体所見

　一般的に神経内科医は神経の身体所見を取りながら意識状態，脳神経系，錐体路系，錐体外路系，小脳系，感覚系，自律神経系，高次脳機能など脳のどの系統に障害が及んでいるのかを明らかにしながら，それにもとづいて部位診断を確立していくという方法をとっていることが多い．それぞれの詳細についてはすぐれた成書[2]があるのでそちらを参考にしていただきたい．ここでは非専門医である研修医が救急やプライマリケアの場における診療ですぐに応用できるということを想定してポイントを絞った．

A. 覚醒レベル，見当識

・診察方法と評価法
　①ベッドサイドでバイタルサインを確認する
　②問題なければ覚醒度をみる
　　・目を開けている
　　・声かけで開眼する
　　・痛み刺激や揺すって開眼する
　　・刺激しても開眼しない
　③次の指示に反応するかをみる
　　「目を開けてください」
　　「手を握ってください」

11 神経のフィジカル診断

表1　Glasgow Coma Scale（GCS）*

A. 開眼（Eye Opening）	E
自発的に開眼する	4
呼びかけに開眼する	3
疼痛により開眼する	2
全く開眼しない	1
B. 最良言語反応（Best Verval Response）	V
見当識あり	5
混乱した会話	4
混乱した言葉	3
理解不能の声	2
全く声を出さない	1
C. 最良運動反応（Best Motor Response）	M
命令に従う	6
痛みの刺激部に手足を運ぶ	5
痛み刺激で逃避する	4
痛み刺激で手足を異常屈曲する	3
痛み刺激で手足を伸展する	2
全く動かない	1

表2　Japan Coma Scale（JCS）*

Ⅲ	刺激に対しても覚醒しない状態
300.	痛み刺激に対して全く反応しない
200.	痛み刺激で手足を動かしたり顔をしかめたりする
100.	痛み刺激に対して払いのける動作をする
Ⅱ	刺激がなくなると眠り込む状態
30.	呼びかけを繰り返すとかろうじて開眼する
20.	大声で呼びかけたり強く揺するなどで開眼する
10.	普通の呼びかけで開眼する
Ⅰ	刺激がなくても覚醒している状態
3.	自分の名前、生年月日が言えない
2.	見当識障害がある
1.	清明とはいえない
0.	清明

昏睡状態のときGCSでは$E_1V_1M_1$，JCSでは300
正常な状態のときGCSでは$E_4V_5M_6$，JCSでは0
のように表記する．

④指示に反応するようなら次の質問をする
　　「あなたの名前は？」
　　「生年月日を教えて下さい」
　　「今何月ですか？」
　　「あなたの年齢は？」
⑤指示に反応しない場合は痛み刺激に対する反応をみる．非人道的な痛みの与え方を避けるために，Babinski徴候（後述）を診るときのように足底や手掌をひっかくときの反応でみたり頸部乳様突起を圧迫したりする方法もある．
　　・痛みを払いのける動作がみられる
　　・痛みを回避する動きがある
　　・徐皮質硬直，徐脳硬直のような肢位をとる
　　・全く動かない

評価はGlasgow Coma Scale（GCS：表1），Japan Coma Scale（JCS：表2）などを使用する．

B. 脳神経

1）半　盲

①診察方法

左右単眼ずつチェックする（図5）．検者の鼻を注目させ，左右の示指を被検者の前に間隔を離して立て，同時に

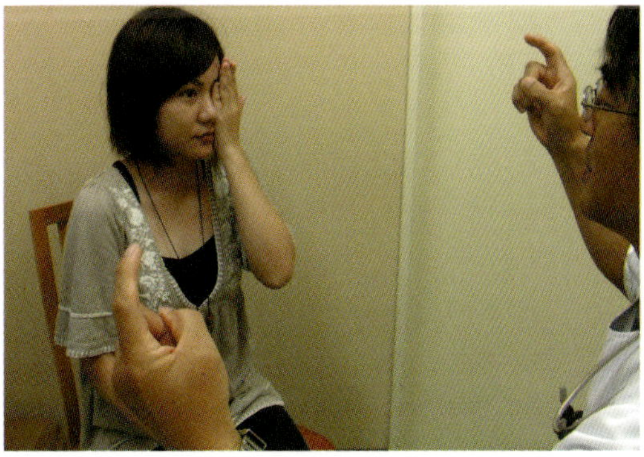

図5　視野検査

各論　身体所見からの臨床診断

見てもらう．両方を動かし，動いた指は左右どちらか答えてもらう．このようにして左右，上下でおおまかな視野を把握する．

②さまざまな所見と疑われる疾患

所見▶診断

両眼とも同じ側半分が見えない場合（同名性半盲）	▶ 視交叉部より後方（対側の内包後脚，側頭－頭頂葉，後頭葉）の障害
両眼とも外側が見えない場合（両耳側半盲）	▶ 視交叉部の障害（下垂体腫瘍，髄膜腫，頭蓋咽頭管腫）

③病態生理

右視野の情報は両眼のそれぞれの左眼底に投射され，視神経を通り，視交叉部で右視野の両眼の情報が左視索に集められ左外側膝状体にいく．外側膝状体を出た線維は内包を通り左側頭葉の上下方向に広がり（Meyer's loop）頭頂葉へ伝わっていく．左後頭葉に近づくにしたがって広がった視放線は収束していく．視放線が広がる前の内包と広がった後の後頭葉病変で典型的な同名性半盲となりやすい．視放線が上下方向に広がっている側頭葉，頭頂葉病変では4分の1半盲になりやすい．また後頭葉病変では片麻痺を伴わず同名半盲のみが症状のことがあり，診察時に指摘されてはじめて気づく場合もある．

2）対光反射

①診察方法

対光反射を見る場合眼球の正面でなく横から光をいれるようにすると瞳孔が見やすい（図6A）．光を正面からあてると光が反射して瞳孔が見えにくい（図6B）．また微妙な瞳孔不同を見つけるためには少し離れた位置から両眼を同時に照らし**左右の瞳孔を同時に見る**ほうがよい（図6C）．

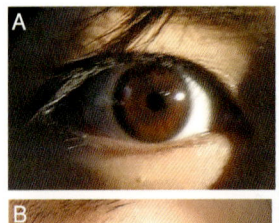

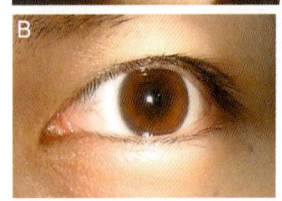

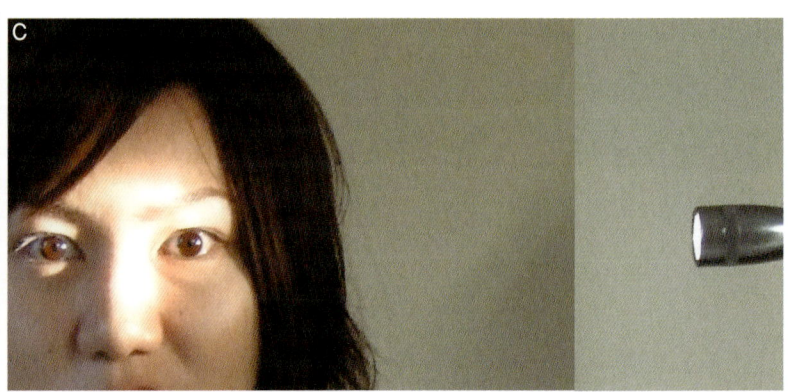

図6 対光反射のみかた
A）横から光を当てた場合瞳孔がくっきりと見える．B）正面から光を当てた場合瞳孔の部分に反射光が重なり瞳孔が見えにくい．C）少し離れた位置から光を両側の瞳孔に当てて同時に見ると，わずかな瞳孔不同に気づくことができる

直接瞳孔に光を当てたときに縮瞳する反射を直接対光反射といい，対側の瞳孔に光を当てたときに縮瞳する反射を間接対光反射という．

直接対光反射の消失した瞳孔を見たら，対側の瞳孔に光をいれて縮瞳するかどうか（間接対光反射）を見ておく．

②さまざまな所見と疑われる疾患

所見▶診断

【瞳孔不同（大きい方の瞳孔に対光反射が見られないとき）】

直接対光反射と間接対光反射ともに消失	▶ 動眼神経（Ⅲ）障害
直接対光反射のみ消失，間接対光反射は正常	▶ 視神経（Ⅱ）障害
瞳孔不同で対光反射正常なとき	▶ Horner症候群，ブドウ膜炎による癒着，術後など

③病態生理

対光反射は視神経を通して信号が入り動眼神経を介して縮瞳する．直接対光反射が消失する場合，視神経（入力）か動眼神経（出力）の異常である．この場合間接対光反射を評価することでどちらの異常かが推定できる．

直接対光反射が消失し間接対光反射が正常な場合，縮瞳機能（出力）には異常がないので，入力の異常すなわち視神経の異常と考える．この場合対側瞳孔の間接対光反射は消失する．

直接対光反射も間接対光反射も消失する場合，縮瞳機能自体（出力）の異常と考えられる．この場合対側瞳孔の間接対光反射は対側の視神経，動眼神経が正常であれば正常である．

両側の視神経の異常または両側動眼神経の異常がある場合，両側の直接，間接ともに対光反射は消失する．

3）眼球運動

①診察方法

頭を動かさず検者の指を左右上下に動かして注視してもらう．単眼ずつ評価する．眼球運動は検者からみてもわかりにくい場合があるので必ず患者に複視が生じないか聞いておく．複視を訴えた場合，横並びに2つか縦並びに2つか確認する．

②さまざまな所見と疑われる疾患

所見▶診断

左右の眼球運動障害が同じパターン（複視なし）＝注視麻痺	▶ 錐体路障害
上方視で複視	▶ 動眼神経障害（上直筋か下直筋の障害）の障害

（次ページへ続く）

所見 ▶ 診断	
横をみると複視	▶ 動眼神経（内直筋）か外転神経（Ⅵ）（外直筋）かその連絡路（MLF）の障害
遠くを見ると複視	▶ どちらかの外転神経麻痺の障害（開散麻痺はまれ）
首をどちらかに傾けたら複視がひどくなる（Bielschowsky head-Tiltテスト）（図7）	▶ 傾けた側の滑車神経（Ⅳ）の障害
眼痛を伴う外眼筋麻痺	▶ 糖尿病性動眼神経麻痺，Tolosa-Hunt症候群，甲状腺異常性眼症，眼窩内病変（腫瘍，炎症）など

③病態生理

　外側に動かす外直筋が外転神経，内下方に動かす上斜筋が滑車神経でその他の眼球を動かす筋肉は動眼神経支配である．動眼神経は瞳孔括約筋（対光反射）と上眼瞼挙筋（眼瞼下垂）にも関与しているが全部が同時に障害されるわけではない．

　動眼神経が外から圧迫されるとまず瞳孔括約筋が障害され，瞳孔不同が生じる．次に眼球運動が障害され最後に眼瞼下垂を呈する．IC-PCの動脈瘤が動眼神経圧迫の原因であれば眼瞼下垂は切迫破裂のサインである．

　また瞳孔不同のない眼瞼下垂や眼球運動障害は重症筋無力症や特殊な筋疾患，糖尿病性動眼神経麻痺，Fisher症候群，Tolosa-Hunt症候群（海綿静脈洞周囲の病変）などを考える．

4）Horner症候群

①診察方法

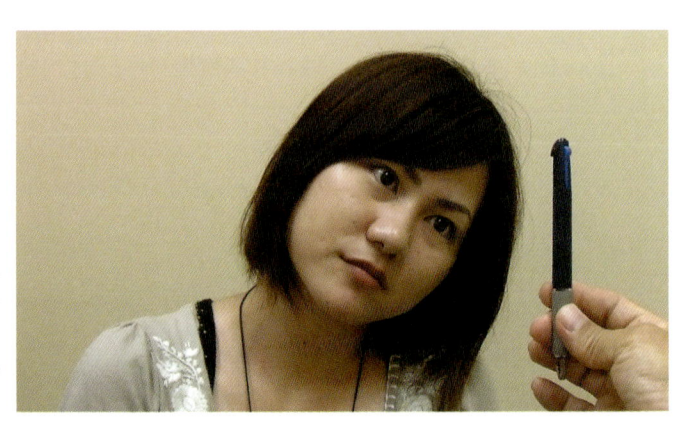

　Horner症候群は縮瞳と同側の眼裂狭小（上眼瞼の下垂と下眼瞼の挙上）を示す徴候である．有名な割には見落とされることが多い．**瞳孔不同を見逃さないためには両瞳孔が同時に観察できるように少し離れたところから両側に光をいれて，左右同時に観察すること**と眼裂狭小をみるポイントに気をつける（図8）．

図7　Bielschowsky head-Tiltテスト
目の前のボールペンを注視し首を左右に傾けて複視が起こるかひどくなるかを確かめる．複視が起こるかひどくなる場合，傾けた側の滑車神経の異常である

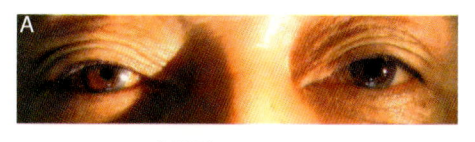

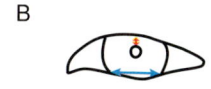

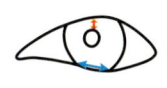

図8　Horner症候群のみかた

A）右Horner症候群．右側の縮瞳と眼裂狭小（上眼瞼の下垂と下眼瞼の挙上）．同側の顔面に無汗症がみられることもある．B）眼裂狭小の見かた．↕と⟷の部分に注目し左右を比較する．右眼は↕が短く（上眼瞼が下垂）⟷が長い（下眼瞼が挙上）

②さまざまな所見と疑われる疾患

所見 ▶ 診断	
Horner症候群と対側の片麻痺	▶ 脳幹病変
Horner症候群と同側の片麻痺	▶ 頸髄病変
Horner症候群と回転性めまい	▶ 脳幹梗塞などの中枢性めまい

③病態生理

　中枢での責任病変は**胸髄上部から視床までの同側の交感神経幹**の障害によって起こる．錐体路は延髄で対側に交叉するので頸髄レベルの病変では同側の片麻痺を起こす．したがってHorner症候群と片麻痺が同じ側に出現すれば頸髄病変を示唆する．Horner症候群と，対側に片麻痺が出現すれば主として脳幹病変（厳密には延髄から視床まで）を示唆する．また回転性めまいのときのHorner症候群の存在は脳幹病変などの中枢性めまいを強く示唆する．

　また肺尖部腫瘍や胸部大動脈解離，内頸動脈病変など交感神経の末梢の障害でもHorner症候群は起こりうる．

5）顔面筋（口輪筋，眼輪筋，前頭筋など）の麻痺：顔面神経（Ⅶ）

①診察方法

　口角下垂のように，口元の動きのみ注目する研修医が多いが，眼輪筋，口輪筋に負荷をかけて見る方が見落としが少ない．すなわち眼輪筋を診るときは強く閉眼させて目をこじ開け左右差がないかを診る．口輪筋を診るときは強く口を閉じさせて検者がこじ開け左右差を診る．口を膨らませてどちらから空気が漏れやすいか，歯を見せるように「イー」と言わせて顔面筋（笑筋，頬筋）の左右差をみる．

　上部顔面筋（前頭筋）の障害の有無は，末梢性顔面神経麻痺と中枢性顔面神経麻痺の鑑別になるので，眉をあげさせたり上目遣いに天井を見るようにさせて，前頭筋の収縮力の左右差には特に注意を払ってみておく．

②さまざまな所見と疑われる疾患

所見▶診断	
上部顔面筋（前頭筋）を含めた片側顔面筋の障害	▶ 末梢性顔面神経障害（Bell麻痺，Ramsay-Hunt症候群など）
上部顔面筋（前頭筋）が保たれている片側顔面筋の障害	▶ 中枢性顔面神経障害（脳卒中など）
顔面神経麻痺と対側の片麻痺	▶ 顔面神経麻痺側の橋下部の障害（交替性片麻痺）
顔面神経麻痺と同側の片麻痺	▶ 橋中部より高位の対側の錐体路障害

③病態生理

　顔面神経核は橋下部に左右一対ずつあり，同側に顔面神経を出し，内耳道を通って聴神経とともに頭蓋外に出る．神経核のある橋下部の片側の障害で同側の顔面神経麻痺と対側の片麻痺が起こる（交代性片麻痺）．顔面を含む上下肢の麻痺をみたら，障害部位は橋中部より高位の対側の錐体路障害を考える．

　顔面筋のうち前頭筋のみ核上性に両側支配を受けているので，中枢性（核上性）の麻痺であれば前頭筋は保たれ，末梢性（核，核下性）であれば前頭筋も障害を受け，左右差が明らかとなる．中枢性顔面神経麻痺は脳卒中のときの上下肢の片麻痺に合併して見られる．末梢性顔面神経麻痺はヘルペス感染（Ramsay-Hunt症候群），糖尿病，サルコイドーシス，悪性リンパ腫，原因不明（Bell麻痺：図9）などでみられる．

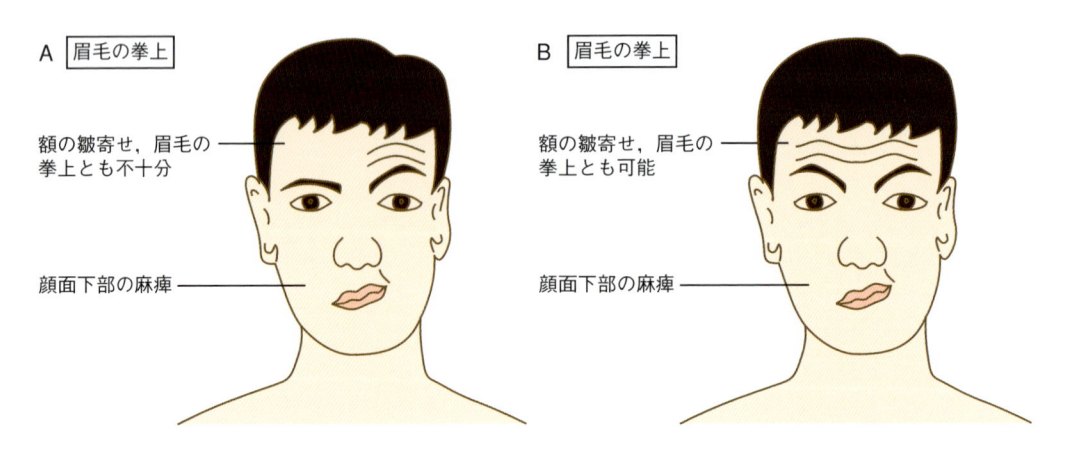

図9　顔面神経麻痺のみかた
A）末梢性顔面神経麻痺，B）中枢性顔面神経麻痺

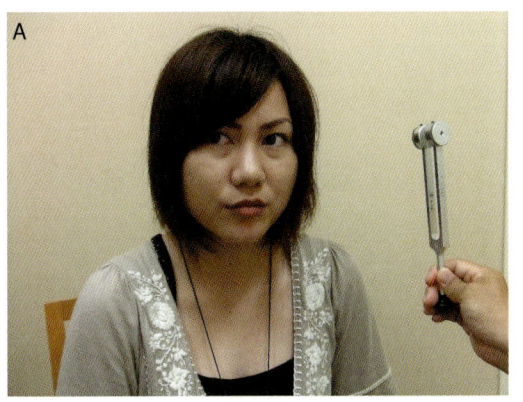

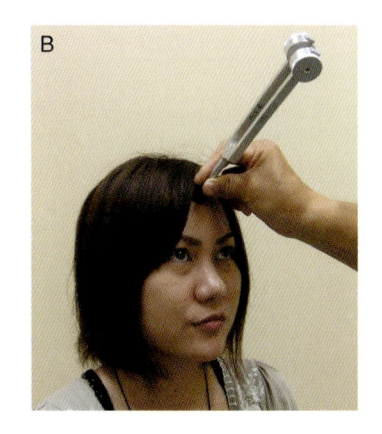

図10 音叉を用いた聴力検査とWeberテスト
A）音叉の使い方　音叉を叩いたあと遠くから近づけて，聞こえたところで「ハイ」といってもらう．左右の距離を比べる．B）Weberテスト：音叉を叩いたあと，前額部中央にあて，どこから音が聞こえるか「右」「左」「真ん中」で答えてもらう．右の聴神経障害があると「左」から聞こえてくる

6）難聴と眼振

①診察方法

眼振は頭を動かさず指を注視するように指示し，左右を注視させ眼球を観察する．眼振の有無と同時に急速相の方向をチェックする．聴力は音叉を用いて検査する（図10A）．通常特に内科領域で問題となることはないが，**回転性めまいの患者では難聴のチェックが重要である．**

②さまざまな所見と疑われる疾患

所見▶診断

所見	診断
注視した方向に急速相	中枢性めまい*（一側性眼振は末梢性，中枢性どちらもありうる）
垂直方向の眼振	中枢性めまい（水平性，回旋性眼振は末梢性，中枢性どちらもありうる）
眼振に小脳症状かHorner症候群か嚥下障害を伴う	中枢性めまい
回転性めまいと難聴あり（初発）	突発性難聴など内耳疾患
回転性めまいと難聴あり（再発性）	Ménière病
回転性めまいと難聴なし（初発）	前庭神経炎か中枢性めまい
回転性めまいと難聴なし（再発性）	良性発作性頭位変換性めまい（BPPV）

※中枢性めまい＝脳幹梗塞（Wallenberg症候群）（図11），小脳出血，小脳梗塞など

③病態生理

眼振があれば回転性めまい（vertigo）と考えてよい．

難聴，耳鳴は蝸牛神経症状．回転性めまい，眼振は前庭神経症状．蝸牛神経と前庭神経は内耳

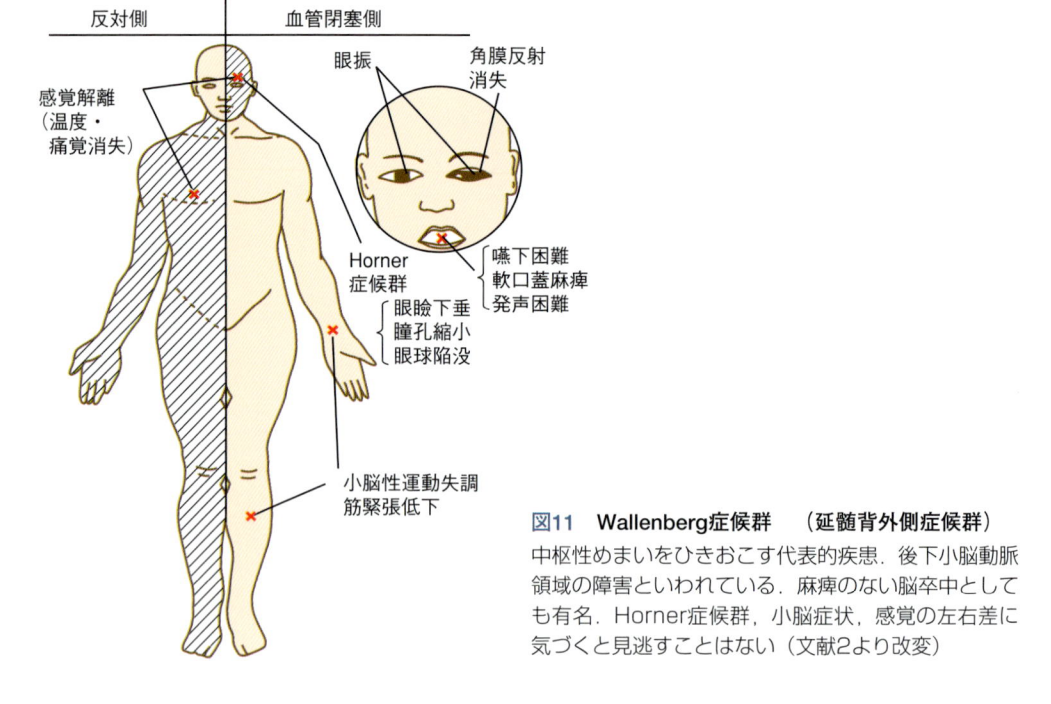

図11 Wallenberg症候群（延髄背外側症候群）
中枢性めまいをひきおこす代表的疾患．後下小脳動脈領域の障害といわれている．麻痺のない脳卒中としても有名．Horner症候群，小脳症状，感覚の左右差に気づくと見逃すことはない（文献2より改変）

から脳幹（橋下部〜延髄）までは同じ経路．脳幹にあるそれぞれの神経核に入ってからは別々の経路を通るので，中枢性めまいには難聴が伴うことがまれとされている．ところが末梢性めまいの代表である良性発作性頭位変換性めまい（BPPV：Benign paroxysmal positional vertigo）と前庭神経炎はともに蝸牛神経症状を欠く末梢性としては"例外的"な存在であるにもかかわらず頻度が高いことが鑑別を困難にしている．

初発の回転性めまいで難聴のないものは中枢性めまい（脳幹梗塞など）と前庭神経炎とで鑑別が必要．また原則的に初回のめまい発作をBPPVやMénière病と考えてはいけない．

コラム3　突発性難聴の聴力検査

突発性難聴の患者はめまい感と激しい嘔気のため，患者自身が難聴を合併していることに気づかないことがある．診察する側もあまりの具合の悪さに聴力の左右差をチェックできない（細かな診察自体ができない）場合があり，つい聴力障害に気づかず診断を誤ってしまうことがあるので注意が必要である．回転性めまいの患者は必ず音叉で難聴のチェック（図10A）と左右差の有無をみる（Weberテスト：図10B）

7）軟口蓋反射・カーテン徴候：延髄の障害

軟口蓋を舌圧子で刺激すると軟口蓋の挙上がおきる．左右差があれば延髄の障害を考える．また口を開けて「アー」と言わせると軟口蓋が一側上方へひっぱられる（カーテン徴候）場合も同側の延髄の障害を示唆する．催吐反射（咽頭反射）は，軟口蓋反射で代用できる上患者に苦痛を与えるのでおすすめしない．

舌咽神経（Ⅸ）と迷走神経（Ⅹ）を個別に評価するのは困難なので同時に評価する．

8）ろれつ難のみかた

①診察方法

舌を出させたり左右に動かさせたりする．実際に声を出してもらうのが大事である．ラ行（舌音），パ行（唇音），連続音（パパパ…，ラララ…）をそれぞれ評価する．

②さまざまな所見と疑われる疾患

所見▶診断

所見	診断
「らりるれろ」が苦手	▶ 舌下神経（Ⅻ）の障害．核，核下性（球麻痺）の場合と核上性障害（仮性球麻痺）の場合がある
「ぱぴぷぺぽ」が苦手	▶ 顔面神経の障害
「ぱぱぱ…」「ららら…」など連続音にリズムがない，酔っぱらっているようなしゃべり方	▶ 小脳症状（小脳か脳幹の障害）
どもりがち，物品呼称ができない＝失語	▶ 優位半球（左）の前頭，頭頂，側頭葉の障害で起こる

③病態生理

舌下神経は舌の運動をつかさどっていて構音機能，特に「らりるれろ」などの舌音に関与している．

核上性の一側の障害（片麻痺を伴っていることが多い）でろれつ難が生じうるが舌を出したときの舌の偏倚は起きないし，このような状況では嚥下障害は起きない．

一側の核，核下性の障害では舌の偏倚やカーテン徴候を認める．この場合嚥下障害を伴うことが多い．

「ぱぴぷぺぽ」のような唇音は口唇の動きによる音で顔面神経障害があるとうまく言えない．

構音機能の評価は意識障害がないことが前提となる．軽い意識混濁のとき家族が「ろれつが回っていない」と表現することがあるので注意が必要．

C. 運動機能

神経の診察というと打腱器を持って反射を見る姿を思い浮かべがちだが，反射よりも運動機能をきちんと評価することが大事である．

1）中枢性麻痺のみかた：Barréテスト

①診察方法

上肢の軽い麻痺を見逃さないためにはBarréテスト（図12A，12B）をみる．肩関節屈曲，肘伸展，手関節伸展，回外位で上肢を左右比べる．座位で行うときは水平に上肢をのばす．救急室のような場所で仰臥位で行うときは上肢を伸ばし手のひらを天井に向けて45度の角度で挙上しても

らう．一側の上肢にわずかな屈曲，回内，落下がみられれば陽性である．下肢のBarréテスト（図12C）は腹臥位で膝関節45度屈曲挙上して行うが腹臥位がとりづらい救急室搬入直後のような状態では仰臥位のまま股関節90度屈曲，膝関節90度屈曲で下腿の下垂をみる（Mingazziniテスト）（図13）．

②さまざまな所見と疑われる疾患

所見▶診断

所見	診断
上肢Barréテスト陽性（上肢は屈曲回内）	上肢の中枢性麻痺
下肢BarréテストまたはMingazziniテスト陽性（下肢は下垂）	下肢の中枢性麻痺

③病態生理

中枢性に麻痺が起きると筋力そのものが低下するわけではなく，複雑な運動ができなくなり重症になると単純な動きも障害されるようになる．単純な動きとは屈筋群を同時にまとめて収縮させたり，伸筋群を同時にまとめて収縮させたりすることで，それぞれ共同屈曲運動，共同伸展運動とよぶ．上肢の共同屈曲運動は，除皮質硬直のときの肢位のように肩，肘，手首，手指の全関節を屈曲させる運動である．共同伸展運動は除脳硬直のときの肢位のように上肢を下方へまっすぐ伸展させる運動である．複雑な運動とは全関節屈曲状態からある関節だけ伸展させる，というように共同運動から逸脱する動きのことで，分離運動とよんでいる．

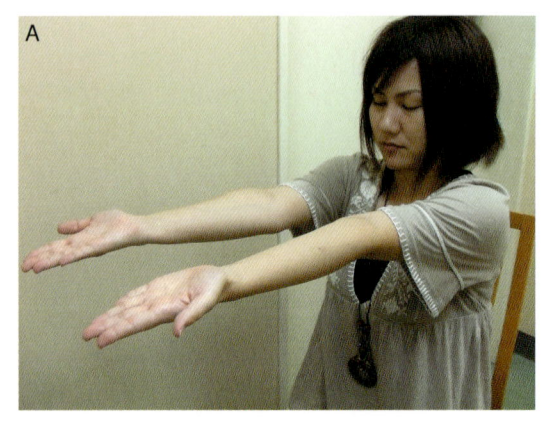

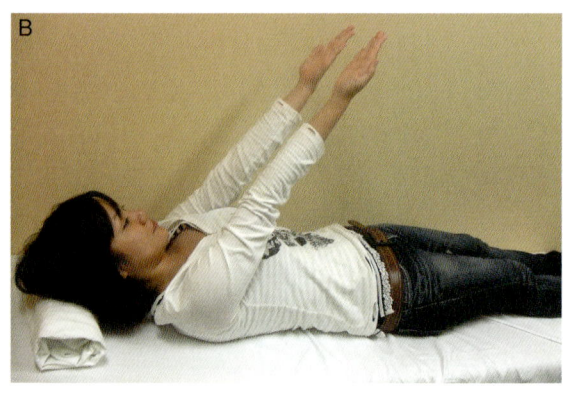

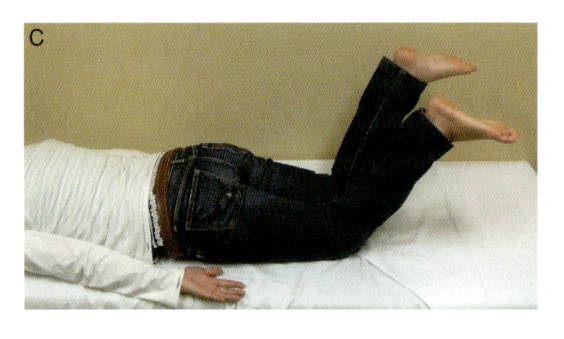

図12 Barréテスト
A）上肢のBarréテスト（座位）．両上肢を伸展し水平に挙上させる．手の平を天井に平行になるよう指示する．一方の上肢の下垂だけでなく軽度でも屈曲や回内がみられれば陽性（麻痺あり）ととる．B）上肢のBarréテスト（臥位）救急室などでは臥位の状態でBarréテストを行わざるをえない．この場合上肢を伸展させ，肩を屈曲させて45度に保つ．前腕をしっかり回外させ，手の平を上に向けさせる．C）下肢のBarréテスト．腹臥位で両膝を45度屈曲させて保持する．一方が下垂すれば陽性ととる

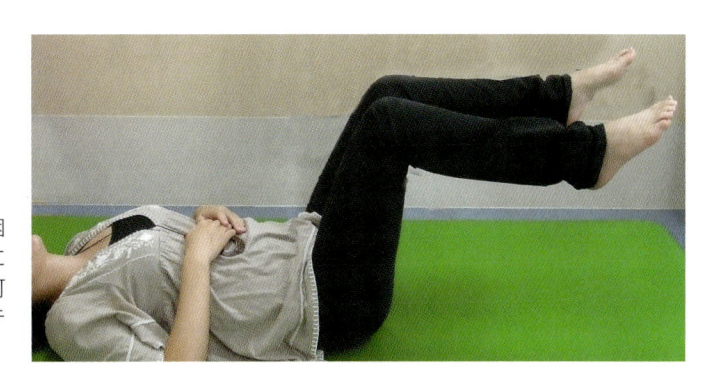

図13　Mingazziniテスト
救急室など腹臥位をとることが困難な状況で下肢の麻痺をみるのによく使われる方法．両膝立てが可能な場合は次の段階としてこのテストを行う

上肢の場合一番分離した高度な動きが肩屈曲，肘伸展，手首・手指伸展，回外という肢位で，両上肢でこの肢位をとったものがBarréテストである．

下肢の共同屈曲運動は膝を立てる動きである．分離の始まりは下肢伸展位から股関節を屈曲させるSLR（straight leg raising）である．

共同運動が完成しているかどうか分離が始まっているか，完成しているかという視点で分類したものがBrunströmのStage分類で（表3），リハビリテーション領域では広く使われている．

表3　BrunströmのStage分類

I	筋収縮なし
II	収縮あり
III	共同運動の完成
IV	分離運動の始まり
V	分離の完成
VI	スピードを伴う（正常化）

2）末梢性麻痺のみかた：徒手筋力テスト（MMT）

①診察方法

評価する筋を十分に収縮させ「力比べをしますよ」といいながら収縮した状態を続けさせ，その筋を伸展する方向に力を加える．評価する筋は十分収縮していないと正しい筋力評価はできない．①近位筋と遠位筋とどちらが優位に弱いか，②左右差はないか，に注意しながら評価していく．近位筋と遠位筋の比較は，上肢であれば手指の筋力（握力）と上腕挙上（三角筋）を比較，下肢であれば足首の曲げ伸ばし（前脛骨筋，腓腹筋）と下肢全体挙上（腸腰筋）を比べる．

②さまざまな所見と疑われる疾患

所見▶診断

所見	診断
腱反射亢進，病的反射	中枢性麻痺
腱反射消失	筋疾患，末梢神経疾患
近位筋優位の筋力低下	筋疾患，一部のGuillain-Barré症候群
遠位筋優位の筋力低下	神経疾患，筋緊張性ジストロフィー症
感覚障害のない筋力低下	筋疾患，Guillain-Barré症候群，筋萎縮性側索硬化症
明確な左右差＋痛みまたはしびれ	神経根疾患（頚椎症，腰椎症など）
手指伸展不良，下垂手	橈骨神経麻痺
足関節屈曲不良，下垂足	腓骨神経麻痺

③病態生理

末梢神経，筋疾患を疑ったときは徒手筋力テスト（MMT）で評価する（表4）．重力に対抗できるぎりぎりがMMT 3である．正常が5，すこし低下があれば4，重力に対抗できない場合2，動きが全くない場合1と評価する．

表4　徒手筋力テスト（MMT）

5	強い抵抗を加えても完全に動ける
4	ある程度の抵抗に打ち勝っていっぱい動ける
3	重力に抗していっぱいに動ける
2	重力を除外してやればいっぱい動ける
1	筋の収縮があるが動きがない
0	筋の収縮が全くみられない

左右差や脱力筋の分布に注意しながら一つ一つの筋の筋力を評価しながら最終的には罹患筋の分布がある神経の分布に一致するのか，神経根の分布に一致するのか，神経に無関係に分布しているのかを考察することになる．①脱力なのか，中枢性麻痺なのか，②腱反射亢進や病的反射がみられないか，③感覚障害の有無，などの状況も参考にする．

なお，腱反射亢進のみの場合は異常とせず，左右差を伴った場合か，病的反射を伴った場合に異常と評価する．

コラム4　腱反射のみかた（図14）

腱反射は打腱器を用いて手首にスナップを効かせて腱を叩く．

初心者が腱反射をうまくとれない理由：①腱でないところを叩く（特に膝蓋腱反射），②腱が収縮した状態（アキレス腱反射，上腕二頭筋反射），③反射が出ているのに感じ取れない．

対策：①叩く前に腱を触診する（図14A，D），②叩く筋を伸展させテンションをかけた状態を叩く（図14E），③収縮を目で見るだけでなく，叩く反対の手で被検者の手（足）を握って反射的な動きを手で感じる（図14B，C，E）

病的反射はさまざまなものがあるがここでは臨床的に有用なBabinski徴候（図15A）とChaddock徴候（図15B）を示す．

3）筋強剛（rigidity）：パーキンソニズム

①診察方法

上肢の関節を他動的に屈曲，伸展させ，その抵抗をみる．歯車様のカクカクとした抵抗が歯車様筋固縮といわれるものである．四肢の遠位部に強いか近位部に強いか，左右差が著明かなどに注目する．

②さまざまな所見と疑われる疾患

所見▶診断

首，体幹部に特に強い筋強剛	▶進行性核上性麻痺
左右差のある筋強剛	▶Parkinson病，大脳皮質基底核変性症，血管性パーキンソニズム

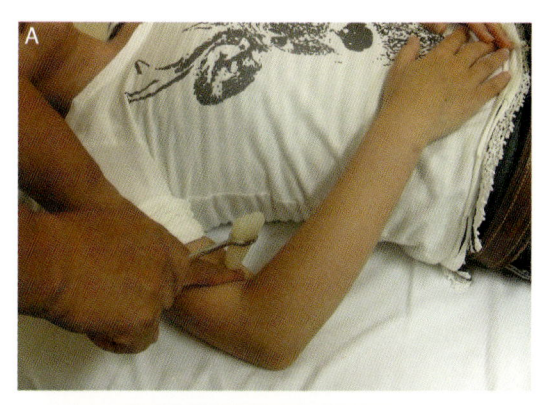

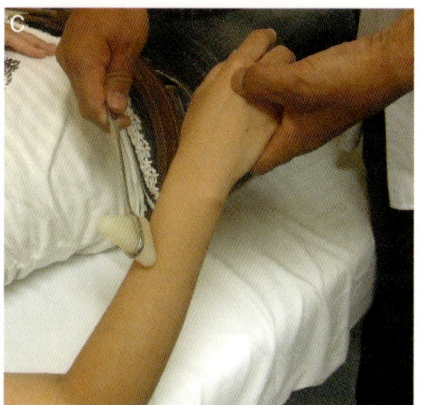

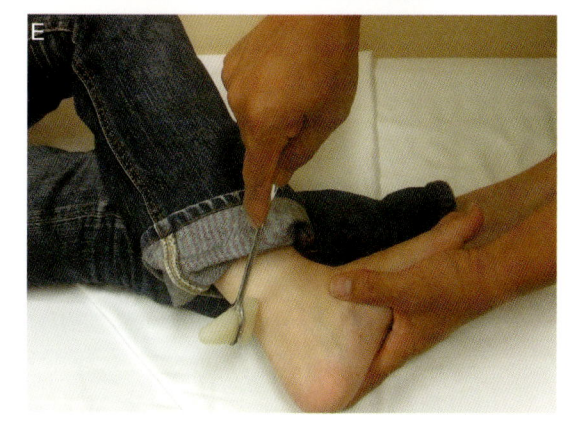

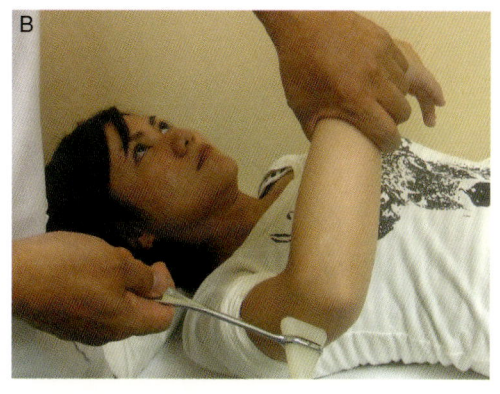

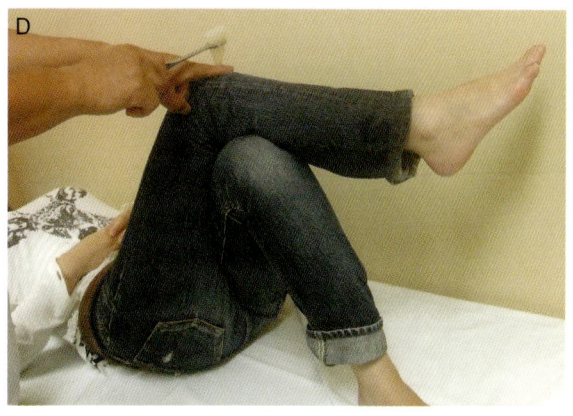

図14　腱反射の見かた

A) 上腕二頭筋反射．肘を60度程度屈曲させて腱を触診しその上を叩く．90度以上屈曲させると筋が収縮するので反射が出にくくなる．B) 上腕三頭筋反射．肘を90度以上屈曲させ三頭筋を伸展させて腱を叩く．打腱器を持つ手と反対の手で反射を感じる．C) 腕橈骨筋反射腕橈骨筋の腱付着部あたりを叩く．打腱器を持つ手と反対の手で反射を感じる．D) 膝蓋腱反射．腱をしっかりと触診しその上を叩く．骨を叩く研修医が多い．膝を図のように組ませると反射がみやすい．E) アキレス腱反射．足関節を背屈させ腱を伸展させる．打腱器を持つ手と反対の手で反射を感じる

③病態生理

　中脳黒質から被殻に投射するドーパミン線維が障害されることで起こる錐体外路症状の一つである．中脳黒質から被殻に病変を持つ疾患，Parkinson病，びまん性Lewy小体病，多系統萎縮症（黒質線条体変性症），血管性パーキンソニズム，進行性核上性麻痺，大脳皮質基底核変性症，薬剤性パーキンソニズムなど幅広い鑑別を要する．

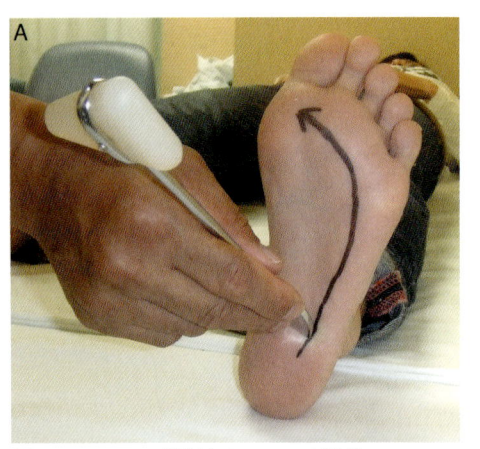

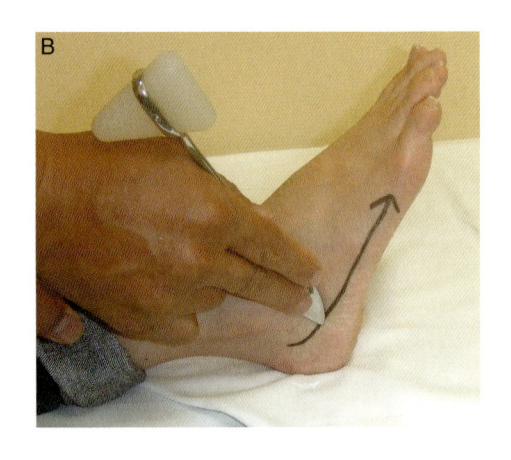

図15　Babinski徴候とChaddock徴候
A）Babinski徴候．B）Chaddock徴候　腱反射と違ってこれらの徴候は存在しただけで異常と評価できる．打腱器の柄や鍵など比較的先がとがったもので矢印の方向にこすり親指の背屈をみる．親指のみ背屈する場合が陽性で，他の指もいっしょに背屈する場合，逃避反応とみて評価しない．このような場合は刺激を軽くしたりして工夫する．

4）手指振戦

①診察方法

①医療面接をとるとき意識させない状態で膝の上の手指が揺れてないか観察．歩行させて手指の振戦が誘発ないし増強しないか観察する．これらの状況で振戦が見られる場合，安静時振戦を疑う

②両手を検者の前に差し出させてみる．細かくて分かりにくい場合，手の上に紙を載せると振戦が増幅された形で紙の4角が震えるので分かりやすくなる．膝の上に置くと振戦が消失し，宙に保持させると振戦が増強する場合，姿勢時振戦である．

③自分の鼻を示指で触ってもらう．鼻に近づくにつれ振戦が誘発ないし増強する場合企図振戦である

②さまざまな所見と疑われる疾患

所見▶診断

所見	診断
安静時振戦	▶Parkinson病
姿勢時振戦	▶Parkinson症候群（多系統萎縮症（線条体黒質変性症），大脳皮質基底核変性症／進行性核上性麻痺など），本態性振戦，家族性振戦
企図振戦	▶小脳病変，アレビアチンなどの薬物中毒

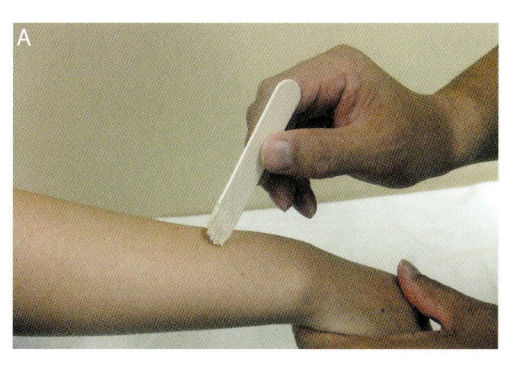

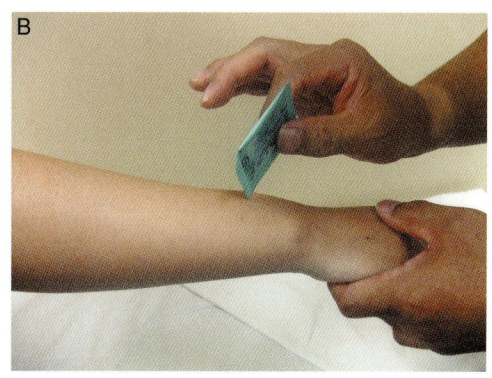

図16 痛覚テスト
左右差に着目しながら評価していく．異常があればどのパターンの異常かを考えながら取っていく．A）2つに折った舌圧子を利用したもの．爪楊枝なども利用可能．B）アルコール綿の入ったパックの角を利用したもの

D. 感　覚

①注意すべきポイント

❶ しびれ感を訴えたら①知覚低下または脱失がある場合，②脱力をしびれを感じている場合，③神経脱落症状がない場合とを区別する．ここでは真の感覚障害である知覚低下，脱失のある場合を考える

❷ 感覚の問題は患者の主観によるところが大きいので評価をするときはその範囲を正確に描出しようとするのではなくどの障害パターンに当てはまるかをイメージしながら取る方が現実的である

❸ 感覚の検査は患者の協力が必要なため意識障害や認知症があると評価が困難となる．

感覚検査はスクリーニング的には顔，上肢，下肢の痛覚のチェックのみでよいが，状況によっては①表在知覚（温度覚，痛覚），②深部知覚（振動覚，位置覚），③複合知覚（2点弁別覚，数字覚，立体覚）を分けて評価する

②診察方法

表在知覚は温度覚と痛覚のうち手軽に検査できる痛覚をチェックする．針を使い回しすると感染の危険があるため，使い捨てできる爪楊枝や舌圧子を2つに折ったものなどを利用するとよい（図16）．

深部知覚は振動覚と位置覚などがあるが，音叉を使った振動覚の測定が手軽である．骨の突出部に音叉をあてて振動を感じなくなるまでの時間（秒）を計測する（図17）．振動覚の正常値が成書にないので，左右差をみたり自分の同じ部位で比べたりしてみる．経験的にはおおよそ上肢の振動覚は20秒前後で，下肢は15秒前後くらいであるが高齢者では5秒程度短くても正常のことがある．

大脳皮質の知覚野の機能を調べるときは複合知覚である数字覚，立体覚などをチェックする．手掌に0から9までの数字を書いて当てさせたり，目を閉じて鍵や5円玉など身近なものを握らせそれが何であるか当てさせる．

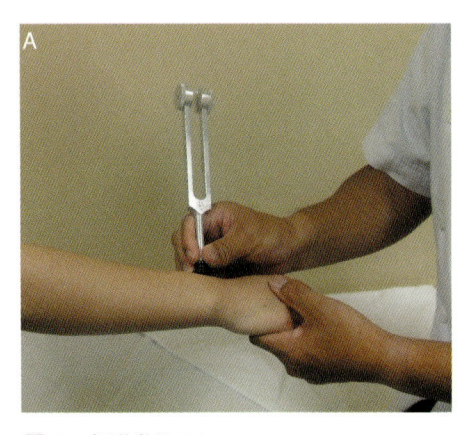

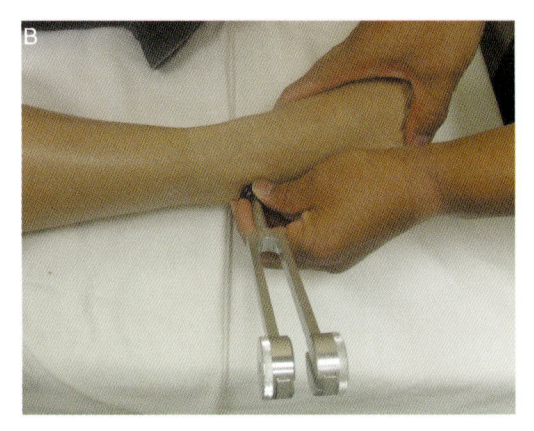

図17　振動覚テスト
A) 上肢の振動覚．手首などに当てる　B) 下肢の振動覚　外くるぶしなどに当てる

以下，上肢のしびれと下肢のしびれと分けて詳述する．

1) 上肢のしびれ

①さまざまな所見と疑われる疾患

手のしびれの原因疾患は①**頸椎症による神経根症状**と，②**手根管症候群**が多い．頸部，手関節などの圧痛の部位が鑑別のポイントとなる．

所見▶診断

【Spurling徴候（図18）】	
頸部を左右のどちらかに傾けた場合肩，上腕への放散痛がみられる	▶ 頸椎症（椎間板ヘルニア，脊柱管狭窄症など）による頸部神経根症状
【Tinel徴候（図19A）】	
正中神経の走行する手関節掌側中央を打腱器で叩打すると指先への放散痛	▶ 手根管症候群を示唆する所見
【Phalen徴候（図19B）】	
両手関節を屈曲させ手背同士を合わせた肢位のまま60秒間屈曲を増強させると指先にしびれが走る	▶ 手根管症候群を示唆する所見

②病態生理

手の第1指はC6，第3指がC7，第5指がC8である（図20A）が，末梢神経の神経分布では手掌側の第1〜4指が正中神経，第4，5指が尺骨神経（図20B），手背側の第1〜4指が橈骨神経である（各論5「頸部のフィジカル診断」も参照）．

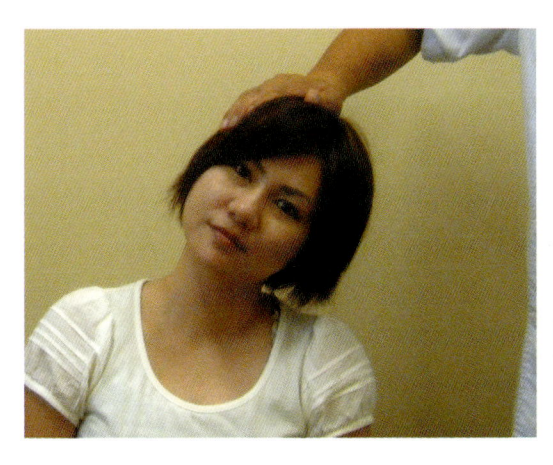

図18 Spurling徴候
首を側方に傾け，手で圧迫する．痛みが肩や上腕などに放散すれば陽性．神経根の圧迫所見で頸椎病変を強く示唆する

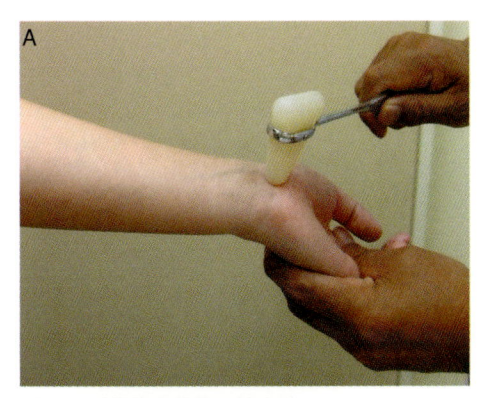

図19 手根管症候群の診察法
A）Tinnel徴候，B）Phalen徴候

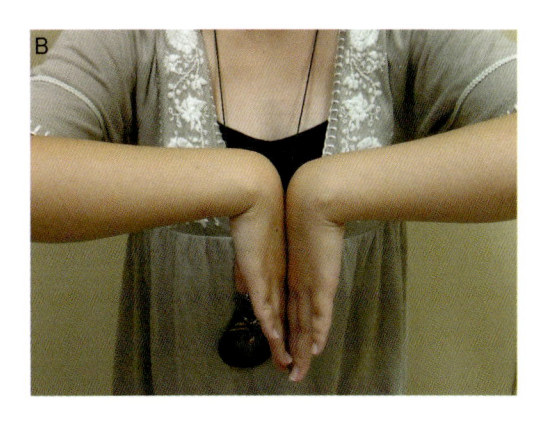

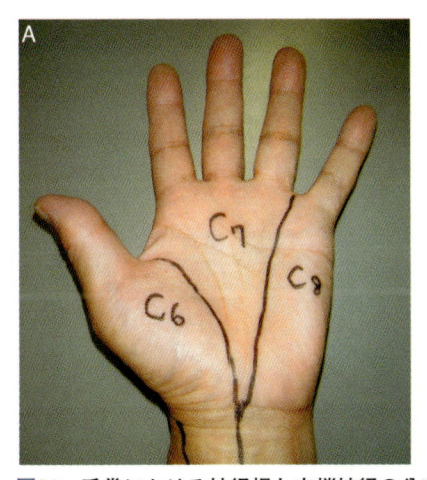

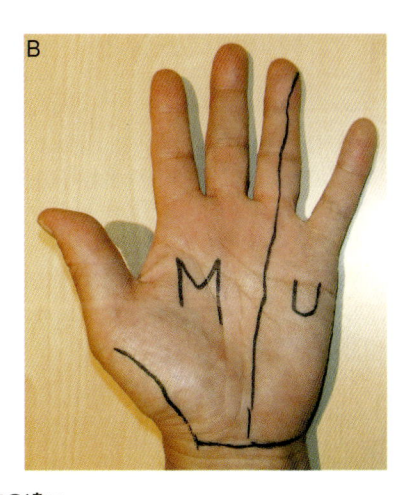

図20 手掌における神経根と末梢神経の分布の違い
A）手掌における神経根の分布．C6：第6頸髄神経根，C7：第7頸髄神経根，C8：第8頸髄神経根．報告者によってバリエーションがみられる．共通する部分は第1指がC6，第3指がC7，第5指がC8としている点である．B）正中神経と尺骨神経の分布．M：正中神経，U：尺骨神経

正中神経は手関節の掌側中央を走行しており，ここが一番圧迫を受けやすい（手根管症候群）．この部位での圧迫や刺激によって正中神経支配領域（第1～4指の手掌側に多い）に放散痛が起こる．

　Spurling徴候は頸部神経根の圧迫による症状である．神経根症状は頸椎以外に胸椎，腰椎にも起こりうるが，放散痛の部位がそれぞれの神経支配に対応した場所に起こりうる．頸椎ヘルニアでよくみられる**C4神経根（肩）とC5神経根の皮膚領域（上腕外側）**は覚えておくとよい．

　その他，胸郭出口症候群や頸部の腫瘍病変によって腕神経叢が障害（plexopathy）を受けてしびれを訴えることがあるが，頻度的にはかなり低いので詳細は割愛した．

2）下肢のしびれ

①さまざまな所見と疑われる疾患

　下肢のしびれを訴える患者は①**多発神経炎（polyneuropathy）**か，②**腰椎疾患による神経根症状（坐骨神経痛など）**か，③**脊髄障害（myelopathy）**のいずれかと考えてよい．左右差の有無，深部腱反射，病的反射などが鑑別のポイントとなる．

所見▶診断

【左右差がなく対称性に分布（stockingタイプ）】

所見	診断
腱反射が低下または消失	多発神経炎（polyneuropathy）
腱反射亢進または病的反射を伴う	脊髄障害（横断性脊髄障害か前脊髄動脈症候群）
反射が正常または低下	腰部神経根障害（腰椎疾患による）か単神経炎
知覚解離（振動覚低下と対側の痛覚低下）と片麻痺	脊髄半側障害（Brown-Séquard症候群）（図21）
Lasègue徴候（図22）	腰椎疾患などによる神経根の障害
大腿外側に限局したしびれ	外側大腿皮神経の障害．上前腸骨棘で圧迫されて起こることが多い（Meralgia Paresthetica）

②病態生理

　視床，脳幹，脊髄，神経根，神経叢，末梢神経のいずれの病変によってもしびれは起こりうる．視床病変では顔面を含む半側の知覚低下が特徴．脳幹病変はさまざまなパターンがありうる．

　脊髄病変では深部腱反射亢進，病的反射（Babinski徴候とChaddock徴候），知覚障害のレベルなどが特徴．脊髄のレベルはおよそ**肩がC4，乳頭がT4，臍がT10**．実際の病変の高さは身体所見から推定される神経分布よりも高いところにあることが多い．

　左右対称な知覚障害のレベルがあれば横断性脊髄障害か脊髄腹側の障害．痛覚が低下している

のに振動覚が正常であれば，脊髄の腹側の障害（前脊髄動脈症候群でみられる）．

痛覚の低下と反対側に振動覚の低下がある（解離性知覚障害）場合，脊髄半側障害（Brown-Séquard症候群）（図21）を考える．振動覚低下の側に障害部位があり，同側には反射亢進，病的反射，麻痺などの症状もみられる．振動覚，位置覚などの深部知覚の線維は脊髄の背側（後索）を上行するが，温度覚・痛覚などの表在知覚の線維は後根から脊髄に入ると中心部を交叉して反対側の前索を上行するため，脊髄の半側が障害を受けると表在知覚と深部知覚の障害側がお互い反対側に出現する．

神経根，神経叢の病変では左右差が明確なのが特徴で腱反射は亢進することなく，病的反射は陰性である．腰椎周囲に圧痛を認めたり，Lasègue徴候が陽性になると，神経根障害を示唆する．腰椎ヘルニアなどでよくみられる**L4神経根（大腿前下部から下腿内側）**と**L5神経根（下腿外側から足背）**の皮膚領域を覚えておくとよい．

末梢神経病変は**多発神経炎（polyneuropathy）**であれば左右対称に出現し，**単神経障害**であれば左右差がある．血管炎，肉下腫性疾患のような場合に起こる**多発性単神経炎（mononeuritis multiplex）**では両側に神経障害が広がるが左右差が著明な点が**多発神経炎（polyneuropathy）**と異なる．

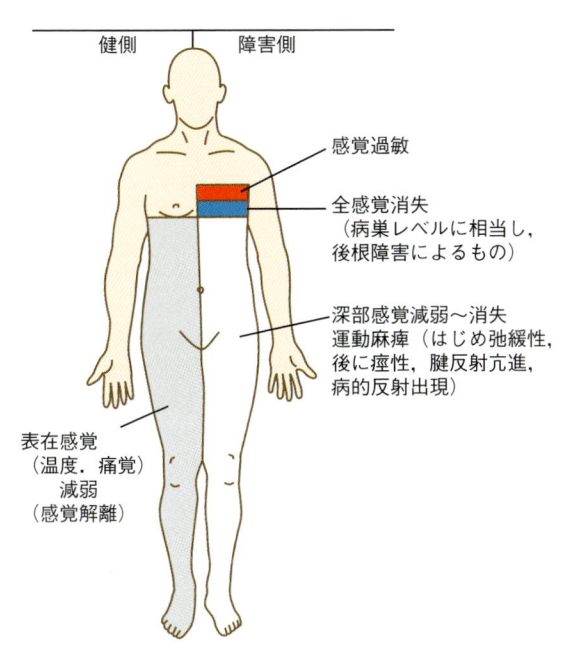

図21 脊髄半側症候群（Brown-Séquard症候群）
（文献2より改変）

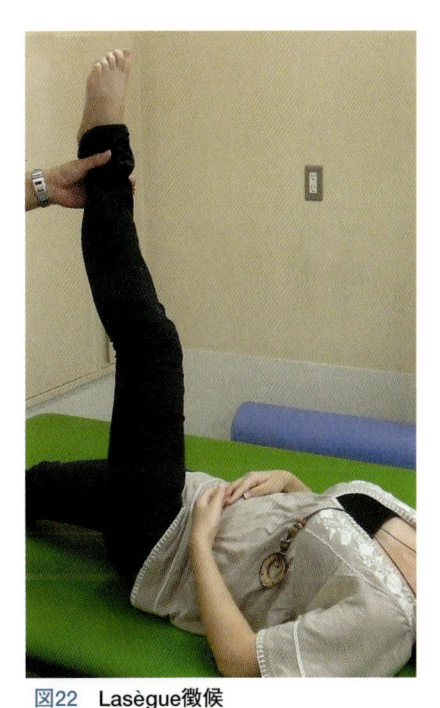

図22 Lasègue徴候
下肢を伸展させ足首をもって股関節を他動的に屈曲させる．90度以上屈曲させると通常膝裏から大腿後面の痛みが起こる．腰部に痛みが生じる場合，陽性となり腰椎疾患による神経根症状を示唆する

E. 歩行・姿勢

①診察方法

椅子からの立ち上がり（近位筋の筋力，腰痛），立位保持（平衡機能），片足立ち（平衡機能），しゃがみ立ち（近位筋の筋力，膝痛），爪先立ち（遠位筋の筋力），閉眼の影響（深部知覚障害の有無），歩行の観察（平衡機能，パーキンソニズムの有無）などをみる．慣れるとかなりの情報が得られる．

②さまざまな所見と疑われる疾患

所見▶診断

所見	診断
しゃがみ立ち／椅子からの立ち上がりができない	近位筋優位の脱力＝筋疾患，一部のGuillain-Barré症候群を考える．
しゃがみ立ちができるのに爪先立ちができない	遠位筋優位の脱力＝末梢神経障害，Guillain-Barré症候群，筋緊張性ジストロフィー症．
筋力が保たれているのに歩けない	平衡障害や姿勢反射障害 足を広げないと立てない，足を広げて歩く場合，平衡障害を考える．
立位保持可能なのに閉眼すると保持できない＝Romberg徴候（図23）	深部知覚障害
足の踏み出しが悪い，体を後ろに引っ張ると足が踏み出せず倒れてしまうか突進して止まることができない	姿勢反射障害，パーキンソニズム

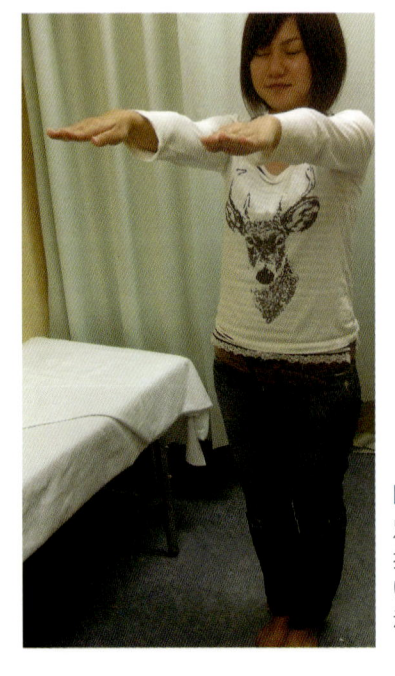

図23 Romberg徴候
足をそろえて立位保持できることが前提条件。閉眼により立位を保持できないとき陽性と判断、深部知覚の障害を示唆する

③病態生理

平衡障害は①感覚神経や脊髄後索の病変による深部知覚障害，②小脳・小脳脚病変，③内耳や前庭神経の病変による前庭機能障害などで起こる．

姿勢反射障害はパーキンソニズムをきたす疾患全般によくみられる．ちょこちょこ歩き（小刻み歩行）はパーキンソニズムの他，腰痛や膝痛などを有する人にも起こりうるのでParkinson病と早合点しない．痛む部位がないか神経所見以外にも注意する．

筋強剛の有無，下肢以外の症状（小声症，小字症，指先の機能障害）の有無，安静時手指振戦の有無などに注目し総合診断する．

F. 高次脳機能

詳細な症候学は成書に譲る．脳血管障害などの一般臨床でみる高次脳機能障害で**左脳障害（右片麻痺）**のときの**失語・失行**と**右脳障害（左片麻痺）**のときの**左半側空間無視**と病態失認はチェックしてほしい．

1) 失　語

①診察方法

診察室にある身近なものを利用しその名称を言ってもらう（物品呼称）．眼鏡，時計，はさみ，硬貨などを利用する．気管切開や口の麻痺のために発語ができない人には，ジェスチャーを交えず純粋に言葉のみの指示が理解できるかをみる．「目を閉じてください」，「枕を指してください」，などが理解できるか見る．「右手で左耳をつかんでください」，など指示を複雑にしても了解できれば失語はないと考えてよい．

②さまざまな所見と疑われる疾患

所見▶診断

| 物の名前が出てこない | ▶ 失語：優位（左）半球にある言語中枢の障害．左中大脳動脈領域の塞栓性脳梗塞や脳皮質下病変，左視床出血のときにみられる |

③病態生理

左中大脳動脈領域の皮質病変によって起こるが，アテローム血栓性脳梗塞より心原性脳塞栓症でよく見られやすい．これは心原性脳塞栓症では皮質に病変が及びやすく，アテローム血栓性脳梗塞では皮質が側副血行によって保たれていることが多いためである．運動失語とか感覚失語とかの細かな分類は気にしなくてよい．いずれの失語も発語と理解ともに多かれ少なかれ障害されている．

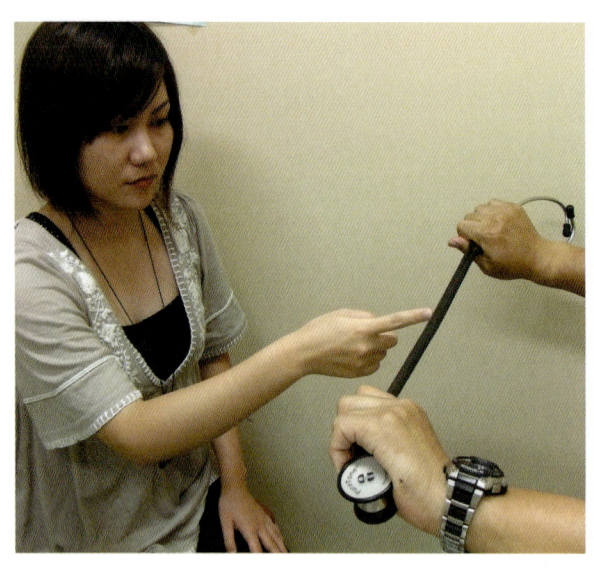

図24 左半側空間無視のみかた
聴診器のチューブをみせ，真ん中を指で指してもらう．半盲の患者が中心を間違えることはない．中心が右にずれたら右大脳半球の皮質の障害を示唆する

2）左半側空間無視

①診察方法
聴診器のチューブを利用し真ん中はどこか，指で示してもらう（図24）．

②さまざまな所見と疑われる疾患

所見 ▶ 診断	
正中より右にずれた場所を指す（左半側空間無視）	右中大脳動脈領域の塞栓性脳梗塞など脳皮質下病変，右視床出血のときにみられる

③病態生理
左半球の失語に対応する右半球の皮質症状．脳梗塞であればアテローム血栓性脳梗塞より心原性脳塞栓症でよく見られる．

著明になるとベッドの左側からアプローチしても視線が合わず，右側を向いたままで話しかけても左を向いてくれないことがある．

文献
1）「ベイツ診察法」（リー・ビックリー，ピーター・G・シラギ 著，徳田安春ら 監訳），メディカル・サイエンス・インターナショナル，2008
2）「ベッドサイドの神経の診かた第16版」（田崎義昭，斎藤佳雄 著），南山堂，2004

付録 身体所見からの臨床診断 一覧

> 本書「各論」中で紹介した"身体所見から臨床診断"をまとめました．
> 本表の左側の身体所見がみられるとき，右側の診断が考えられます．（ ）内のページは本書中の解説ページを示しています．

身体所見	▶ 臨床診断

1　生命徴候の臨床的意義 (p.26)

◆意識障害で危険な病態

興奮，不穏，見当識障害	循環障害，重篤な低酸素血症
傾眠，意識朦朧	高二酸化炭素血症，薬物中毒その他
昏睡	脳血管障害，薬物中毒，代謝性意識障害，脳虚血，再重篤な低酸素血症状または高二酸化炭素血症

◆尿量

乏尿：尿量＜30mL/時間	循環不全または急性腎不全，重篤な急性呼吸不全（内科的疾患）
無尿または排尿困難	閉塞性尿路障害（泌尿器科的疾患）

2　外観のフィジカル診断 (p.33)

◆表情

呼びかけへの反応なし	意識障害，聴覚低下，認知症
注意力の低下	意識障害，聴覚低下，認知症，統合失調症，重度うつ病
顔をしかめる	苦痛，疼痛，重篤な疾患
冷汗	重篤な疾患，心臓血管系疾患（急性心筋梗塞，急性大動脈解離など）
アイコンタクトの減少	不安，恐怖，悲しみ，文化的背景
活気低下	抑うつ状態，うつ病
無表情	Parkinson病，統合失調症，認知症
一点凝視	意識障害，甲状腺機能亢進症，Parkinson病，統合失調症，人格障害，けいれん，転換障害
発熱＋「顔をしかめる」重篤感	急性心筋炎，髄膜炎，敗血症，肺炎など
頭痛＋「顔をしかめる」重篤感	くも膜下出血，脳出血，脳静脈血栓症など
腹痛＋「顔をしかめる」重篤感	急性腹症など

◆姿勢・歩行・動作

呼吸苦の際に半坐位を好む	左心不全
呼吸苦の際に前傾坐位を好む	COPD，気管支喘息，心タンポナーデ
呼吸苦の患者に亀背がある	多発性脊椎圧迫骨折による換気不全
動作に落ち着きが無い	甲状腺機能亢進症，躁病，統合失調症，興奮性薬物中毒
動作が緩慢	甲状腺機能低下症，うつ病，認知症，Parkinson病
患者の不随意運動	振戦，ミオクローヌス，ディスキネジア，アテトーゼ，局所の痙攣
高齢女性が転倒後に臀部痛＋歩行不能	大腿骨頸部骨折

◆身だしなみ・衣服・衛生状態

髪の毛や爪の手入れがだらしない	うつ病，認知症，統合失調症
過剰な重ね着	甲状腺機能低下症，全身性発疹，静脈注射後の穏便，悪寒戦慄
ピアスや刺青の存在	慢性C型肝炎のリスク
在宅介護中の老人の衛生状況不良	老人虐待，介護怠慢

| 身体所見 | ▶臨床診断 |

3　全身のリンパ節のフィジカル診断 (p.37)

◆身長・体重・BMI

やせ	低栄養
筋肉を軽く叩打した部分に局所の盛り上がり（myoedema）	低栄養または粘液水腫（甲状腺機能低下症）
洋梨型肥満	閉経後女性の肥満
リンゴ型肥満	メタボリック症候群
中心型肥満	Cushing症候群
満月様顔貌のみ	非定形Cushing症候群（ACTH産生腫瘍）
低身長	Turner症候群，下垂体性小人症，小児期腎不全
高身長	Kleinefelter症候群，Marfan症候群，巨人症
身長の低下	多発性脊椎圧迫骨折

◆頭頸リンパ節と関連する部位，疑われる疾患

局所リンパ節	関連する部位	疑われる疾患
① 前耳介	眼瞼，結膜，側頭部，耳介	外耳道の疾患
② 後耳介	外耳道，耳介，頭皮	局所感染
③ 後頭部	頭皮，頭蓋	局所感染
④ 下顎	舌，歯，口腔内，顎下腺	頭部，頸部，副鼻腔，耳，眼，頭皮，咽頭の感染
⑤ オトガイ下	下顎，口蓋底，舌，頰粘膜	伝染性単核球症
⑥ 頸部	舌，扁桃，耳介，耳下腺	扁桃腺炎，風疹など
⑦ 後頸部	肩甲骨，首，大胸筋，腕の皮膚，胸郭，頸部および腋窩リンパ節	結核，リンパ腫，頭頸部の悪性疾患
⑧ 右鎖骨上	縦隔，食道，肺	肺，縦隔，食道の悪性腫瘍
左鎖骨上（Virchow's node）	胸管を通じて胸郭，腹腔	リンパ腫，胸郭，後腹膜，消化管の悪性腫瘍

◆腋窩リンパ節の診察の流れ

腋窩リンパ節腫脹	感染，ネコひっかき病，リンパ腫，乳癌，シリコン挿入後，悪性黒色腫

◆肘関節滑車上リンパ節

肘関節滑車上リンパ節腫脹	感染，リンパ腫，サルコイドーシス，野兎病，二期梅毒

◆鼠径リンパ節

鼠径リンパ節腫脹	下肢の感染，性行為感染症，リンパ腫，骨盤悪性腫瘍，ペスト

4　HEENT（頭部，眼，耳，鼻，口腔・咽頭）のフィジカル診断 (p.46)

◆頭皮・顔面（軟部組織含む）

神経支配領域を撫でるだけで痛みが出る	神経痛
側頭部が常に痛い	側頭動脈炎
側頭部が発作の時だけ痛い	片頭痛
三叉神経領域の疼痛で皮疹を認めない	帯状疱疹発症前の疼痛を考慮

付録 身体所見からの臨床診断 一覧

身体所見	▶ 臨床診断
◆眼・眼底	
突然発症の視覚障害，あるいは頭痛のみ	視神経炎
視力低下，視野障害	緑内障
頭痛，虹彩の三日月状の影	急性閉塞隅角緑内障
眼底鏡での乳頭浮腫	頭蓋内腫瘍や良性脳圧亢進症，水頭症，悪性高血圧
◆鼻と副鼻腔	
うつむいた姿勢で顔面を左右に振ると疼痛が増悪 鼻甲介に充血と膿性粘液分泌	副鼻腔炎
◆耳	
難聴 発赤，腫脹，疼痛，耳介の前方への偏移	乳様突起炎
◆口腔（歯・顎関節）	
咀嚼時やあくびをしたときに疼痛が増悪 顎関節・乳様突起の圧痛・頸部の筋肉痙縮	咬合不全や顎関節の炎症
◆Cheyne-Stokes呼吸	
無呼吸から始まった呼吸が4～5呼吸の間に次第に大きくなる その後4～5呼吸で減衰して無呼吸にいたる	尿毒症 循環不全，低酸素血症，代謝性疾患
◆群発呼吸	
無呼吸の合間に短期間連続して呼吸が出てくる いきなり深い呼吸で始まる	橋・延髄領域の損傷
◆失調性呼吸	
呼吸数・リズム・深さが全て不規則	息こらえの指示に従えれば呼吸調節中枢の障害を含めた身体疾患
息こらえの指示への反応	従えなければ，心因性多呼吸
◆頻呼吸（中枢性過換気を含む）	
頻呼吸患者の意識障害	呼吸器，心原性肺水腫からの低酸素血症，高二酸化炭素血症
	中枢性過換気（中脳・橋の障害，代謝性アシドーシス，サリチル酸中毒，肝性脳症，グラム陰性桿菌による敗血症）
◆瞳孔	
両側縮瞳	DKA（糖尿病性ケトアシドーシス），高二酸化炭素血症，有機リン中毒，モルヒネ中毒
瞳孔散大	抗コリン薬中毒，低酸素血症（深昏睡の場合）
瞳孔散大＋眼球運動障害	脳幹の動眼神経核周辺の損傷
片側性で対光反射が直接間接ともに消失	末梢動眼神経麻痺：脳出血，鉤ヘルニア
瞳孔不同＋対光反射遅延	てんかんの発作中・発作後
両側散大と対光反射消失	心肺停止後，低体温，バルビツール中毒
◆眼球運動	
共同偏視と同じ方に麻痺・けいれん	てんかん発作
共同偏視の反対側に麻痺・けいれん	脳出血など
共同偏視で両目の下方偏位	視床出血や代謝性の脳幹障害など

身体所見			▶臨床診断
◆著明な圧痛			
M1	無反応	まったく動かず	両側障害の場合は脳幹損傷（両側錐体路，橋延髄網様体，錐体外路）か精神的原因
M2	除脳硬直	四肢伸展反応	テント切痕ヘルニアの増悪や脳出血などの破壊病変 重篤な代謝疾患による上部脳幹抑制 くも膜下出血や脳出血
M3	除皮質硬直	四肢屈曲反応，異常	脳卒中急性期及び脳塞栓など脳皮質破壊病変
M4		四肢屈曲反応，逃避	知覚・運動経路が少なくとも部分的には保たれている
M5		疼痛部認識可能	
M6		命令に従う	意識と連動できる完全な知覚・運動経路が保持されている

5　頸部のフィジカル診断 (p.58)

◆急性期患者の頸部診察	
頸静脈圧（JVP）上昇	容量負荷，胸腔内圧上昇
内頸静脈怒張（JVD）	閉塞性ショック
頸静脈虚脱	脱水
気道抵抗による吸気時のStridorと鎖骨上窩を含めた胸郭の陥没呼吸	気道上部での狭窄
◆アナフィラキシー	
吸気時に聴取される気道狭窄音（Stridor） 上気道狭窄音	急性喉頭蓋炎・クループ
咽頭発赤のない嚥下痛，喉頭痛 Stridor，嗄声（3割程度） 前頸部正中の圧痛（小児） 非常に静か	急性喉頭蓋炎
咽頭炎・扁桃炎の患者が頸部の疼痛（嚥下痛・叩打痛など）を訴える	Lemierre症候群
蕁麻疹，気道（喉頭浮腫）・呼吸（喘鳴）・循環（分配性ショック）・下痢や腹痛	アナフィラキシー
◆呼吸パターン	
浅速呼吸	肺胞病変（急性肺炎・心原性肺水腫など）
大呼吸（Kussmaul呼吸）	代謝性アシドーシス
リズム不正（Cheyne-Stokes呼吸）	大脳皮質・基底核・内包の損傷
群発呼吸（Cluster呼吸）	脳底動脈領域の損傷（橋出血など）
でたらめなリズムの呼吸 （しばしば30回/分以上の頻呼吸）	不安神経症 延髄背内側の損傷
◆起坐呼吸	
呼吸困難で前傾起坐位	COPDや喘息発作
呼吸困難で後傾起坐位	心不全からの肺水腫，夜間発作性呼吸困難

付録 身体所見からの臨床診断 一覧

身体所見	▶ 臨床診断
◆内頸静脈圧	
頸静脈圧上昇	胸腔内圧上昇（COPD，喘息発作，アナフィラキシー，気胸など）か容量負荷（うっ血性心不全，肺水腫など）
呼気時の笛性音（Wheeze）	末梢気道狭窄による胸腔内圧上昇（COPD，喘息，アナフィラキシーなど）
胸郭打診・聴診で左右差	気胸
気管偏移	緊張性気胸
皮下気腫	気胸，縦隔気腫（食道潰瘍が原因のこともある）（気胸では稀）
◆呼吸補助筋	
胸鎖乳突筋を努力性に使用 非常に大きな大脈圧（収縮期血圧の半分以上） 末梢は温かく，瞳孔が縮瞳（2mm以下）	呼気延長する疾患（喘息，COPD，その他の2型呼吸不全）
◆循環	
ショックバイタル時の内頸静脈怒張	閉塞性ショック：緊張性気胸，心タンポナーデ，巨大な肺塞栓，上大静脈症候群
頸静脈が虚脱した小脈圧のショックバイタル：末梢が冷たい，末梢性チアノーゼを呈する 冷や汗を伴う	低容量性ショック：脱水，出血など
◆外傷時の頸部診察	
胸鎖乳突筋の強直による圧痛，神経根症状なし	外傷性頸部症候群
◆脊髄ショックはショックバイタルか？	
低酸素血症 C5以下の疼痛刺激に反応がなく，C4以上の疼痛刺激に反応がある ショックバイタル 血圧低下とともに徐脈 末梢が温かい	外傷性頸部症候群

6 循環器のフィジカル診断 (p.69)

身体所見	▶ 臨床診断
◆外観	
静かに座っている	狭心症
動き回って楽な姿勢をとろうとする	急性心筋梗塞
前かがみになる	心嚢炎
心拍ごとに全身が揺すられる，頭部，頸部，上肢でCorrigan脈が触れる	一回拍出量の大きい重症大動脈弁閉鎖不全，動静脈瘻，完全房室ブロック等
栄養障害，悪液質	重症慢性心不全
長い四肢で上肢の長さが身長より長く，恥骨から足までの長さは恥骨から頭までの長さより長い．クモ状指等	Marfan症候群
◆頭部・顔面	
表情のない，鈍い顔貌で，眼瞼周囲のむくみ，外側睫毛の脱落，巨舌，乾燥した薄い毛髪等	粘液水腫
耳朶の線状しわ	冠動脈疾患
心拍に一致した頭のお辞儀運動	重症大動脈閉鎖不全

身体所見	▶臨床診断
◆眼	
筋ジストロフィーにおける外眼筋麻痺・眼瞼下垂	完全房室ブロックが多い
眼球突出と瞬目運動の減少	高拍出性心不全の原因である甲状腺機能亢進症
青色強膜	骨形成不全症に特徴的で，大動脈の拡張，大動脈弁閉鎖不全，大動脈解離や僧帽弁逸脱症の合併が見られる
◆眼底	
動脈が数珠状	高コレステロール血症
乳頭付近の中心に白い点のある炎状の出血	感染性心内膜炎
血栓性網膜動脈閉塞	リウマチ性心疾患，左心房粘液腫，頸動脈や大動脈弓部動脈の粥状硬化
乳頭浮腫	悪性高血圧に特徴的，肺性心，重症低酸素血症等
◆皮膚と粘膜	
中心性チアノーゼ	心内右→左シャント，肺内右→左シャントでは全身性で温かい循環状態のよい結膜や口腔内粘膜で見られる
末梢性チアノーゼ	心不全や末梢血管疾患
多血症：結膜，口唇，舌のどす黒いうっ血	酸素飽和度の低下する肺疾患や先天性チアノーゼ性心疾患
蒼白	貧血
ブロンズ色の色素沈着と腋毛の消失	ヘモクロマトーシス（心臓への鉄の沈着），心筋症
黄疸	肺梗塞後・うっ血肝や心性肝硬変
黒子	肺動脈狭窄や肥大型心筋症
黄色腫	高脂血症で起こり，若年性動脈硬化
手掌に黄色〜オレンジ色〜ピンク色の手掌線状黄色腫	TypeⅢ高脂血症
肘の腱・アキレス腱の黄色腫	TypeⅡ高脂血症
発疹状黄色腫	高カイロミクロン血症，TypeⅠやTypeⅤの高脂血症
◆四肢	
背丈が小さい，外反肘，上腕の変形	Turner症候群
心房中隔欠損症と骨格異常（親指に余分の指骨）	Holt-Oram症候群
クモ状指	Marfan症候群
Quincke徴候	大動脈弁閉鎖不全症や脈圧の大きな状態
上下差異（Differential cyanosis）：上肢，特に右側はピンク．下肢はチアノーゼ	逆シャントを起した動脈管開存症（肺高血圧を合併）
逆分離性チアノーゼ（Reversed differential cyanosis）：上肢のチアノーゼが下肢のチアノーゼをしのぐ	Taussig-Bing奇形に肺血管疾患を合併し，動脈管を逆流．大動脈転移・肺高血圧・動脈管前大動脈縮窄症と動脈管開存症による逆シャント
◆ばち指	
両方のばち指	中心性チアノーゼや低酸素血症を伴う肺疾患，感染性心内膜炎
片方のばち指	動脈瘤等の腕への動脈の障害
Osler結節	感染性心内膜炎
紫色の紅斑	
感染性微小塞栓	
Janaway斑点	
出血斑が爪床にみられる線状出血	

付録 身体所見からの臨床診断 一覧

身体所見	▶ 臨床診断
◆浮腫	
片方の浮腫	静脈閉塞やリンパ管閉塞
顔面浮腫	収縮性心膜炎や重症三尖弁閉鎖不全症
◆胸部と腹部	
樽状胸	肺気腫
胸骨上部右側への膨隆	大動脈瘤
胸部静脈の側副血行路	上大静脈の動脈瘤による圧迫
脊柱後側彎	肺性心の合併が多い
漏斗胸，鳩胸	僧帽弁逸脱症やMarfan症候群
肺野にラ音	左心不全や肺静脈圧が上がる病態
喘鳴	肺水腫（心臓喘息）
痛みのある肝腫大	静脈うっ血（右心不全）
肝臓の拍動	重症三尖弁閉鎖不全，洞調律の三尖弁狭窄
腹部頸部静脈逆流	右心不全
	収縮性心外膜炎や三尖弁疾患
腹水	心不全で見られるが，特に三尖弁疾患や収縮性心外膜炎で顕著
脾腫	重症うっ血肝，収縮性心外膜炎，三尖弁疾患
痛みを伴う脾腫	感染性心内膜炎や脾塞栓
両側腎が触知＋高血圧	多発性嚢胞症
臍下の触診で拍動性腫瘤	動脈硬化性動脈瘤
上半身の著明な動脈の拍動があるにもかかわらず，腹部動脈の拍動はない	大動脈縮窄症
◆頸静脈波の疾患による変化	
頸静脈圧の上昇	心不全，右心室進展性の低下，心外膜疾患，循環血液量過多，三尖弁口閉塞や上大静脈の閉塞等
吸気時に頸静脈が上昇（Kussmaul徴候）	急性の心タンポナーデ，慢性収縮性心外膜炎，三尖弁狭窄や心不全等
巨大A波	右室の流入を妨げる右心室肥大，肺高血圧，肺動脈弁狭窄，三尖弁狭窄で見られ，左室肥大や中隔肥大，三尖弁閉鎖，右房粘液腫
キャノンA波	房室解離
A波とX谷が消失し，V波とY谷が著明	心房細動
A波，V波ともに著明で急激な立ち上がりのH波	右心不全を伴う，拘束型心筋症，収縮性心外膜炎や右室梗塞
急峻で深いY谷と引き続き拡張期の急峻な立ち上がりと平坦なH波が巨大A波なしで見られる	収縮性心外膜炎
X谷が最も著明	心タンポナーデ
著明なV波または，CV波の融合とX谷の減弱〜消失．収縮期と一致した耳梁や右から左へ頭を揺すられる運動	三尖弁閉鎖不全
A波とV波は同等	心房中隔欠損症
急峻なY谷	心筋障害があるとき，右室拡大があるときや中心静脈圧が上昇しているとき
ゆるやかなY谷	三尖弁狭窄
◆血圧	
下肢動脈の収縮期血圧は上肢血圧より20 mmHg以上の開きがあるとき	大動脈弁閉鎖不全症

身体所見	▶ 臨床診断
◆異常動脈波	
左右差のある頸動脈波	頸動脈硬化症，大動脈弓部疾患，大動脈瘤，高安病（大動脈炎症候群＝脈なし病）等
上肢の動脈波が減弱し，左右差がある	大動脈弁上狭窄，血栓塞栓症，動脈起始異常，頸肋，前斜角筋症候群等
膝窩動脈の左右差	腸骨・大腿動脈の閉塞性疾患
片側の橈骨動脈，足背動脈，後脛骨動脈の減弱～消失	閉塞性動脈疾患や大動脈炎（脈なし病）
頸動脈と上肢の動脈波は弾み，容量は大きく，立ち上がりも速いが，下肢では容量は小さく，収縮期圧は低く，脈圧は小さく，立ち上がりは緩く，頂点も後方に移動	大動脈縮窄症
頸動脈の立ち上がりがゆっくりした遅脈，立ち上がりにthrillが触れ（頸動脈振戦：shudder），peakは減弱し，後方に移動し，持続的	大動脈弁狭窄や固定性閉塞（繊維性組織輪）による大動脈弁下狭窄症
弱い遅脈	重症大動脈弁狭窄
頸動脈が著明で誇張	脈圧が上昇する状態（不安神経症，過剰拍動心症候群＝hyperkinetic heart syndrome，貧血，発熱，妊娠や他の高拍出状態），徐脈，末梢動脈硬化症や末梢動脈の拡張性の減弱
立ち上がりの速い脈と脈圧の上昇	大動脈弁閉鎖不全
◆大動脈弁閉鎖不全	
Corrigan脈または，水槌脈，立ち上がりの速い脈（衝撃波）と収縮期の終わりは早い虚脱が見られるが，重複切痕は見られない	大動脈弁閉鎖不全症
重篤な弁の機能不全があるにもかからず動脈波は反跳波でなくて，脈圧も広がらない	急性の大動脈弁閉鎖不全
大腿動脈でピストル音．収縮期雑音が聴取され，遠位部で圧迫すると拡張期雑音が聴取される（Duroziez徴候）	慢性大動脈弁閉鎖不全
脈圧の大きい反跳脈	動脈管開存症
大きい動静脈瘻や過収縮状態	甲状腺機能亢進症，妊娠，発熱，慢性重症貧血，極端な徐脈，大動脈縮窄症の近位部
Becker徴候（網膜動脈の拍動の増加）やMueller徴候（口蓋垂の拍動）	脈圧の拡大
Quinke徴候（爪床のflushing）	大動脈弁閉鎖不全
◆二峰性脈	
収縮期に２つのピークがあり，衝撃波と退潮波で収縮中期の谷で区別	重症の大動脈弁閉鎖不全，狭窄を伴う大動脈閉鎖不全，心不全が出現すると消失
Valsalva手技で二峰性脈が著明	閉塞性肥大型心筋症
◆重複脈	
収縮期のすぐ後に拡張期の圧が誇張	正常だが発熱等で血管抵抗が低い低血圧の人，心タンポナーデ，重症心不全，低容量性ショック
◆交互脈	
交互に強弱がある脈（洞調律）	左心機能不全
◆二段脈	
期外収縮の後の脈が大きい	正常や大動脈弁狭窄等の固定性閉塞
期外収縮の後の脈が小さくなる（Brockenbrough徴候）	閉塞性肥大型心筋症

付録 身体所見からの臨床診断 一覧

身体所見	▶ 臨床診断
◆奇脈	
奇脈： 正常の呼吸で吸気時に脈が小さくまたは消失．収縮期圧が10mmHg以上下降	心タンポナーデ，収縮性心外膜炎，肺気腫や気管支喘息．Hypovolemic shock（低容量性ショック），肺塞栓症，妊娠，肥満等
逆奇脈	閉塞性肥大型心筋症
◆血管病における動脈	
脈拍の欠如や弱い脈	閉塞性病変
◆視診	
クモ状血管腫	肝硬変や遺伝性出血性毛細血管拡張症
上半身が発達し，下半身が発育不全	大動脈縮窄症
胸郭の対称性膨隆	肺硬化症の小児
盾胸（胸骨と胸骨柄のなす角度が正常より大）	Turner症候群やNoonan症候群
脊柱後彎側彎症	肺性心
強直性脊椎炎	大動脈閉鎖不全
漏斗胸 呼気時の第2音の分裂，胸骨左縁の収縮中期雑音，胸部写真で肺動脈が大きく写り丸みを帯びる（ホットケーキ心）	Marfan症候群，ホモシスチン尿症，Ehlers-Danlos症候群，Hunter-Hurler症候群や僧帽弁逸脱症
心尖拍動が2.5cmを超える	Straight back症候群
心尖部の収縮期の凹み	左心肥大
胸郭異常や先天性心外膜欠損の場合で，左鎖骨中線より外側で心尖拍動	収縮性心外膜炎
毎心拍ごとに胸部が揺すられる	心拡大
右前胸部で胸鎖関節の脈打つのが見られる	重症大動脈弁膜閉鎖不全，重症右→左シャント特に動脈管開存症，完全房室ブロック，閉塞性肥大型心筋症や種々の過収縮状態大動脈瘤
◆収縮期の拍動	
形は正常だが心尖拍動は大きく，誇張	無力症，不安神経症，過収縮状態，軽度の左心拡大，1回拍出量の大きい僧帽弁閉鎖不全や大動脈閉鎖不全
◆肥大と拡大	
心尖拍動は駆出期全体や第2音まで触れるのでsustained apex beatと表現される．心尖拍動は正常より大きく2.5cmを超える	中等〜重症の求心性左室肥大
左室拡大があれば心尖拍動は外側〜下方に変位し，第6肋間や第7肋間にまで拡大	左室拡大
正常よりも大きな心尖拍動	左心室瘤
異所性拍動（心尖拍動より数センチ離れたところの持続的拍動）	左心室瘤
収縮期に2つの収縮期の拍動があり，拡張期の"a"波に相当する拍動も著明	閉塞性肥大型心筋症
収縮期の陥凹がみられ，特に左脇窩胸壁の陥凹はBroardbent徴候	収縮性心外膜炎

身体所見	▶臨床診断
◆拡張期の拍動	
第拡張期急速充満期の外向きの拍動（f波）第3音と一致	僧帽弁閉鎖不全症
◆前収縮期の拍動	
第4音に一致して"a"波が触れる	左室肥大，心筋虚血，心筋繊維化等（左室のコンプライアンスが減弱）
◆右心室	
前胸部での収縮期陥凹の代わりの盛り上がり	右室肥大や拡張
右室肥大は，剣状突起下で触れる	肺気腫
正常の収縮期陥凹の誇張された波形	心房中隔欠損症や三尖弁閉鎖不全
◆肺動脈	
肺動脈幹の拍動が触れる	肺動脈高血圧症や肺動脈の血流が増える状況
左傍胸骨部の拍動と一緒に触れる	右室肥大を伴う肺高血圧症
第2音と同時に触れる	肺動脈弁の力強い閉鎖音（肺高血圧）
◆左心房	
拡大した左心房が左傍胸骨部の拍動の原因で右心室肥大がなくても見られる	重症僧帽弁閉鎖不全
◆大動脈	
胸鎖関節の左右，上胸骨窩や右第1，2肋間で拍動を触れる	上行大動脈や弓部の拡張や動脈瘤
◆第2音	
単一S2	高齢者における胸郭の前後径が増大 先天性心疾患（肺動脈弁閉鎖症） 重症肺動脈弁狭窄，完全大血管転移等
P2が遅れる（呼吸性変動あり）	完全右脚ブロック
A2が早期に起こる	僧帽弁閉鎖不全
幅広い固定性分裂	合併症のない心房中隔欠損症で二次口欠損
奇異性分裂	完全左脚ブロック，右室ペーシング
A2の増強	高血圧症：大動脈根部の拡大，大血管移転，肺動脈閉鎖症
P2の増強	肺高血圧症：肺動脈幹部の拡大，直背症候群
◆拡張早期の心音	
僧帽弁開放音	リウマチ性僧帽弁狭窄
短いA2-OS	重症僧帽弁狭窄（左心房圧が高いことを意味）
A2-OSとRR'間隔とは逆の相関	心房細動時にみられる
早期のS3（心膜ノック）	慢性収縮性心外膜炎
腫瘍プロップ	左房粘液腫，右房粘液腫
◆拡張中期と拡張後期（前収縮期）の心音	
S4の消失	心房細動
S3やS4，重合奔馬調律がランダムに聴取	完全房室ブロック等
異常S3	心筋症，僧帽弁逆流，三尖弁逆流
異常S4	典型的な例は大動脈弁狭窄や高血圧による左心室の肥大，肺動脈弁狭窄や肺高血圧による右室肥大によるもの．虚血性心疾患，狭心症発作や急性心筋梗塞でも聴取

付録 身体所見からの臨床診断 一覧

身体所見	▶ 臨床診断
◆心雑音	
収縮早期雑音	VSDで小さいシャント
	僧帽弁逆流，三尖弁逆流，心室中隔欠損症
	小さい心室中隔欠損症（Eisenmenger症候群）
収縮後期のシャントが小さくなるか，なくなる	VSDに肺高血圧合併
収縮中期雑音	大動脈弁狭窄
high pitch心尖部収縮中期雑音	大動脈弁硬化または狭窄
high pitch心尖部全収縮期雑音	僧帽弁逆流
代償性心室性期外収縮後の収縮で雑音は増強	大動脈弁狭窄や硬化症
代償性心室性期外収縮後の収縮でほとんど変化しない雑音	僧帽弁逆流
収縮中期雑音の右心側，狭窄が重症になれば，雑音は長くなり，A2を超えP2はソフトになる	肺動脈弁狭窄症
収縮中期雑音の持続時間は短くなる	Fallot四徴症が重症化した場合
短くてソフトな収縮中期雑音	大動脈根部の拡大や肺動脈幹部の拡大
大動脈や肺動脈で早い血流を起こし収縮中期雑音が聴取	正常妊娠中，発熱時，甲状腺機能亢進や貧血時
収縮中期雑音後期雑音	僧帽弁逸脱症
全収縮期雑音	合併症のない心室中隔欠損症
	僧帽弁逆流，三尖弁逆流
肺血管抵抗が上昇して，連続性雑音の拡張期雑音が消去する場合は全収縮期雑音	大動脈-肺動脈窓やPDA
収縮早期雑音であるか，全収縮期雑音で漸減性	急性重症僧帽弁逆流
収縮中期または後期にクリックが聴取	僧帽弁逸脱症
収縮期動脈性雑音	老人で一番多いのは動脈硬化性の雑音
	若年女性では大動脈炎症候群で頸部の雑音と橈骨動脈の脈なし病，大動脈弁逆流
収縮期乳房雑音	妊娠後期や授乳中の女性
肩甲骨間で動脈性収縮期雑音が聴取	大動脈縮窄症
肺動脈の血流は乱流となり雑音が聴取	正常な新生児，肺動脈やその枝の狭窄，肺塞栓症
◆拡張早期雑音	
左心側の拡張早期雑音	慢性大動脈弁逆流
拡張期全体で雑音が聴取	中等度の慢性大動脈弁逆流
漸減性がはっきりしてくる	重症大動脈弁逆流
胸骨右縁での聴取	大動脈の拡張あり（Marfan症候群等）
雑音は比較的短く，pitchは中等度でsoft	急性大動脈弁逆流
増強したP2と同時に始まり，高調，潅水様で拡張期全体の一様な雑音	肺高血圧症による肺動脈弁逆流
◆拡張中期雑音	
拡張中期雑音の代表例で特徴的に僧帽弁開放音の後に心尖部で聴取される輪転様雑音（rumble）	リウマチ性僧帽弁狭窄症
雑音は吸気で増強し，左胸骨下縁に限局	三尖弁狭窄症
拡張中期雑音（flow rumble）	左心側では僧帽弁逆流，心室中隔欠損症（僧帽弁を流れる血流が増加）

身体所見	▶ 臨床診断
右心側での三尖弁狭窄のない拡張中期雑音	重症三尖弁逆流で血流が増えるとき，大きな左→右シャントのある心房中隔欠損症
拡張中期に短い房室弁血流雑音が間歇的に聞かれる場合	完全房室ブロック，Austin Flint雑音
拡張中期雑音	肺動脈弁逆流の肺高血圧がないとき

◆拡張後期または前収縮期雑音

身体所見	臨床診断
拡張後期雑音（前収縮期雑音）（洞調律）	僧帽弁狭窄症
拡張中期雑音が聴取されなくても，拡張後期雑音（前収縮期雑音）が聴取，呼吸性変動があり，吸気時に増強	三尖弁狭窄症で洞調律の場合
僧帽弁が振動して特徴的なrumble様Austin Flint雑音	大動脈弁逆流

◆連続性雑音

身体所見	臨床診断
連続性雑音（ピークはS2の前後で拡張後期には漸減し，次のS1の前で終わる）	大動脈-肺動脈交通，動静脈交通（瘻），動脈や静脈の血流障害動脈管開存症が代表例
動静脈交通による連続性雑音	動静脈瘻，冠動脈瘻，左冠動脈の肺動脈幹部からの起始異常，バルサルバ洞-右心側への交通等
バルサルバ洞の右心側への連続性雑音破裂と，"to-and-fro"様に聞こえる場合	先天性冠動脈瘻
連続性雑音	チアノーゼ性先天性心疾患，例えば，極型Fallot四徴症，大動脈縮窄症
静脈こま音	正常な小児，正常な若年成人，妊婦貧血
拡張期で大きくなる連続性雑音	甲状腺機能亢進症や貧血

◆呼吸

身体所見	臨床診断
吸気時に前収縮期雑音が増強	三尖弁狭窄，低圧肺動脈逆流の拡張期雑音，三尖弁逆流の収縮期雑音とEbstein奇形
吸気時に収縮中期のクリックと収縮期雑音が早期に起こり増強	僧帽弁逸脱症

◆Valsalva手技

身体所見	臨床診断
Valsalva手技の第2相での雑音が減弱	大動脈弁狭窄，肺動脈弁狭窄，僧帽弁逆流，三尖弁逆流
Valsalva手技第2相で収縮期雑音は増幅	閉塞性肥大型心筋症
Valsalva手技第2相でクリックと収縮後期雑音は早めに起こる	僧帽弁逸脱

◆体位変換と運動

身体所見	臨床診断
坐位・立位から仰臥位で収縮期雑音や機能性雑音が増強	肺動脈弁狭窄，大動脈弁狭窄の収縮期雑音と僧帽弁逆流，三尖弁逆流，心室中隔欠損症，機能性雑音
坐位・立位から仰臥位で収縮期雑音が減弱	閉塞性肥大型心筋症
坐位・立位から仰臥位で収縮中期クリックや収縮後期雑音が遅くなるか減弱	僧帽弁逸脱症

付録 身体所見からの臨床診断 一覧

身体所見	▶ 臨床診断
◆蹲踞姿勢をとる場合	
収縮期雑音が増強	肺動脈弁狭窄，大動脈弁狭窄
拡張期雑音が大きくなる	僧帽弁狭窄，三尖弁狭窄
収縮期雑音は増強	Fallot四徴症
拡張期雑音は逆流量が増えるために増強	大動脈弁逆流
左心室のサイズが増大し，流出路の閉塞は減少するので収縮期雑音は減弱	閉塞性肥大型心筋症
収縮中期クリックと収縮後期雑音はS2に近づき減弱	僧帽弁逸脱
◆他の体位変換	
左側臥位における開放音と雑音の容易な聴取	僧帽弁狭窄
左側臥位における雑音の容易な聴取	僧帽弁逆流
左側臥位における収縮中期クリック，収縮後期雑音の容易な聴取	僧帽弁逸脱症
左側臥位におけるAustin Flint雑音の容易な聴取	大動脈弁逆流
座って前かがみになると聞き取りやすくなる雑音	大動脈弁逆流，肺動脈弁逆流
◆等尺性運動時	
収縮期雑音が減少	大動脈弁狭窄症
拡張期雑音が増強	大動脈弁逆流
収縮期雑音が増強	僧帽弁逆流，心室中隔欠損症
拡張期雑音が増大	僧帽弁狭窄症
収縮期雑音が減弱	閉塞性肥大型心筋症
収縮中期クリックと収縮後期雑音が左心室容量が増加し，遅れてS2に近づく	僧帽弁逸脱症
左心側の逆流性雑音が増強	大動脈弁逆流，僧帽弁逆流，心室中隔欠損症
◆臥位・蹲踞→立位	
静脈還流が減少し，1回拍出量は減少	生理的肺血流雑音，半月弁狭窄雑音，房室弁逆流雑音は減弱
収縮中期雑音は増強，収縮中期クリックはS1に近づき，収縮後期雑音は長くなり，増強	閉塞性肥大型心筋症，僧帽弁逸脱症
◆期外収縮後増強時	
雑音が増大	大動脈弁狭窄
Brockenbrough現象で動脈圧が低下し，左心室と大動脈の圧較差が極端に増大して雑音は増強，血圧は低下	閉塞性肥大型心筋症
雑音の増強が見られない	僧帽弁逆流
◆亜硝酸アミル投与時	
収縮期雑音は減弱し，S3も減弱	僧帽弁逆流
収縮期雑音の増強	大動脈弁狭窄，肺動脈弁狭窄，閉塞性肥大型心筋症，三尖弁逆流
右→左シャントが増え，右室から肺動脈への血流が減り，収縮中期雑音は減弱	Fallot四徴症
心拍出量の増加による拡張期雑音の増強	僧帽弁狭窄，三尖弁狭窄，肺動脈弁逆流
血圧低下による収縮期雑音の減弱	僧帽弁逆流，心室中隔欠損症
血圧低下による拡張期雑音の減弱	大動脈弁逆流
血圧低下によるAustin Flint雑音の減弱	大動脈弁逆流
血圧低下による連続性雑音の減弱	動脈管開存症，動静脈瘻

身体所見	▶ 臨床診断
◆メトキサミンとフェニレフリン投与時	
血圧の上昇による拡張期雑音の増強	大動脈弁逆流
血圧の上昇による収縮期雑音の増強	心室中隔欠損症，Fallot四徴症
血圧の上昇による連続性雑音の増強	動脈管開存症，動静脈瘻
左心室サイズが増え収縮期雑音がソフトになる	閉塞性肥大型心筋症
収縮中期クリックや収縮後期雑音は遅延しS2に近づく	僧帽弁逸脱症
拡張期雑音は減弱	大動脈弁狭窄や機能性収縮期雑音，僧帽弁狭窄症
Austin Flint雑音の減弱	大動脈弁逆流
収縮中期クリックと聴取されたり，しなかったりする収縮後期雑音	僧帽弁逸脱症
flow rumbleの減弱	僧帽弁逆流

7　呼吸器のフィジカル診断 (p.133)

身体所見	▶ 臨床診断
◆全身状態	
体重減少やるい痩	慢性消耗性疾患
肥満	肺胞低換気を伴いやすく，末梢性の睡眠時無呼吸症候群の原因
◆皮膚病変と呼吸器	
頭髪の脱毛および皮膚硬化	強皮症 間質性肺炎ないし線維症
多発性神経線維腫，カフェ・オレ斑	肺線維症やブラ症，肋間神経線維腫
毛細血管拡張症	Rendu-Osler-Weber
色素沈着	小細胞癌
結節性紅斑	サルコイドーシス，コクシディオイドマイコーシス，肺結核
長管骨々折患者における前腋窩部の点状出血	脂肪塞栓
片側顔面の無汗症	ホルネル症候群の一所見
顔面腫脹	上大静脈症候群
◆耳	
耳介の変形または反復性軟骨炎	多発性骨軟骨炎の徴候
◆眼	
春季カタル	アトピー性気管支喘息に合併
葡萄膜炎	サルコイドーシス，肺結核
乾燥性角膜炎	Sjögren症候群のリンパ球性間質性肺炎
Horner症候群	Pancoast型肺癌
うっ血乳頭	脳圧亢進
眼底に粟粒結節所見	粟粒結核
◆鼻	
鼻翼呼吸	急性間質性肺炎
鞍鼻	反復性多発性軟骨炎，Wegener肉芽腫症
潰瘍性鼻炎	Wegener肉芽腫症
アレルギー性鼻炎	アトピー性気管支喘息
慢性副鼻腔炎	副鼻腔気管支症候群〔慢性副鼻腔気管支炎，気管支拡張症，びまん性汎細気管支炎（DPB）〕
副鼻腔腫瘍をはじめ頭頸部の腫瘍（多くは偏平上皮癌）	空洞形成性転移性肺癌を合併

付録 身体所見からの臨床診断 一覧

身体所見	▶ 臨床診断
◆ 口腔	
口唇および舌のチアノーゼ	中心性チアノーゼ
口すぼめ呼吸	肺気腫
不潔な口腔衛生や歯周炎	嫌気性菌による呼吸器感染症
口内乾燥症	Sjögren症候群，リンパ球性間質性肺炎の合併
下顎骨・皮膚瘻	アクチノマイコーシス
◆ 頸部	
気管短縮	慢性閉塞性肺疾患，特に肺気腫
甲状腺腫	胸腔内甲状腺腫合併
頸動脈の躍動性拍動	慢性貧血を伴う肺疾患，高二酸化炭素血症，肺内動静脈瘤
頸静脈の怒張	緊張性気胸，肺癌に伴う心タンポナーデ，大量肺血栓症による肺高血圧や上大静脈症候群
呼気時にのみ怒張し吸気時には虚脱する頸静脈の動態	1秒量が700mL以下の閉塞性肺疾患の所見
胸鎖乳突筋肥大	気流障害の慢性化
中斜角筋肥大	慢性拘束性肺疾患
吸気時に鎖骨上窩が陥凹	閉塞性肺機能障害
◆ 腹部	
急性腹症	胸膜炎
吸気時に腹壁臍部が罹患側へ移動	横隔膜神経麻痺
下行性腹壁静脈怒張	上大静脈症候群
肝脾腫	悪性リンパ腫やサルコイドーシス
飲水時に咳発作	食道または胃気管支瘻
腹水	胸水貯留
横隔膜下膿瘍	胸水や膿胸 気管支・胸膜・腹腔瘻
急性壊死性膵炎	胸膜炎，急性呼吸促迫症候群（ARDS）
腹腔臓器腫瘍	肺転移を起こしやすい
◆ 四肢	
長管骨骨折	肺の脂肪塞栓
深部血栓性静脈炎	肺塞栓症
感染性静脈炎，四肢深部膿瘍	敗血症性肺塞栓症
肥大性骨関節症	肺癌，胸膜腫瘍，気管支拡張症などに合併
ばち指	特発性および膠原病性間質性肺疾患，肺癌，気管支拡張症，慢性呼吸器感染症，DPB，肺内動静脈瘻など
四肢筋麻痺	Eaton-Lambert症候群，胸腺腫を伴う重症筋無力症，慢性呼吸不全を伴うmyotonia dystrophica
四肢の羽ばたき振戦	急激な高二酸化炭素血症
下腿の浮腫	慢性化した低酸素血症および 高二酸化炭素血症
◆ 嗅診	
喀痰や胸水の悪臭	嫌気性感染症

身体所見	▶ 臨床診断
◆胸郭変形所見	
女性化乳房	肝硬変，肺癌（特に大細胞性），睾丸腫瘍，薬物
ニキビ様皮疹	サルコイドーシス
頸部から前胸部に分布する出血斑	アミロイドーシス
前腋窩部の点状出血	脂肪塞栓
前胸壁の静脈の怒張・蛇行	上大静脈その他の静脈閉塞
◆胸郭の呼吸性運動	
奇異運動	多発性肋骨骨折や横隔膜神経麻痺
	呼吸筋疲労
ポンプの把っ手運動の消失	重篤な閉塞性肺疾患
バケツの把っ手運動の消失	閉塞性肺疾患
Hooverの徴候	重篤化した気道閉塞
	気流障害
◆触診	
右室により作り出される心尖拍動	肺性心
心窩部に心拍最強点	慢性閉塞性肺疾患
罹患部位に心拍最強点	無気肺
傍胸骨域に心拍最強点	両側びまん性肺線維
◆打診	
鼓音	気胸，巨大空洞，ブラや肺気腫，横隔膜ヘルニア
完全濁音	胸水や胸壁に接する巨大腫瘍
半濁音	塊状肺炎，腫瘍，無気肺，萎縮肺，胸膜肥厚
◆異常呼吸音，ラ音	
吸気初期	閉塞性肺疾患
吸気初期・中期	気管支拡張症
吸気末期	間質性病態，乾性肺胞性病変
聴診器を軽く圧すとラ音が聴取	皮下気腫
◆特殊な呼吸副雑音	
Hamman's crunch	縦隔気腫や左気胸
Leathery crepitation	高度の湿性気管支拡張症
肺野に腸雑音	横隔膜ヘルニア

8 腹部のフィジカル診断 (p.146)

◆限局した腹部膨隆の場合	
心窩部膨隆	胃拡張（幽門閉塞や機能性胃拡張）
右上腹部膨隆	肝腫大
左上腹部膨隆	脾腫
恥骨上部膨隆	膀胱緊満・妊娠子宮・巨大子宮筋腫・巨大卵巣嚢腫
◆腹壁手術創瘢痕	
不規則な形状・縮小・皺形成	術後感染の既往を示唆
著明な色素沈着	慢性原発性副腎機能低下
Valsalva手技で限局した腹部膨隆	腹壁瘢痕ヘルニア

付録 身体所見からの臨床診断 一覧

身体所見	▶ 臨床診断
◆静脈の怒張での分布状態	
頸部の静脈怒張	上大静脈の閉塞
頸部の静脈怒張＋胸部・腹部の下行性静脈怒張	奇静脈合流部より中枢側の上大静脈閉塞
両下肢の静脈怒張＋背部の上行性静脈怒張	下大静脈閉塞
臍から放射状に遠心性の静脈怒張	門脈圧亢進（背部や下肢の静脈怒張はみられない）
◆下腹部の皮膚線状での色	
赤色皮膚線状	新妊娠線
白色皮膚線状	旧妊娠線
紫色皮膚線状	長期ステロイド投与・Cushing症候群
◆斑状皮下出血の部位	
左側腹部：Grey-Turner徴候（後腹膜出血が皮下組織へ波及）	急性出血性膵炎
臍周囲：Cullen徴候（腹腔内出血が円靱帯により臍周囲へ上行波及）	急性出血性膵炎，子宮外妊娠，肝癌破裂，十二指腸潰瘍穿孔
◆臍の観察	
臍が裏返り突出	脂肪・腹水・臍ヘルニア（腸管や大網が臍輪をこえて脱出）
血性嚢胞	子宮内膜症
腫瘤：Sister Mary Joseph nodule	腹腔内悪性腫瘍（胃癌や膵癌）の臍転移
◆静脈コマ音	
連続性でソフトな低音	門脈系シャント・アルコール性肝炎（肝臓とその付近で聴かれる）
◆腸管の収縮蠕動音（腸音：グル音）	
腸音の亢進＋間欠的腹痛＋腹部膨満	腸閉塞を疑う
金属音（metallic sound）（長い無音状態に短時間聴取）	腸閉塞
腸音の欠如（5分以上聴診）	麻痺性イレウス・腸管アトニー
◆食後4時間経過したあとの振水音	
患者の体を左右に揺らし，腹部に耳を接近させて聴かれるピチャピチャ音	胃幽門狭窄
◆腹膜摩擦音	
限局性腹膜炎や浸出液が貯留した部位で聴かれることがある	脾梗塞・肝膿瘍・肝生検後・肝周囲炎
◆その他	
肝臓で聴かれる動脈性の雑音	原発性肝癌
◆触診	
腹部のどの部位を触れても痛がり，さらに胸部や四肢の触診でも痛がる	身体転換性障害（ヒステリー）
◆筋性防御	
不随意的な筋性防御	腹膜炎
腹部10領域の全てが硬く不随意的な筋性防御がある	汎腹膜炎
◆圧痛	
腹部表面を軽くこすったときに痛みが生じる	限局性皮膚知覚過敏： 多くは神経根炎，帯状疱疹 急性虫垂炎による限局性腹膜炎によることもある
◆反跳圧痛	
上腹部に強い反跳圧痛	十二指腸潰瘍穿孔による腹膜炎
広範囲の反跳圧痛を呈する病態	汎腹膜炎

身体所見	▶ 臨床診断
◆ヘルニア疑いの場合の触診	
ヘルニア還納不能	十二指腸潰瘍穿孔による腹膜炎
強い圧痛	汎腹膜炎
◆肝臓の触診（肝臓辺縁の硬さの評価）	
鋭角でソフト	正常
鈍角・丸めで硬め	肝硬変・肝腫瘍・びまん性肝疾患（うっ血・炎症・脂肪浸潤）
◆胆嚢の触診	
胆道の閉塞により緊満した胆嚢を触知する（Courvoisier徴候）	胆管癌，膵頭部癌，Vater乳頭部癌など
右季肋下を押した状態で深吸気をした際に痛みが生じ深吸気が止まる（Murphy徴候）	胆嚢炎
◆脾臓の触診	
脾臓の内側下縁を触れた場合	脾腫
◆腎臓の触診と圧痛	
腎腫大	多発性嚢胞腎・腎腫瘍・水腎症・腎膿瘍・腎周囲膿瘍
腎臓に圧痛を認める	腎盂腎炎・腎膿瘍・腎周囲膿瘍
◆打診による圧痛	
軽い打診時に圧痛をみる場合：打診圧痛 咳圧痛	局所の腹膜炎
◆肝臓の打診	
肝臓濁音界が増大	肝臓の腫大
肝臓濁音界が縮小	劇症肝炎
◆脾臓の打診	
深吸気時に，鼓音が濁音に変化	脾腫（脾臓の打診徴候陽性）

9　筋骨格系のフィジカル診断―リウマチ膠原病大原則 (p.162)

◆皮膚および粘膜病変	
伝染性紅斑：レース状紅斑や顔面紅斑（slapped cheek）	パルボウイルスB19感染（成人では80％で皮疹がみられない）
蝶形（頬部）紅斑	SLE，パルボウイルスB19感染，HIVに伴う脂漏性皮膚筋炎，ライム病
鱗屑を伴って肥厚した局面・丘疹	乾癬性関節炎，掌蹠膿疱症（SAPHO症候群）
ヘリオトロープ疹，ゴットロン徴候および丘疹	皮膚筋炎，MCTD
慢性遊走性紅斑	ライム病
輪状紅斑	急性リウマチ熱
結節性紅斑	特発性，溶連菌後，結核性，サルコイドーシス，クローン病，Behçet病
壊疽性膿皮症	炎症性腸疾患，RA，SLE（特に抗リン脂質抗体症候群），Behçet病，強直性脊椎炎，サルコイドーシス，Wegener肉芽腫症
紫斑	過敏性血管炎，Henoch-Schonlein紫斑病（HSP），結節性多発動脈炎，クリオグロブリン血症性血管炎，白血球破砕性血管炎
網状皮斑	抗リン脂質抗体症候群，結節性多発動脈炎等の血管炎，コレステロール塞栓
膿漏性角皮症	反応性関節炎，HIV感染，梅毒
円板状紅斑	円板状エリテマトーデス，SLE，サルコイドーシス
紅斑内に膿疱性水疱	淋菌性関節炎

付録 身体所見からの臨床診断 一覧

身体所見	▶ 臨床診断
口内炎	SLE, Behçet病, 炎症性腸疾患, 反応性関節炎, Wegener肉芽腫症, HIV感染症, カンジダ症
皮膚潰瘍	血管炎症候群, RA
蕁麻疹	蕁麻疹様血管炎, SLE, 成人発症スチル病（四肢末梢にも出る）
毛細血管拡張	全身性強皮症
皮膚硬化	全身性強皮症, アミロイドーシス, 好酸球性筋膜炎
脱毛	SLE, 甲状腺機能低下症
レイノー現象	強皮症, SLE, MCTD, RA, PM/DM, Sjögren症候群等
◆爪	
爪甲剥離症	乾癬性関節炎, 甲状腺機能亢進症
点状陥凹	乾癬性関節炎
ばち指	肥厚性肺性骨関節症, 炎症性腸疾患, 甲状腺機能亢進症, Whipple病
◆頭部, 耳鼻咽頭部	
耳下腺腫脹	Sjogren症候群, サルコイドーシス
巨舌	アミロイドーシス
頭皮圧痛やしびれ感（側頭動脈）, 頭痛	側頭動脈炎
血性鼻汁・重度副鼻腔炎	Wegener肉芽腫症
耳垂を除く耳介の発赤	再発性多発軟骨炎
◆眼病変	
ブドウ膜炎（虹彩炎含む）	血清反応陰性脊椎関節症, サルコイドーシス, Wegener肉芽腫症, HIV感染, 梅毒, 反応性関節炎, 若年性特発性関節炎（JIA）
結膜炎	血清反応陰性脊椎関節症, SLE, 反応性関節炎, Wegener肉芽腫症
網膜病変（軟性白斑, 浸出像）	SLE（特に抗リン脂質抗体症候群合併例）
強膜炎	RA, 再発性多発軟骨炎, Wegener肉芽腫症
虚血性視神経炎	側頭動脈炎, SLE, Sjögren症候群, Wegener肉芽腫症
◆循環器系	
僧帽弁閉鎖不全, 狭窄	急性リウマチ熱
徐脈	甲状腺機能低下症
大動脈弁閉鎖不全	強直性脊椎炎, 急性リウマチ熱, 再発性多発軟骨炎, 反応性関節炎, Marfan症候群, 高安病
心筋症	ウイルス感染症, アミロイドーシス, サルコイドーシス, SLE, 多発性筋炎, 特発性, 急性心筋梗塞の既往
新たな心雑音と発熱	感染性心内膜炎, 急性リウマチ熱, SLE（抗リン脂質抗体症候群合併多い：Libman-Sacks心内膜炎）
末梢動脈の拍動の減弱や消失	高安病, 側頭動脈炎
頸動脈圧痛	高安病, 側頭動脈炎
◆呼吸器系	
Fineクラックル（late insp. crackle）	RA, PM/DM, 強皮症, MCTD, Sjogren症候群, 血管炎等に伴う間質性肺炎
胸水	RA, SLE, MCTD, 成人発症スチル病
血痰＋呼吸困難	肺胞出血による血痰（血管炎症候群, SLE）
ストライダー	再発性多発軟骨炎, RAによる上気道閉塞
喘鳴	アレルギー性肉芽腫性血管炎（Churg-Strauss Syndrome）に先行する喘息

身体所見	臨床診断
◆消化器系	
脾腫	Felty症候群（RA）、成人発症スチル病、SLE、腫瘍関連関節炎（悪性リンパ腫、白血病含む）
肝腫大	成人発症スチル病、ヘモクロマトーシス、アミロイドーシス、Wilson病、Whipple病
グアヤック陽性（血便）	炎症性腸疾患、細菌性腸炎に伴う反応性関節炎、血管炎、Behçet病
◆泌尿生殖器	
前立腺炎	反応性関節炎、強直性脊椎炎
尿道炎、頸管炎	反応性関節炎、淋菌性関節炎
副睾丸炎	Behçet病
睾丸炎	結節性多発動脈炎
陰部潰瘍	Behçet病
性腺機能低下症	ヘモクロマトーシス
亀頭炎	反応性関節炎
◆神経系	
絞扼性ニューロパチー	RA、甲状腺機能低下症、副甲状腺機能亢進症、多発性骨髄腫
顔面神経麻痺	サルコイドーシス、ライム病
末梢性ニューロパチー	SLE、アミロイドーシス、血管炎症候群、Sjögren症候群
舞踏病	抗リン脂質抗体症候群、SLE、急性リウマチ熱
多発性単神経炎	RA、SLE、血管炎症候群、Sjögren症候群、ライム病
痙攣	SLE
筋力低下	PM/DM、オーバーラップ症候群、MCTDなどの筋炎、上記神経障害による筋力低下もある
◆関節炎の分布はどうか	
下肢の関節優位	血清陰性脊椎関節症、変形性関節症、サルコイドーシス、淋菌性関節炎、感染性心内膜炎
手指DIP関節	変形性関節症（Heberden結節）乾癬性関節炎、MRH
PIP/MCP/手関節	関節リウマチ（90％以上が発症時PIP/MCP侵す）、SLE
MTP関節	変形性関節症（第一MTPのみ）、結晶性関節炎、血清陰性脊椎関節症、関節リウマチ
左右対称性	関節リウマチ、SLE、ウイルス性、Sjögren症候群、リウマチ熱、サルコイドーシス、リウマチ性多発筋痛症、変形性関節症
軸関節（仙腸関節や脊椎）	血清陰性脊椎関節症、Whipple病
◆関節炎の広がりはどうか	
移動性関節炎	淋菌、リウマチ熱 ライム病 ウイルス性（風疹、HBV、エコー・コクサッキー）、亜急性感染性心内膜炎、サルコイドーシス、回帰性リウマチ、SLEの一部、Whipple病
付加的関節炎	関節リウマチ、SLEの一部、血清陰性脊椎関節症（SpA）などの炎症性関節炎

付録 身体所見からの臨床診断 一覧

身体所見	▶ 臨床診断
11　神経のフィジカル診断 (p.188)	

◆肢位

除脳硬直	中脳・橋の両側性病変（出血，大きな梗塞，圧迫）
除皮質硬直	大脳半球のかなり広範な障害
急性期片麻痺の肢位	急性期の片麻痺
Wernicke-Mannの肢位	陳旧性の片麻痺

◆呼吸

過呼吸	中脳・橋病変，代謝性アシドーシス
チェーンストークス呼吸	両側大脳半球や間脳の広範な障害
失調呼吸	延髄の重篤な障害

◆外傷，皮下水腫

視診，触診による頭部外傷，皮下水腫	頭部打撲

◆眼球充血，流涙

頭痛患者の眼球結膜の充血や流涙	群発頭痛，緑内障

◆圧痛点の有無

大後頭神経	大後頭神経痛・頸椎症
三叉神経	三叉神経痛
側頭動脈	側頭動脈炎

◆打撲の有無

前額部，上顎部	急性副鼻腔炎
顎関節	顎関節症

◆耳介の水疱

顔面神経麻痺患者の耳介周囲の水疱	ヘルペスウイルス感染，Ramsay-Hunt症候群

◆頸部のトーヌス

頭痛患者における項部硬直	くも膜下出血，髄膜炎

◆半盲

両眼とも同じ側半分が見えない場合（同名性半盲）	視交叉部より後方（対側の内包後脚，側頭-頭頂葉，後頭葉）の障害
両眼とも外側が見えない場合（両耳側半盲）	視交叉部の障害（下垂体腫瘍，髄膜腫，頭蓋咽頭管腫）

◆瞳孔不同（大きい方の瞳孔に対光反射がみられないとき）

直接対光反射と間接対光反射ともに消失	動眼神経（Ⅲ）障害
直接対光反射のみ消失，間接対光反射は正常	視神経（Ⅱ）障害
瞳孔不同で対光反射正常なとき	Horner症候群，ブドウ膜炎による癒着，術後など

◆眼球運動

左右の眼球運動障害が同じパターン（複視なし）＝注視麻痺	錐体路障害
上方視で複視	動眼神経障害（上直筋か下直筋の障害）の障害
横をみると複視	動眼神経（内直筋）か外転神経（Ⅵ）（外直筋）かその連絡路（MLF）の障害
遠くを見ると複視	どちらかの外転神経麻痺の障害（開散麻痺はまれ）
首をどちらかに傾けたら複視がひどくなる（Bielschowsky head-Tiltテスト）	傾けた側の滑車神経（Ⅳ）の障害
眼痛を伴う外眼筋麻痺	糖尿病性動眼神経麻痺，Tolosa-Hunt症候群，甲状腺異常性眼症，眼窩内病変（腫瘍，炎症）

身体所見	▶ 臨床診断
◆Horner症候群	
Horner症候群と対側の片麻痺	脳幹病変
Horner症候群と同側の片麻痺	頸髄病変
Horner症候群と回転性めまい	脳幹梗塞などの中枢性めまい
◆顔面筋（口輪筋，眼輪筋，前頭筋など）の麻痺：顔面神経（Ⅶ）	
上部顔面筋（前頭筋）も障害	末梢性顔面神経障害（Bell麻痺，Ramsay-Hunt症候群など）
上部顔面筋（前頭筋）が保たれている	中枢性顔面神経障害（脳卒中など）
中枢性顔面神経麻痺と対側の片麻痺	顔面神経麻痺側の橋下部の障害（交替性片麻痺）
中枢性顔面神経麻痺と同側の片麻痺	橋中部より高位の対側の錐体路障害
◆難聴と眼振	
注視した方向に急速相	中枢性めまい（一側性眼振は末梢性，中枢性どちらもありうる）
垂直方向の眼振	中枢性めまい（水平性，回旋性眼振は末梢性，中枢性どちらもありうる）
眼振に小脳症状かHorner症候群か嚥下障害を伴う	脳幹梗塞（Wallenberg症候群），小脳出血，小脳梗塞
回転性めまいと難聴あり（初発）	突発性難聴など内耳疾患
回転性めまいと難聴あり（再発性）	Ménière病
回転性めまいと難聴なし（初発）	前庭神経炎か中枢性めまい（小脳・脳幹病変）
回転性めまいと難聴なし（再発性）	良性発作性頭位変換性めまい（BPPV）
◆ろれつ難のみかた	
「らりるれろ」が苦手	舌下神経（Ⅻ）の障害．核，核下性（球麻痺）の場合と核上性障害（仮性球麻痺）の場合がある
「ぱぴぷぺぽ」が苦手	顔面神経の障害
「ぱぱぱ…」「ららら…」など連続音にリズムがない，酔っぱらっているようなしゃべり方	小脳症状（小脳か脳幹の障害）
どもりがち，物品呼称ができない＝失語	優位半球（左）の前頭，頭頂，側頭葉の障害で起こる
◆中枢性麻痺のみかた：Barréテスト	
上肢Barréテスト陽性（上肢は屈曲回内）	上肢の中枢性麻痺
下肢Barréテストまたは Mingazzini テスト陽性（下肢は下垂）	下肢の中枢性麻痺
◆末梢性麻痺のみかた：徒手筋力テスト（MMT）	
腱反射亢進，病的反射	中枢性麻痺
腱反射消失	筋疾患，末梢神経疾患
近位筋優位の筋力低下	筋疾患，一部のGuillain-Barré症候群
遠位筋優位の筋力低下	神経疾患，筋緊張性ジストロフィー症
感覚障害のない筋力低下	筋疾患，Guillain-Barré症候群，筋萎縮性側索硬化症
明確な左右差＋痛みまたはしびれ	神経根疾患（頸椎症，腰椎症など）
手指伸展不良，下垂手	橈骨神経麻痺
足関節屈曲不良，下垂足	腓骨神経麻痺
◆筋強剛（rigidity）：パーキンソニズム	
首，体幹部に特に強い筋強剛	進行性核上性麻痺
左右差のある筋強剛	Parkinson病，大脳皮質基底核変性症，血管性パーキンソニズム

付録 身体所見からの臨床診断 一覧

身体所見	▶ 臨床診断
◆手指振戦	
安静時振戦	Parkinson病
姿勢時振戦	Parkinson症候群（多系統萎縮症（線条体黒質変性症），大脳皮質基底核変性症／進行性核上性麻痺など），本態性振戦，家族性振戦
企図振戦	小脳病変，アレビアチンなどの薬物中毒
◆Spurling徴候	
頸部を左右のどちらかに傾けた場合肩，上腕への放散痛が診られる	頸椎症（椎間板ヘルニア，脊柱管狭窄症など）による頸部神経根症状
◆Tinel徴候	
正中神経の走行する手関節掌側中央を打腱器で叩打すると指先への放散痛	手根管症候群を示唆する所見
◆Phalen徴候	
両手関節を屈曲させ手背同士を合わせた肢位のまま60秒間屈曲を増強させると指先にしびれが走る	手根管症候群を示唆する所見
◆左右差がなく対称性に分布（stockingタイプ）	
腱反射が低下または消失	多発神経炎（polyneuropathy）
腱反射亢進または病的反射を伴う	脊髄障害（横断性脊髄障害か前脊髄動脈症候群）
◆左右差がある場合	
反射が正常または低下	腰部神経根障害（腰椎疾患による）か単神経炎
知覚解離（振動覚低下と対側の痛覚低下）と片麻痺	脊髄半側障害（Brown–Séquard症候群）
Lasègue徴候	腰椎疾患などによる神経根の障害
大腿外側に限局したしびれ	外側大腿皮神経の障害．上前腸骨棘で圧迫されて起こることが多い（Meralgia Paresthetica）
◆歩行・姿勢	
しゃがみ立ち／椅子からの立ち上がりができない	近位筋優位の脱力＝筋疾患，一部のGuillan-Barré症候群を考える
しゃがみ立ちができるのに爪先立ちができない	遠位筋優位の脱力＝末梢神経障害，Guillan-Barré症候群，筋緊張性ストローフィー症
筋力が保たれているのに歩けない	平衡障害や姿勢反射障害 足を広げないと立てない，足を広げて歩く場合，平衡障害を考える
立位保持可能なのに閉眼すると保持できない＝Romberg徴候	深部知覚障害
足の踏み出しが悪い，体を後ろに引っ張ると足が踏み出せず倒れてしまうか突進して止まることができない	姿勢反射障害，パーキンソニズム
◆失語	
物の名前が出てこない	失語：優位（左）半球にある言語中枢の障害．左中大脳動脈領域の塞栓性脳梗塞や脳皮質下病変，左視床出血のときにみられる
◆左半側空間無視	
正中より右にずれた場所をさす（左半側空間無視）	右中大脳動脈領域の塞栓性脳梗塞など脳皮質下病変，右視床出血のときにみられる

索引

数字&欧文

数字
1回拍出量 … 15
4分の1半盲 … 194

A〜C
A2 … 99
A2-P2間隔 … 99
abdominojugular reflux/hepatojuglar reflux … 76
abnormal splitting … 99
Amyl nitrite … 87, 128
anacrotic notch … 83
anacrotic pulse … 85
ankylosing spondylitis … 90
aortic regurgitation … 86
aortic root … 101
aortic stenosis … 109
aortopulmonary window … 113
apexcardiogram … 91
Arachinodactyly … 70
ARDS … 31
arm span … 70
arterial continuous murmur … 119
arterial pulse … 83
ascites … 76
ASIA impairment scale … 66
asthenia … 92
auscultatory gap … 82
Austin Flint雑音 … 116, 118, 128
A-V fistula … 87
A波 … 78, 80
Babinski徴候 … 204
ballot … 74
Ballottement … 152
barrel chest … 76
Barre-Lieu症候群 … 64
Barréテスト … 0 201
Becker徴候 … 87
bell … 95
Bielschowsky head-Tiltテスト … 196
bisferiens pulse … 87
blue sclera … 71
BMI … 35
bounding pulse … 69, 87
Broardbent sign … 92
Brockenbrough現象 … 88, 127
Brown-Séquard症候群 … 211
Brown-Séquard syndrome型 … 66
Brudzinski徴候 … 47
bruit … 76, 89
Brunstr嗄のStage分類 … 203
Burger病 … 19
cachexia … 69
cardiac asthma … 76
Carvallo sign … 122
Carvallo徴候 … 113
cecal resonance … 158
central cyanosis … 72
cervical rib … 83
Chaddock徴候 … 204
Cheyne-Stokes呼吸 … 28, 52, 61, 69, 189
clubbing of the fingers and toes … 74
coarctation … 83
coarctation of aorta … 83
compensatory pause … 127
compliance … 79, 83
constrictive pericarditis … 76
continuous murmur … 118
continuous venous murmur … 119
cor pulmonale … 71, 90
Corriganの脈 … 69, 86
cough tenderness … 157
Courvoisier徴候 … 155
crescendo … 106
crescendo-decrescendo／ダイアモンド型 … 106
cubitus valgus … 73
Cullen徴候 … 149
C波 … 78

D〜F
decrescendo … 106
de Musset sign … 70
descent … 78
diaphragm … 95
diastolic murmur … 113
diastolic sounds & ejection sounds … 122
dicrotic notch … 86
dicrotic pulse … 88
Differential cyanosis … 73
Drouziez徴候 … 113
Duroziez徴候 … 86
dynamic auscultation … 122
ear lobe crease … 70
early diastolic murmur … 115
early diastolic sounds … 101
early systolic … 108
early systolic murmur … 113
early systolic sounds … 97
Ebstein奇形 … 122
ectopic impulse … 92
Ehlers-Danlos症候群 … 90
Eisenmenger症候群 … 113
ejection click … 97
ejection sound … 97
emphysema … 76
eruptive xanthoma … 72
erythematous skin lesion … 74
exophthalmos … 71
extreme tetralogy of Fallot … 119
Fallot四徴症 … 109
false tendon … 111
fibrous subaortic stenosis … 85
fingerized thumb … 73
fixed splitting S2 … 101
flow rumble … 116, 129
fluid wave … 158
Frankelの分類 … 66
Frank-Starlingの法則 … 127
frequency/pitch … 96
friction rub … 76, 96

G〜I
gallop rhythm … 103
Graham Steell murmurs … 115
Glasgow Coma Scale（GCS） … 193
Grey-Turner徴候 … 149
Hamman sign … 122
handgrip … 129
heart murmur … 105
heart sounds … 96
hemochromatosis … 72
Hepatojugular reflux … 62

high-output cardiac failure	71
Hill徴候	87
holosystolic	108
holosystolic murmur	111
Holt-Oram症候群	73
homocystinuria	90
Horner症候群	196
Hunter-Hurler症候群	90
hyperchylomicronemia	72
hyperkinetic heart syndrome	85
hypertrophic osteopathy	74
hypertrophy & dilatation	92
hypervolemia	79
Hypovolemic shock	89
H波	79
incarceration hernia	154
incisura	83, 99
innocent murmur	111
intensity	96
isometric exercise：handgrip	125
isometric exercise＝sustained handgrip	104
isotonic exercise	104
isovolumetric contraction	102
isovolumic contraction	91, 109

J～M

Janaway病変	75
Japan Coma Scale（JCS）	193
Jolt Accentuation	47
JVD	58
JVP	58
Kearns-Sayre syndrome	71
Kernig徴候	47
Kussmaul	79
Kussmaul呼吸	28, 60
Kussmaul脈	88
kyphoscoliosis	76, 90
Lasegue徴候	210
late diastolic/presystolic murmur	118
late systolic	108
late systolic murmur	113
Lemierre症候群	60
lentigo	72
Levine	105
macroglossia	70
mammary soufflé	90, 113

Marfan症候群	70
methoxamine／phenilephrine	129
microemboli	74
Mid-diastolic and late diastolic（presystolic）sounds	103
mid-diastolic murmur	115
midsystolic	108
midsystolic / late systolic heart sounds	97
Mingazziniテスト	202
mitral stenosis	101
mitral valve prolapse	97
Mueller徴候	87
Muller手技	123
Murphy徴候	155
muscle guarding	153
musical	109
myxedema	70

N～P

Neurogenic shock	65
Noonan症候群	90
opening snapé	96, 101, 115
orthostatic hypotension	82
Osler-Weber-Rendu disease	90
Osler結節	74
osteogenesis imperfecta	71
P2	99
pancake	90
papilledema	71
paradoxical（reversed）splitting S2	101
parasternal	94
parietal pericardium	121
PDA	118
pectus carinatum/pigeon breast	76
pectus excavatum	90
pectus excavatum/funnel chest	76
percussion	95
percussion and tidal wave	87
percussion tenderness	157
percussion wave	86
pericardial knock	96, 102
pericardial rubs	121
pericarditis	121
peripheral cyanosis	72
peritoneal friction rub	152

persistent splitting S2	99
Phalen徴候	208
pistol shot	86
pitting edema	75
plateau	106
pneumomediastinum	121
polycythemia	72
posterior tibia	81
postextrasystolic potentiation	88, 109, 126
postural change and exercise	123
presystolic accentuation	118
pulmonary regurgitation	115
pulmonary trunk	101
pulmonary valve stenosis	109
pulsatile liver	76
pulsus alternans	88
pulsus bigeminus	88
pulsus bisferiens	87
pulsus paradoxus	88
pulsus parvus et tardus	85
pulsus tardus	85
punch test	155

Q～S

quality/timbre	96
Quinke徴候	73, 86
rale	76
rapid filling phase	93, 115
rebound tenderness	154
regurgitant murmur	111
relaxation period	123
restrictive cardiomyopathy	80
Reversed differential cyanosis	73
reversed pulsus paradoxus	89
Riegel pulse	89
rigidity	153
Roger型VSD	113
Romberg徴候	212
Roth spots	71
scalenus articus syndrome	83
Scratch test	152
second heart sound	99
Sherrenの三角	154
shield chest	90
sphygmomanometer	81
spider nevi	72, 89

Spinal shock	65
splenomegaly	76, 156
splinter hemorrhage	75
Spurling徴候	208
squatting	124
Stellwag sign	71
sternal angle	78
stiff lung	90
Still murmur	111
Straight back症候群	90
straining period	122
strangulation hernia	154
Stridor	59
subclavian steal syndrome	82
succussion splash	151
summation gallop	96, 103
sustained apex beat	92
systolic arterial murmur	113
systolic motion	91
systolic murmur	108

T〜X

Taussig-Bing奇形	73
teleangiectasia	72
tenderness	153
thrill	85, 95
thumb sign	73
Tiltテスト	16
Tinel徴候	208
Transient arterial occlusion	126
transposition of great arteries	73
Traube sign	86
tricuspid stenosis	118
triple rhythm	103
tumor prop	103
Turner症候群	73, 90
type I	72
Type II 高脂血症	72
Type III 高脂血症	72
Type V の高脂血症	72
Valsalva maneuver	78
Valsalva洞	118
venous hum	119
visceral pericardium	121
V波	79
Wallenberg症候群	200
waterhammer pulse	86

Weberテスト	199
Wegener肉芽腫症	17
Wernicke-mannの肢位	189
wheezing	76
Wide splitting	101
Wood	101
xanthoma	72
X谷	78

和文

あ行

悪液質	69
亜硝酸アミル	128
圧痛	153
アナフィラキシー	60
異常分裂	99
異所性拍動	92
一次性頭痛	47
一時的動脈閉塞	126
遺伝性出血性毛細血管拡張症	89
遺伝性毛細血管拡張症	72
右室肥大	93
腋窩リンパ節	42
黄色腫	72

か

咳圧痛	157
外傷性頸部症候群	63
回転性めまい	199
外反肘	73
下顎呼吸	28
顎関節由来の頭痛	51
拡張型心筋症	95
拡張期急速充満期	93
拡張期雑音	113
拡張期心音と駆出音	122
拡張後期または前収縮期雑音	118
拡張早期雑音	115

拡張早期の心音	101
拡張中期雑音	115
下肢閉塞性動脈硬化症	83
過収縮状態	92
過剰拍動心症候群	85
眼球突出	71
肝硬変	89
完全右脚ブロック	99
感染性心内膜炎	71, 76
感染性微小塞栓	74
完全大血管転移	99
完全房室ブロック	71, 103
冠動脈疾患	70
冠動脈瘻	118
嵌頓ヘルニア	154
顔面神経麻痺	197

き

奇異性分裂	99, 101
期外収縮後増強	88, 126
偽腱索	111
起坐呼吸	61, 69
喫煙	23
機能性雑音	111
機能性肺動脈血流雑音	123
奇脈	16, 88
逆奇脈	89
逆シャント	73
逆分離性チアノーゼ	73
逆流性雑音	111
求心性左室肥大	92
急性喉頭蓋炎	60
急性心筋梗塞	69, 104
急性大動脈弁逆流	115
急性腹症	28, 146
急性閉塞偶角緑内障	50
胸骨角	78
胸骨柄	90
胸鎖関節	95
強直性脊椎炎	90
共同偏視	55
極型Fallot四徴症	119
局所壁運動異常	111
虚血性心疾患	104
巨舌	70
巨大A波	79
起立性低血圧	82

筋強剛（rigidity） ・・・・・・・・・・・・・・・・ 204
筋ジストロフィー ・・・・・・・・・・・・・・・・・・ 71
筋性防御 ・・・・・・・・・・・・・・・・・・・・ 146, 153
緊張性気胸 ・・・・・・・・・・・・・・・・・・・・・・・ 27

く～こ

駆出音 ・・・・・・・・・・・・・・・・・・・・・・・・・・・・・ 97
駆出性クリック ・・・・・・・・・・・・・・・・・・・・ 97
駆出性収縮期雑音 ・・・・・・・・・・・・・・・・ 109
クモ状血管腫 ・・・・・・・・・・・・・・・・・ 72, 89
クモ状指 ・・・・・・・・・・・・・・・・・・・・・・ 70, 73
クループ ・・・・・・・・・・・・・・・・・・・・・・・・・・ 60
群発呼吸 ・・・・・・・・・・・・・・・・・・・・・・・・・・ 53
群発呼吸（Cluster呼吸） ・・・・・・・・・・ 61
頸静脈 ・・・・・・・・・・・・・・・・・・・・・・・・・・・・ 27
頸静脈波 ・・・・・・・・・・・・・・・・・・・・・・・・・・ 77
頸動脈振戦shudder ・・・・・・・・・・・・・・・ 85
頸部リンパ節 ・・・・・・・・・・・・・・・・・・・・・・ 39
頸肋 ・・・・・・・・・・・・・・・・・・・・・・・・・・・・・・ 83
血圧計 ・・・・・・・・・・・・・・・・・・・・・・・・・・・・ 81
血管雑音 ・・・・・・・・・・・・・・・・・・・・・ 89, 150
血栓性網膜動脈閉塞 ・・・・・・・・・・・・・・ 71
血培 ・・・・・・・・・・・・・・・・・・・・・・・・・・・・・・ 28
剣状突起 ・・・・・・・・・・・・・・・・・・・・・・・・・・ 90
高カイロミクロン血症 ・・・・・・・・・・・・ 72
後脛骨動脈 ・・・・・・・・・・・・・・・・・・・ 81, 83
交互脈 ・・・・・・・・・・・・・・・・・・・・・・・・・・・・ 88
高コレステロール血症 ・・・・・・・・・・・・ 71
高脂血症 ・・・・・・・・・・・・・・・・・・・・・・・・・・ 72
甲状腺機能亢進症 ・・・・・・・・・・・・ 87, 119
高身長 ・・・・・・・・・・・・・・・・・・・・・・・・・・・・ 36
拘束型心筋症 ・・・・・・・・・・・・・・・・・・・・・・ 80
硬直 ・・・・・・・・・・・・・・・・・・・・・・・・・・・・・ 153
高熱 ・・・・・・・・・・・・・・・・・・・・・・・・・・・・・・ 28
高拍出性心不全 ・・・・・・・・・・・・・・・・・・ 71
項部硬直 ・・・・・・・・・・・・・・・・・・・・・・・・ 190
後方型損傷 ・・・・・・・・・・・・・・・・・・・・・・・・ 66
絞扼性イレウス ・・・・・・・・・・・・・・・・・・ 154
呼吸補助筋 ・・・・・・・・・・・・・・・・・・・・・・・・ 63
骨形成不全症 ・・・・・・・・・・・・・・・・・・・・・・ 71
固定性分裂 ・・・・・・・・・・・・・・・・・・・・・・ 101
コロトコフ音 ・・・・・・・・・・・・・・・・・・・・・・ 82
混合性結合組織病 ・・・・・・・・・・・・・・・・ 19

さ

臍 ・・・・・・・・・・・・・・・・・・・・・・・・・・・・・・・ 149
鎖骨下動脈盗血症候群 ・・・・・・・・・・・・ 82

鎖骨上窩 ・・・・・・・・・・・・・・・・・・・・・・・・・・ 95
左心房粘液腫 ・・・・・・・・・・・・・・・・・・・・・・ 71
察知力 ・・・・・・・・・・・・・・・・・・・・・・・・・・・・ 34
左房粘液腫 ・・・・・・・・・・・・・・・・・・・・・・ 103
暫減性 ・・・・・・・・・・・・・・・・・・・・・・・・・・・ 106
三尖弁逆流 ・・・・・・・・・・・・・・・・・・・・・・・・ 79
三尖弁狭窄 ・・・・・・・・・・・・・・・・・・・・・・ 118
三尖弁閉鎖不全 ・・・・・・・・・・・・・・・・・・ 93
暫増－暫減性 ・・・・・・・・・・・・・・・・・・・・ 106
暫増性 ・・・・・・・・・・・・・・・・・・・・・・・・・・・ 106

し

姿勢 ・・・・・・・・・・・・・・・・・・・・・・・・・・・・・・ 34
持続性分裂 ・・・・・・・・・・・・・・・・・・・・・・・・ 99
膝下動脈 ・・・・・・・・・・・・・・・・・・・・・・・・・・ 81
失血 ・・・・・・・・・・・・・・・・・・・・・・・・・・・・・・ 27
失語 ・・・・・・・・・・・・・・・・・・・・・・・・・・・・・ 213
失調呼吸 ・・・・・・・・・・・・・・・・・・・・・・・・ 189
失調性呼吸 ・・・・・・・・・・・・・・・・・・・・・・・・ 53
重合奔馬調律 ・・・・・・・・・・・・ 96, 103, 104
収縮期圧 ・・・・・・・・・・・・・・・・・・・・・・・・・・ 81
収縮期雑音 ・・・・・・・・・・・・・・・・・・ 76, 108
収縮早期心音 ・・・・・・・・・・・・・・・・・・・・・・ 97
収縮期動脈性雑音 ・・・・・・・・・・・・・・・ 113
収縮期乳房雑音 ・・・・・・・・・・・・・・・・・ 113
収縮後期 ・・・・・・・・・・・・・・・・・・・・・・・・ 108
収縮後期雑音 ・・・・・・・・・・・・・・・ 113, 129
収縮性心外膜炎 ・・・・・・・・・・・・・・・ 27, 76
収縮性心膜炎 ・・・・・・・・・・・・・・・・・・・・・・ 75
収縮早期 ・・・・・・・・・・・・・・・・・・・・・・・・ 108
収縮早期雑音 ・・・・・・・・・・・・・・・・・・・・ 113
収縮中期 ・・・・・・・・・・・・・・・・・・・・・・・・ 108
収縮中期・収縮後期心音 ・・・・・・・・・・ 97
重症喘息発作 ・・・・・・・・・・・・・・・・・・・・・・ 27
重複切痕 ・・・・・・・・・・・・・・・・・・・・・・・・・・ 86
重複脈 ・・・・・・・・・・・・・・・・・・・・・・・・・・・・ 88
粥状硬化 ・・・・・・・・・・・・・・・・・・・・・・・・・・ 71
手掌線状黄色腫 ・・・・・・・・・・・・・・・・・・ 72
腫瘍プロップ ・・・・・・・・・・・・・・・・・・・・ 103
循環血液量過多 ・・・・・・・・・・・・・・・・・・ 79
上胸骨窩 ・・・・・・・・・・・・・・・・・・・・・・・・・・ 95
衝撃波 ・・・・・・・・・・・・・・・・・・・・・・・・・・・・ 86
衝撃波と退潮波 ・・・・・・・・・・・・・・・・・・ 87
上下差異性チアノーゼ ・・・・・・・・・・・・ 73
上行脚二重脈 ・・・・・・・・・・・・・・・・・・・・・・ 85
上行脚隆起切痕 ・・・・・・・・・・・・・・・・・・ 83
小脈圧 ・・・・・・・・・・・・・・・・・・・・・・・・・・・・ 26

静脈圧 ・・・・・・・・・・・・・・・・・・・・・・・・・・・・ 77
静脈還流 ・・・・・・・・・・・・・・・・・・・・・・・・ 122
静脈コマ音 ・・・・・・・・・・・・・・・・・・ 119, 120
静脈怒張 ・・・・・・・・・・・・・・・・・・・・・・・・ 148
上腕動脈 ・・・・・・・・・・・・・・・・・・・・・・・・・・ 81
ショック ・・・・・・・・・・・・・・・・・・・・・・ 15, 27
除脳硬直 ・・・・・・・・・・・・・・・・・・・・・・・・ 189
除皮質硬直 ・・・・・・・・・・・・・・・・・・・・・・ 189
心音 ・・・・・・・・・・・・・・・・・・・・・・・・・・・・・・ 96
心外膜炎 ・・・・・・・・・・・・・・・・・・・・・・・・ 121
心窩部 ・・・・・・・・・・・・・・・・・・・・・・・・・・・・ 95
心基部 ・・・・・・・・・・・・・・・・・・・・・・・・・・・ 111
神経原性ショック ・・・・・・・・・・・・・・・・ 65
心雑音 ・・・・・・・・・・・・・・・・・・・・・・・・・・・ 105
診察後確率 ・・・・・・・・・・・・・・・・・・・・・・・・ 17
診察前確率 ・・・・・・・・・・・・・・・・・・・・・・・・ 17
心室中隔欠損症 ・・・・・・・・・・・・・・・・・ 109
振水音 ・・・・・・・・・・・・・・・・・・・・・・・・・・・ 151
振戦 ・・・・・・・・・・・・・・・・・・・・・・・・・ 95, 206
心尖拍動 ・・・・・・・・・・・・・・・・・・・・・・ 90, 91
心尖拍動図 ・・・・・・・・・・・・・・・・・・・・・・・・ 91
心臓エコー検査 ・・・・・・・・・・・・・・・・・ 120
心臓喘息 ・・・・・・・・・・・・・・・・・・・・・・・・・・ 76
迅速充満期 ・・・・・・・・・・・・・・・・・・ 103, 115
心タンポナーデ ・・・・・・・・・・・・・・・ 16, 27
進展性 ・・・・・・・・・・・・・・・・・・・・・・・・・・・・ 83
振動数 ・・・・・・・・・・・・・・・・・・・・・・・・・・・・ 96
腎動脈狭窄 ・・・・・・・・・・・・・・・・・・・・・・・・ 76
心嚢液貯留 ・・・・・・・・・・・・・・・・・・・・・・・・ 95
心嚢炎 ・・・・・・・・・・・・・・・・・・・・・・・・・・・・ 69
深部知覚 ・・・・・・・・・・・・・・・・・・・・・・・・ 207
心房細動 ・・・・・・・・・・・・・・・・・・・・・・・・・・ 80
心房中隔欠損症 ・・・・・・・・・・・・・・・ 73, 80
心膜ノック ・・・・・・・・・・・・・・・・・・・・・・ 102
心膜摩擦音 ・・・・・・・・・・・・・・・・・・・・・・ 121

す～そ

水槌脈 ・・・・・・・・・・・・・・・・・・・・・・・・・・・・ 86
髄膜刺激症状 ・・・・・・・・・・・・・・・・・・・・・・ 47
スクラッチテスト ・・・・・・・・・・・・・・・ 152
スナップ ・・・・・・・・・・・・・・・・・・・・・・・・ 102
スパイク&ドーム ・・・・・・・・・・・・・・・・ 87
青色強膜 ・・・・・・・・・・・・・・・・・・・・・・・・・・ 71
生命徴候 ・・・・・・・・・・・・・・・・・・・・・・・・・・ 26
脊髄ショック ・・・・・・・・・・・・・・・・・・・・・・ 65
脊柱後側彎 ・・・・・・・・・・・・・・・・・・・・・・・・ 76
脊柱後彎側彎症 ・・・・・・・・・・・・・・・・・・ 90

切痕	83, 99
繊維性組織輪	85
前斜角筋症候群	83
全収縮期	108
全収縮期雑音	111
先手必勝	15
線状出血	75
全身血管抵抗	124
全身性エリテマトーデス	17
前脊髄型損傷	65
浅速呼吸	28, 60
先天性大動脈弁狭窄	97
蠕動運動	150
喘鳴	76
臓側心膜	121
僧帽弁逸脱症	71, 90, 97, 129
僧帽弁開放音	96, 101, 115
僧帽弁閉鎖不全症	93
足背動脈	83
鼠径リンパ節	44
蹲踞姿勢	98, 124

た

第2音	99
体位性低血圧	16
体位変換と運動	123
対光反射	194
代償性休止	127
代償性心室性期外収縮後	109
大腿動脈	85
大動脈炎	83
大動脈炎症候群	83, 113
大動脈解離	71
大動脈根部	101
大動脈縮窄症	83, 113, 119
大動脈成分	99
大動脈転移	73
大動脈−肺動脈交通	118
大動脈−肺動脈窓	113
大動脈弁下狭窄症	85
大動脈弁狭窄	104, 109
大動脈弁閉鎖不全	71, 86
大動脈弁閉鎖不全症	82
大脈圧	26
大量肺塞栓症	27
高安病	83
多血症	72

打診	95
打診圧痛	157
脱水	27
盾胸	90
多発性嚢胞症	76
樽状胸	76

ち〜て

チアノーゼ性先天性心疾患	72
遅脈	85
肘関節滑車上リンパ節	42
肘–膝体位	121
注視麻痺	195
中心性脊髄損傷	65
中心性チアノーゼ	72, 74
聴診間隙	82
聴診器	95
直腸診	159
直背症候群	90, 101
低音用	95
低酸素血症	71
低身長	36
低拍出性ショック	16
低容量性ショック	56, 89
でたらめなリズムの呼吸	61
伝染性単核球症	39

と

瞳孔散大	54
瞳孔不同	195
橈骨動脈	81, 83
動作	34
等尺性運動	104, 125
動静脈交通（瘻）	118
動静脈瘻	87, 118
等張性運動	104
動的聴診	122
動脈管開存症	73, 87, 118
動脈管前大動脈縮窄症	73
動脈硬化性動脈瘤	76
動脈性連続性雑音	119
動脈波	83
動脈瘤	74, 89
同名性半盲	194
等容量収縮	109
等容量収縮期	102

等容量性収縮	91
徒手筋力テスト	204

な行

内頸静脈	77
軟口蓋反射	200
二次性頭痛	47
二尖弁	97
二段脈	88
二峰性脈	87
乳頭筋不全	111
乳頭浮腫	71
乳房雑音	111, 120
乳様突起炎	51
音色	96
粘液水腫	70

は

肺気腫	27, 76
肺血管抵抗	113
敗血症	28
肺硬化症	90
肺高血圧	104
肺水腫	76
肺性心	71, 90
バイタル	15
肺動静脈瘻	72
肺動脈幹	94
肺動脈幹部	101
肺動脈狭窄	72
肺動脈高血圧症	94
肺動脈成分	99
肺動脈切痕	101
肺動脈弁逆流	115
肺動脈弁狭窄	97, 104
肺動脈弁狭窄症	109
肺動脈弁閉鎖	122
肺動脈弁閉鎖症	99
肺胞出血	31
ばち指	74
波動	158
鳩胸	76
バロットマン手技	152
斑状皮下出血	149
パンチテスト	155
反跳圧痛	154

反跳痛 …………………… 146	腹部膨隆 …………………… 147	メトキサミンとフェニレフリン　129
反跳脈 …………………… 87	腹壁硬直 …………………… 146	盲腸共鳴音 ………………… 158
	腹膜摩擦音 ………………… 152	朦朧とする抑制系の反応 ……… 52
ひ～ほ	プロフェッショナリズム ……… 12	
	閉塞性動脈疾患 ………… 83, 89	**や行**
肥厚性骨症 ………………… 74	閉塞性肥大型心筋症 ……… 87, 123	
脾梗塞 ……………………… 76	平坦型 ……………………… 106	やせ ………………………… 35
脾腫 …………………… 76, 156	壁側心膜 …………………… 121	容量負荷 …………………… 80
ピストル音 ………………… 86	房室解離 …………………… 80	予防医学 …………………… 23
脾塞栓 ……………………… 76	黒子 ………………………… 72	弱い遅脈 …………………… 85
肥大型心筋症 ……………… 72	歩行 ………………………… 34	
左半側空間無視 …………… 213	発疹 ………………………… 13	**ら行**
左傍胸骨部 ………………… 94	発疹状黄色腫 ……………… 72	
ヒポクラテス振盪音 ……… 151	ホットケーキ ……………… 90	ラ音 ………………………… 76
肥満 ………………………… 35	ホモシスチン尿症 ………… 90	リウマチ性心疾 …………… 71
表在知覚 …………………… 207	奔馬調律 …………………… 103	リウマチ性僧帽弁狭窄症 … 101, 118
表情 ………………………… 33		流出路 ……………………… 95
貧血 ………………………… 13	**ま行**	流入路 ……………………… 95
頻呼吸 ……………………… 28		両耳側半盲 ………………… 194
頻呼吸（中枢性過換気を含む） … 53	膜部 ………………………… 95	両側縮瞳 …………………… 54
不穏・せん妄といった	摩擦音 …………………… 76, 96	輪転様雑音 ………………… 129
興奮系の反応 …………… 52	末梢性チアノーゼ ………… 72	リンパ節 …………………… 37
浮球感 ……………………… 74	ミニレクチャー …………… 15	リンパ節腫脹 ……………… 37
複合知覚 …………………… 207	脈圧 ………………………… 15	連続性雑音 …………… 113, 118
腹水 ………………………… 76	脈なし病 ………………… 83, 113	連続性静脈性雑音 ………… 119
副鼻腔炎 …………………… 51	無名静脈 …………………… 77	漏斗胸 …………………… 76, 90
腹部頸部静脈逆流 ………… 76	紫色の紅斑 ………………… 74	ロート班 …………………… 71
腹部大動脈 ………………… 157	無力症 ……………………… 92	

おわりに

　画像や検査に依存する傾向が増大している現代先進国の医療現場において，臨床医のフィジカル診断スキルが平均的に低下していることが危惧されている．しかしながら，フィジカル診断では画像や検査データでは捉えられない決定的に重要な所見をしばしば拾い上げることができる．また，画像や検査機器が利用できないような，離島・へき地・過疎地・在宅・施設・災害・グローバル医療などの環境において，フィジカル診断スキルを有する医師とそうでない医師とは，提供できる医療の質において大きな差がみられる．

　医療面接や身体診察能力に乏しくCRPやCTなどにのみ頼る医師と，バイタルサインの解釈に加えて体全体から病気の状況を探り出そうと「視・打・触・聴・嗅診」の「五診」を組み合わせることのできる医師では，臨床能力の差は歴然としている．前者はLaboratory Interpreterであり，後者はCompetent professionalということになる．

　臨床研修が必修化され，卒前臨床実習ではモデルコアカリキュラム，OSCEなどの導入がなされた今日ではあるが，研修修了後のフィジカル診断スキルが向上したかは定かではない．むしろ画像や検査データに依存した臨床研修のみを行っていては，都会の大病院でしか通用しない医師となる恐れがあり，実際に身体所見をおろそかにするような研修のみを受けた医師は地域医療を実践する能力がないため，救急車受け入れを謝絶せざるを得なくなる．

　このような状況で，今回の書籍では，研修医のみならず，一般勤務医，そしてベテランの実地医家の先生方にとっても，役に立つ本となるように，フィジカル診断スキルに焦点を当てた．スキルアップを目指す研修医に加えて，「視・打・触・聴・嗅診を極めた臨床医」を目指す多くの医師，そしてフィジカル・アセスメントの習得を心がけている看護師にもこの本が役に立つことを期待している．

2009年12月吉日

水戸にて
徳田安春

●編著者プロフィール●

編 集

宮城　征四郎（Seishiro Miyagi）

群星沖縄臨床研修センター　センター長

1964年新潟大学医学部卒業後，京都大学大学院を経てWHO FellowとしてCopenhagen大学RigsHospitalにて研修．'72年沖縄県立中部病院に勤務，'74年よりVisiting FellowとしてColorado General HospitalのPetty教授の下で呼吸管理学を学ぶ．'96年より中部病院院長を務める傍らハワイ大学医学部内科臨床教授，厚生省医道審議会医師臨床研修部会委員を歴任．2003年より現職．

徳田　安春（Yasuharu Tokuda）

水戸協同病院内 筑波大学附属病院 水戸地域医療教育センター 教授

琉球大学医学部卒業後，沖縄県立中部病院にて卒後臨床研修修了し，沖縄県立八重山病院に勤務．その後沖縄県立中部病院に戻り，総合内科を立ち上げ，内科総合診療，研修医教育，臨床研究を精力的に行う．2006年，聖ルカ・ライフサイエンス研究所にて主に臨床疫学の研究と教育活動を行う．'09年より現職．

執 筆（掲載順）

横田　恭子（Kyoko Yokota）

聖路加国際病院感染症科

1998年香川大学卒業，初期研修了の後，聖路加国際病院，国立国際医療センターで感染症を研修．2006年よりリバプール熱帯医学校，ロンドン衛生熱帯医学校で，微生物学，熱帯医学，疫学を専攻．'09年より現職．

入江　聰五郎（Sogoro Irie）

群星沖縄臨床研修センター　ティーチングスタッフ

2003年香川医科大学卒業後，群星沖縄参加．浦添総合病院にて卒後臨床研修修了，同院救急総合診療部にて，院内初期研修．救命救急センター外来，公的ドクターヘリ立ち上げに従事．'08年よりHAWAII大学Teaching Fellow，日本DMAT隊員．'09年より現職．平行して'09年同仁病院泌尿器科，'09年1月より大浜第一病院救急科長・臨床研修副委員長．日本救急医学会　専門医．

安里　浩亮（Hiroaki Asato）

敬愛会中頭病院・ちばなクリニック　循環器センター長

1967年熊本大学医学部卒業後，沖縄県立中部病院第一期研修医としてAnglo-American方式の研修制度に触れ，'69年ECFMGに合格，'70年West Virginia University Medical Centerで内科インターン1年，内科レジデント2年，循環器フェロー2年，その後内科instructor，内科assistant proffesor 2年を勤める．その間，米国内科専門医，循環器科専門医の資格を取得，その後'78に沖縄県立中部病院内科勤務，循環器科部長，診療部長，ハワイ大学准教授を経て，2004年から現職．日本内科学会認定医，日本循環器科学会専門医取得．MD，FACC．

岸本　暢将（Mitsumasa Kishimoto）

聖路加国際病院アレルギー膠原病科

卒後沖縄県立中部病院，在沖縄米国海軍病院を経て2001年よりハワイ大学内科レジデント，'04年よりニューヨーク大学リウマチ膠原病科フェロー，'06年から亀田総合病院リウマチ膠原病内科，'09年より現職．日本・米国内科専門医および日本・米国リウマチ科専門医．医学博士．著書に「すぐに使えるリウマチ・膠原病マニュアル」（羊土社），「米国式　症例プレゼンテーションが劇的に上手くなる方法」（羊土社）等多数．

鶴田　雄一郎（Yuichiro Tsuruta）

沖縄県立中部病院　皮膚科医長

1997年宮崎医科大学卒業後は，同大学皮膚科学教室にて井上勝平教授のもと出盛允啓先生および緒方克己先生に師事し，皮膚科診療全般を研修および勤務した（うち沖縄県立中部病院への出向で，麻酔，救急および一般内科の短期研修と皮膚科での勤務歴あり）．
2001年より熊本大学総合診療部に在籍し，木川和彦教授のもと谷口純一先生，早野恵子先生に師事し，研修病院（北九州総合病院，熊本赤十字病院，沖縄県立中部病院）の多くの指導医より総合診療（内科）を学んだ．特に沖縄県立中部病院においては臨床診療を徳田安春先生にひろく学び，'03年より現職．

城之園　学（Manabu Jonosono）

沖縄県立中部病院　神経内科部長

1983年鹿児島大学医学部卒業後，福岡医療団千鳥橋病院での初期研修を経て'85年鹿児島大学医学部第三内科（神経内科）教室に入局，2003年4月より現職．日本神経学会評議員，指導医，専門医．

疾患を絞り込む・見抜く！

身体所見からの臨床診断

2010年　1月1日　第1刷発行	編　集	宮城征四郎，徳田安春
2019年　4月1日　第7刷発行	発行人	一戸裕子
	発行所	株式会社　羊　土　社
		〒101-0052
		東京都千代田区神田小川町2-5-1
	TEL	03（5282）1211
	FAX	03（5282）1212
	E-mail	eigyo@yodosha.co.jp
	URL	www.yodosha.co.jp/
Printed in Japan	装　幀	株式会社　ジェイアイ
ISBN978-4-7581-0679-5	印刷所	株式会社　加藤文明社

本書の複写にかかる複製，上映，譲渡，公衆送信（送信可能化を含む）の各権利は（株）羊土社が管理の委託を受けています．
本書を無断で複製する行為（コピー，スキャン，デジタルデータ化など）は，著作権法上での限られた例外（「私的使用のための複製」など）を除き禁じられています．研究活動，診療を含み業務上使用する目的で上記の行為を行うことは大学，病院，企業などにおける内部的な利用であっても，私的使用には該当せず，違法です．また私的使用のためであっても，代行業者等の第三者に依頼して上記の行為を行うことは違法となります．

JCOPY　＜（社）出版者著作権管理機構委託出版物＞
本書の無断複写は著作権法上での例外を除き禁じられています．複写される場合は，そのつど事前に，（社）出版者著作権管理機構（TEL 03-5244-5088, FAX 03-5244-5089, e-mail: info@jcopy.or.jp）の許諾を得てください．

羊土社のオススメ書籍

Dr.宮城の白熱カンファレンス
診断のセンスと臨床の哲学

岡田優基／著，徳田安春／編，宮城征四郎／監

"基礎"とは"簡単なこと"ではない，"最も大事なこと"である．群星沖縄では「臨床の基礎」を徹底して教えていた．臨床推論から医師としての姿勢まで，珠玉のパールが詰まった症例カンファレンスに参加してみよう！

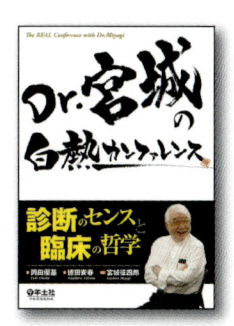

- 定価（本体3,900円＋税）　■ B5判
- 271頁　■ ISBN 978-4-7581-1757-9

闘魂外来
―医学生・研修医の君が主役！
病歴・フィジカルから情報検索まで臨床実践力の鍛え方を伝授します

徳田安春／編

超人気！実践型実習の熱いレクチャーが書籍化．病歴・フィジカルの基本から画像・検査選択の考え方，医師として成長し続けるための極意までカリスマ指導医が燃えるパッションで君を導く！臨床で活きるパールも満載．

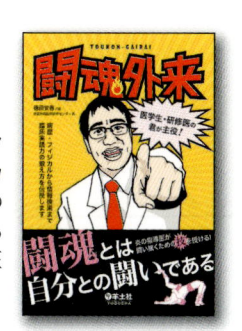

- 定価（本体3,000円＋税）　■ B5判
- 206頁　■ ISBN 978-4-7581-1825-5

Dr宮城の教育回診実況中継
ホンモノの診察技法と疾患を劇的に絞り込む思考プロセス

重森保人／著，徳田安春／編，宮城征四郎／監

臨場感たっぷりの会話形式で，一流指導医の教育回診が体験できる！問診と身体所見から，まるで推理小説を解くかのように疾患を絞り込んでいくプロセスは一見の価値あり！鑑別などの重要ポイントも一目でわかります！

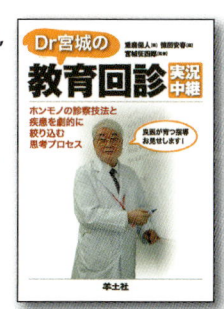

- 定価（本体3,800円＋税）　■ B5判
- 230頁　■ ISBN 978-4-7581-0615-3

バイタルサインからの臨床診断 改訂版
豊富な症例演習で、病態を見抜く力がつく！

宮城征四郎／監
入江聰五郎／著

バイタルサインは病態へ通じる…6つのバイタルをどう読み解き，何をすべきかを丁寧に解説した好評書が改訂！20の症例をもとに，現場に即した考え方が身につきます．バイタルをとるすべての医療者にオススメ．

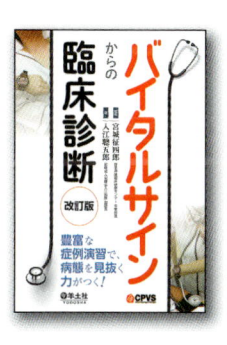

- 定価（本体3,900円＋税）　■ B5判
- 197頁　■ ISBN 978-4-7581-1806-4

発行 羊土社 YODOSHA
〒101-0052　東京都千代田区神田小川町2-5-1　TEL 03(5282)1211　FAX 03(5282)1212
E-mail：eigyo@yodosha.co.jp
URL：www.yodosha.co.jp/
ご注文は最寄りの書店、または小社営業部まで

羊土社のオススメ書籍

抗菌薬ドリル
感染症診療に強くなる問題集

羽田野義郎／編

感染症の診断や抗菌薬の選び方・やめ方，アレルギー，感染対策など，感染症診療の基盤になる考え方が問題を解きながら楽しく身につく！やる気をなくすほど難しくはなく，笑い飛ばせるほど簡単じゃない，珠玉の73問に挑戦しよう！

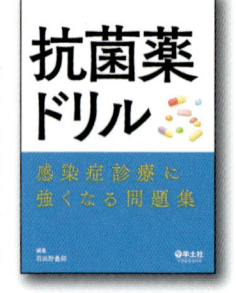

- 定価（本体3,600円＋税）　■ B5判
- 182頁　■ ISBN 978-4-7581-1844-6

THE「手あて」の医療
身体診察・医療面接のギモンに答えます

平島　修／編

"現場に出てはじめて気づく"身体診察・医療面接の疑問に，診察大好き医師たちが解答．教科書どおりにいかない「あのとき」をこの1冊で乗り越えて，患者に寄り添う「手あて」の医療をはじめよう！

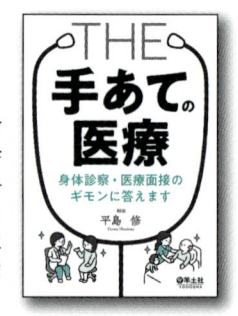

- 定価（本体3,800円＋税）　■ B5判
- 234頁　■ ISBN 978-4-7581-1847-7

あの研修医はすごい！と思わせる症例プレゼン
ニーズに合わせた「伝わる」プレゼンテーション

松尾貴公，水野　篤／著

勝負はプレゼンの前に決まっている！？臨床でまず身につけるべきプレゼンの秘訣を伝授．聞き手・状況に応じた内容や順番，さらに専門科別のコンサル等，アウトプットまでの過程からわかるので本物のプレゼン力がつく

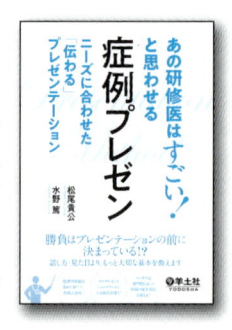

- 定価（本体3,200円＋税）　■ A5判
- 207頁　■ ISBN 978-4-7581-1850-7

ABC of 臨床推論
診断エラーを回避する

宮田靖志／監訳，
Nicola Cooper, John Frain／原書編集

海外で研究が進む診断エラーの知見を盛り込み，臨床推論の基礎をコンパクトに解説．認知バイアスへの対処，ヒューマンファクター，診断検査や臨床ツールの効果的な利用法など，広く臨床実践に活きる知識が身につく．

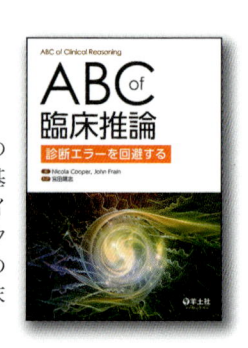

- 定価（本体3,200円＋税）　■ B5判
- 120頁　■ ISBN 978-4-7581-1848-4

発行　羊土社　YODOSHA
〒101-0052　東京都千代田区神田小川町2-5-1　TEL 03(5282)1211　FAX 03(5282)1212
E-mail：eigyo@yodosha.co.jp
URL：www.yodosha.co.jp/

ご注文は最寄りの書店，または小社営業部まで